Buck-Horstkotte • Renneberg • Rosenbach

Mütter mit Borderline-Persönlichkeitsstörung

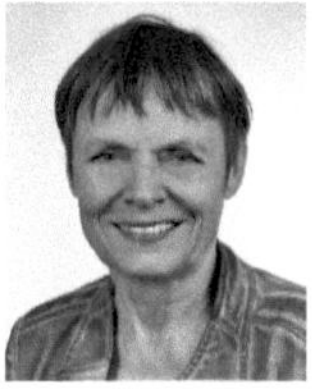

Sigrid Buck-Horstkotte ist niedergelassene Psychotherapeutin, Dozentin und Supervisorin in Berlin mit Schwerpunkt VT und DBT. Bis 2009 hat sie viele Jahre als Psychologin und Leiterin in einer Mutter-Kind-Einrichtung gearbeitet.

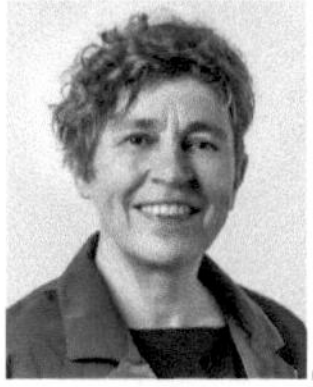

Foto: gezett

Babette Renneberg ist Professorin für Klinische Psychologie und Psychotherapie, Supervisorin und Ausbilderin in VT. Sie leitet die Hochschulambulanz an der Freien Universität Berlin sowie das ZGFU, ein Ausbildungsinstitut für Kinder- und Jugendlichen-psychotherapie.

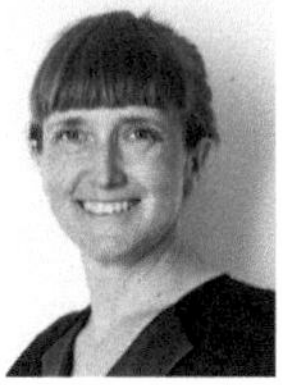

Charlotte Rosenbach hat an der Freien Universität Berlin studiert und promoviert. Als Postdoc arbeitet sie im Arbeitsbereich Klinische Psychologie und Psychotherapie der FU Berlin mit dem Schwerpunkt Psychotherapieforschung. Sie ist Psychologische Psychotherapeutin (VT) und Supervisorin.

Sigrid Buck-Horstkotte • Babette Renneberg •
Charlotte Rosenbach

Mütter mit Borderline-Persönlichkeitsstörung

Das Trainingsmanual »Borderline und Mutter sein«

Mit E-Book inside und Arbeitsmaterial

Unter Mitarbeit von Johanna Gabriel

BELTZ

Dipl.-Psych. Sigrid Buck-Horstkotte
Psychotherapeutische Praxis
Südendstraße 58
12169 Berlin
mail@sigrid-buck-horstkotte.de

Prof. Dr. Babette Renneberg
Freie Universität Berlin
Klinische Psychologie und Psychotherapie
Habelschwerdter Allee 45
14195 Berlin
b.renneberg@fu-berlin.de

Dr. Charlotte Rosenbach
Freie Universität Berlin
Klinische Psychologie und Psychotherapie
Habelschwerdter Allee 45
14195 Berlin
c.rosenbach@fu-berlin.de

Dipl.-Psych. Johanna Gabriel
Psychotherapeutische Praxis
Müggelstraße 29
10247 Berlin
johanna.gabriel@gmx.net

FSC MIX Papier aus verantwortungsvollen Quellen FSC® C089473 www.fsc.org

Dieses Buch ist erhältlich als:
ISBN 978-3-621-28971-9 Print
ISBN 978-3-621-28972-6 E-Book (PDF)

2. Auflage

Lektorat: Sophia Kremer
Umschlagbild und Illustrationen: Lukasz Buda, Berlin
Herstellung: Uta Euler
Satz: WMTP Wendt-Media Text-Processing GmbH, Birkenau
Gesamtherstellung: Beltz Grafische Betriebe, Bad Langensalza
Beltz Grafische Betriebe ist ein klimaneutrales Unternehmen (ID 15985-2104-100).
Printed in Germany

Weitere Informationen zu unseren Autor_innen und Titeln finden Sie unter: www.beltz.de

Inhaltsübersicht

Anhang

Inhalt

Vorwort zur zweiten Auflage

Das vorliegende Programm ist das Produkt einer intensiven Zusammenarbeit von Kolleginnen aus Praxis und Forschung, angetrieben von dem Wunsch, eine Lücke in der Versorgung von Müttern mit Borderline-Störung und ihren Kindern zu schließen. In den sieben Jahren nach Erscheinen der ersten Auflage unseres Buches ist viel passiert.

Das Trainingsprogramm hat mittlerweile ein sehr lebhaftes und kreatives Eigenleben entwickelt, in Mutter-Kind-Einrichtungen, in Kliniken, in der Familienhilfe und in psychotherapeutischen Praxen und Ambulanzen.

2019 erschien das Selbsthilfebuch für Mütter mit Borderline-Persönlichkeitsstörung »Sicher durch Stürme und Flauten« (Buck-Horstkotte & Gabriel, 2019), das sich inzwischen auch als Begleitung für Gruppentraining, Einzeltherapie und sozialpädagogische Betreuung bewährt hat.

Wir haben unser Manual ins Englische übersetzt und den wissenschaftlichen Hintergrund aktualisiert. Diese englischsprachige Version steht einem internationalen Publikum zur Verfügung (Rosenbach et al., 2020; https://refubium.fu-berlin.de/handle/fub188/26429).

2019 startete das vom Bundesministerium für Bildung und Forschung (BMBF) geförderte Forschungsvorhaben »ProChild – Prävention von Misshandlung und Förderung der psychischen Gesundheit bei Kindern von Müttern mit Borderline-Persönlichkeitsstörung«. An verschiedenen Standorten Deutschlands wird die Wirksamkeit des Gruppentrainings hinsichtlich einer Symptomlinderung bei den Müttern und der Auswirkung auf das kindliche Wohlbefindens evaluiert. In diesem Forschungskontext wurden zahlreiche ambulante Gruppen durchgeführt. Zudem liegen Erfahrungen mit Gruppen vor, die im stationären Kontext stattfanden.

Johanna Gabriel und Claudia Kertzscher entwickelten parallel das Gruppenprogramm im Rahmen der Mutter-Kind-Einrichtung von Prowo e. V. Berlin kontinuierlich weiter.

Wir haben in Vorträgen, Workshops sowie im Rahmen von Supervisionen Kolleginnen und Kollegen fortgebildet und geschult, sodass mit wachsender Nachfrage auch das Angebot an Gruppen langsam und kontinuierlich gewachsen ist.

Immer wieder hatten wir Gelegenheit, mit Kolleginnen und Kollegen zu sprechen, die mit dem Manual arbeiten und es ihren Gegebenheiten angepasst haben. Viele dieser Anregungen und Erkenntnisse aus Forschung und Praxis haben wir aufgegriffen und in die zweite Auflage eingearbeitet.

Neu aufgenommen haben wir Empfehlungen zu den Anwendungsbereichen stationäre Einrichtungen, Mutter-Kind-Einrichtungen sowie Einzeltherapie. Der wissenschaftliche Hintergrund wurde aktualisiert und überarbeitet und auch das Manual mit den Arbeits- und Übungsblättern haben wir nochmal kritisch geprüft und wo nötig, verbessert.

Wir waren immer wieder beeindruckt von der Begeisterung, dem Engagement und der Professionalität, mit der unser Programm umgesetzt wurde. Besonders froh machen uns natürlich die vielen Erfahrungen, dass das Manual von den betroffenen Müttern gut angenommen und als hilfreich empfunden wird. All denen und besonders den Müttern, die ihre Erfahrungen mit uns geteilt und damit bei der Verbesserung der vorliegenden Auflage mitgeholfen haben, gebührt unser herzlicher Dank!

Nicht vergessen sind auch die Kolleginnen, die an der ersten Ausgabe dieses Manuals mitgewirkt haben: Anja Sellin und Karin König mit ihren psychologischen Abschlussarbeiten zu Durchführung und Evaluation von Gruppen, Claudia Kertzscher und ihr Engagement als Gruppentrainerin, die gute Kooperation mit dem Mutter-Kind-Projekt von PROWO e. V. sowie die konstruktiven Hinweise von Marina Benoit und Christina Wirz beim Korrekturlesen des Manuskripts.

Unser ausdrücklicher Dank gebührt an dieser Stelle Frau Johanna Gabriel, die maßgeblich an der Entwicklung des Gruppenprogramms beteiligt ist.

Hinweise zum Sprachgebrauch. Aus Gründen der besseren Lesbarkeit wird auf die Wortkonstruktionen mit Sonderzeichen (Gendersternchen, Doppelpunkt, Binnen-I oder Binnenunterstrich) verzichtet. In diesem Buch wird vorwiegend das generische Femininum verwendet, selbstverständlich ohne dabei andere Formen nicht beachten oder herabwürdigen zu wollen. Sämtliche Personenbezeichnungen gelten für alle Geschlechter, divers, weiblich und männlich. Alle Personen sollten sich gleichermaßen eingeladen fühlen, mit dem Manual zu arbeiten.

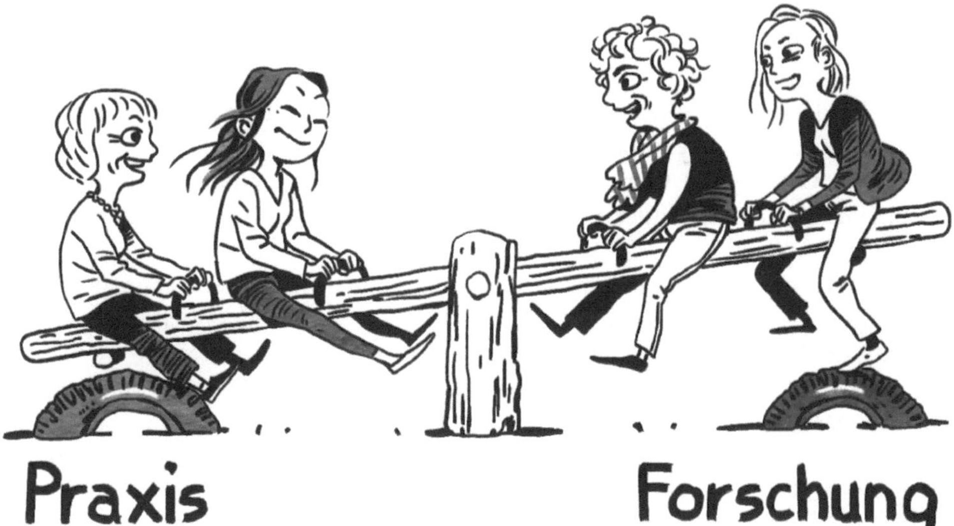

Berlin, im Februar 2022

Sigrid Buck-Horstkotte,
Charlotte Rosenbach
und Babette Renneberg

1 Hintergrund

1.1 Einleitung

Kinder zu haben und zu erziehen, bedeutet Freude und Belastung zugleich. Auch für Eltern, die psychisch gesund sind, sind die ersten Jahre der Kindererziehung häufig mit Umstellungen verbunden, die nicht immer leicht zu bewältigen sind: Sie müssen in der Regel mit deutlich weniger Schlaf auskommen und gleichzeitig alle anderen Aufgaben – im Beruf, im Haushalt, Zusammenleben etc. – bewältigen. Es ist eine Herausforderung, wenn nicht die eigenen Bedürfnisse, sondern die des Kindes den Alltag bestimmen. Bei aller Freude sind junge Eltern in den ersten Jahren häufig deutlich angestrengter als sonst.

Borderline-Störung und Kindererziehung

Der Alltag von Menschen mit einer Borderline-Störung (BPS) ist geprägt von wiederkehrenden Krisen und extremen Schwankungen in der Stimmung, dem Selbstwert und der Identität. Die Betroffenen handeln in Stresssituationen oft sehr impulsiv und selbstschädigend, reagieren gereizt, trinken zu viel Alkohol oder verletzen sich selbst, um die für sie nicht aushaltbare Situation zu verändern. Gleichzeitig haben sie große Schwierigkeiten, stabile Partnerschaften und Beziehungen zu führen. Sie handeln in Situationen, die sie überfordern, sehr emotional, schnell und heftig. Diese Instabilität ist dabei in der Regel sehr stabil (Renneberg, 2003).

Was geschieht nun, wenn Personen, die unter solchen Stimmungsumbrüchen und Problemen leiden, mit der Aufgabe konfrontiert sind, für die Entwicklung eines Kindes verantwortlich zu sein? Stabilität und Zuverlässigkeit sind für eine gesunde kindliche Entwicklung sehr wichtig. Wie können Frauen, die sich nie sicher sind, geliebt zu werden und die ein schlechtes Selbstbild haben, ihren Kindern Liebe, Geborgenheit und Halt vermitteln?

Fallbeispiel einer Mutter mit Borderline-Störung

Um die Lebenssituation von Müttern mit einer Borderline-Störung und ihren Kindern besser zu verstehen, schildern wir im Laufe des Buches immer wieder anhand eines Fallbeispiels, welche Probleme bei einer Mutter mit einer Borderline-Störung auftreten können.

Beispiel

Anja wurde als Kleinkind von ihren Eltern, die beide alkoholabhängig waren, oft tagelang ohne Essen allein eingesperrt, bis sie schließlich in einer Pflegefamilie untergebracht wurde. Seit ihrer frühen Kindheit litt Anja unter heftigen Wutanfällen. Ihre Wut richtete sie gegen Gegenstände, andere Menschen und sich selbst. Während des Aufenthaltes in einer Tagesklinik lernte sie ihren Freund kennen und wurde nach kurzer Zeit ungeplant schwanger. Ein Abbruch der Schwangerschaft kam für sie nicht in Frage, jedoch hatte sie große Angst, ihrem Kind eines Tages durch ihre unkontrollierten Wutanfälle Schaden zuzufügen. Oft dachte sie, das Schreien ihres Sohnes und seine ständigen Ansprüche nicht mehr aushalten zu können. Sie war jedoch nicht bereit, sich an das Jugendamt zu wenden, um Hilfe zu bekommen: »Die kennen mich noch von früher, die nehmen mir sofort mein Kind weg.« Sie begann eine Therapie, fest entschlossen, ihre Probleme in den Griff zu bekommen und zu lernen, dem Kind eine gute Mutter zu sein.

Kindliche Bedürfnisse. Es herrscht weitgehende Übereinstimmung darüber, was Kinder durch alle Entwicklungsphasen hinweg für ihre gesunde Entwicklung brauchen. Allgemein gesagt kann man von drei Bedürfniskategorien sprechen:

(1) Kinder haben vitale Bedürfnisse (Nahrung, Pflege, Kleidung, Obdach, Sicherheit und Schutz vor Gewalt),
(2) soziale Bedürfnisse (Liebe, Zuneigung, Anerkennung, Fürsorge, Gemeinschaft)
(3) sowie das Bedürfnis nach Kompetenz und Selbstbestimmung (Bildung, Aktivität, Selbstachtung).

Je kleiner die Kinder sind, desto stärker sind sie zur Kommunikation und vor allem zur Befriedigung ihrer Bedürfnisse auf ihre primären Bezugspersonen angewiesen.

Auch wenn es Gesetze und Regelungen gibt, welche die Rechte von Kindern verankern und sicherstellen sollen, liegt die Hauptverantwortung für die Befriedigung dieser Bedürfnisse in der Regel bei den Eltern. Ihnen obliegt es, ein adäquates, förderndes und gesundes Umfeld zu schaffen, in dem das Kind sich entwickeln kann. Institutionen und Bildungseinrichtungen übernehmen ergänzende, kompensatorische und kontrollierende Funktionen. Sind die Eltern aufgrund einer psychischen Erkrankung nicht in der Lage, diese Bedürfnisse zu befriedigen, kann dies eine Vielzahl negativer Folgen für die Entwicklung der Kinder mit sich führen (Plass & Wiegand-Grefe, 2012).

Kinder als Ressource. Kinder können dazu beitragen, dass Eltern Sinn und Halt im Leben finden. Sie helfen unter Umständen, die eigene Lebensgeschichte in einem neuen Licht zu sehen und – oft das erste Mal im Leben – Zugehörigkeit und Verantwortung zu erleben. Mütter und Väter werden damit konfrontiert, die eigene Situation und die des Kindes verantwortlich gestalten zu müssen. Die Aktivierung eigener Ressourcen und Kompetenzen ist erforderlich, um dem ihnen anvertrauten Wesen gerecht zu werden. Die Sorge um das Kindeswohl kann dadurch in einem nicht zu unterschätzenden Maß für die Aufnahme einer Therapie motivieren sowie Katalysator für notwendige Entwick-

lungsschritte der Mutter sein. Viele Mütter mit einer Borderline-Störung sind sich ihrer Verantwortung für ihre Kinder durchaus bewusst und würden alles dafür tun, um sie von der eigenen psychischen Problematik fernzuhalten und zu verhindern, dass die Kinder Ähnliches durchmachen müssen wie sie selbst.

Frauen, die in ihrer eigenen Lebensgeschichte kaum Erfahrungen von Sicherheit, Liebe, Schutz, Zugehörigkeit und Geborgenheit machen konnten, verbinden die Vorstellung von Elternschaft oft mit dem dringenden Wunsch nach einem Menschen, der zu ihnen gehört und der sie vorbehaltlos akzeptiert. So erleben Frauen häufig in der Schwangerschaft und der ersten Zeit der Mutterschaft eine innige Nähe zu ihrem Kind, die dazu beiträgt, dass Mutter und Kind sich glücklich und zufrieden fühlen, besonders dann, wenn das Kind sich ausgeglichen und ruhig verhält.

Kinder als Herausforderung. In aller Regel jedoch zeigen Kinder, die sich gesund entwickeln, spätestens gegen Ende des Säuglingsalters Autonomiebestrebungen. Sie haben unaufschiebbare Bedürfnisse und nehmen wenig »Rücksicht« auf die psychische Verfassung ihrer Eltern. Sie spenden nicht nur Trost, sondern sind auch eine Belastung. Die Mütter kommen immer wieder in einen Konflikt zwischen ihrem Anspruch, eine gute Mutter zu sein und ihren eigenen Bedürfnissen nach Ruhe, Zeit für sich und Treffen mit Freunden. Häufig entsteht aus solchen Konflikten ein Teufelskreis aus kindlicher Verhaltensauffälligkeit und mütterlicher Frustration.

Wo ist der Platz für die Kinder in der Psychotherapie der Borderline-Störung?

In der psychotherapeutischen Behandlung der Borderline-Störung wurden in den letzten Jahrzehnten große Fortschritte erzielt, auch wenn es weiterhin noch viel Raum für Verbesserung der Therapieergebnisse gibt (Storebø et al., 2020). In der Psychotherapie der Borderline-Störung gibt es eine klare Hierarchie der Therapieziele (Leitlinie Borderline-Persönlichkeitsstörungen, DGPPN, im Druck).

An erster Stelle steht der Abbau der Suizidalität und des selbstverletzenden und selbstschädigenden Verhaltens. Das Überleben und das Wohl der Patientin stehen im Vordergrund. Die Therapierenden sind daher mit den aktuellen Krisen der Patientinnen oft so beschäftigt, dass das Thema, wie es den Kindern geht, häufig zunächst sekundär ist.

Auch wissen die Behandelnden teilweise nicht, was sie in solchen Situationen tun sollen oder wie sie die Kinder schützen können. Sie sind ja »eigentlich« für die Mutter zuständig. Oft sind die Kinder kein Thema in der Psychotherapie, und es wird das behandelt, was die Mutter als dringlich präsentiert: in der Regel an erster Stelle das eigene Leid und die Konflikte mit dem Partner oder bei der Arbeit. Die Unterstützung bei der Bewältigung aktueller Krisen ist eine herausfordernde und schwierige Aufgabe in der Therapie der Borderline-Störung. Probleme, Misshandlungen und Vernachlässigung der eigenen Kinder werden von den Müttern oft aus Angst oder Scham verschwiegen oder zunächst nicht thematisiert, weil sie weniger dringlich erscheinen. Ängste vor Stigmatisierung und vor dem Verlust des Sorgerechts führen nicht selten dazu, dass sich betroffene Eltern scheuen, bei den zuständigen Stellen Hilfe zu suchen und Probleme anzusprechen.

Auf diese Weise kommen Mütter mit einer Borderline-Störung und ihre Kinder häufig erst dann mit dem Jugendamt in Kontakt, wenn es für eine sinnvolle Prävention zu spät

ist: bei akuter Kindeswohlgefährdung sowie in schweren Krisensituationen. Doch auch bei rechtzeitiger Intervention fehlt auf Seiten der Institutionen oft das Wissen über die Störung. Dies kann dazu beitragen, dass Hilfeprozesse ausbleiben oder misslingen und dass das Misstrauen gegenüber den Institutionen, die für das Kind zuständig sind, wächst.

Psychotherapeutinnen werden in der Regel anders wahrgenommen als Ämter und offizielle Stellen. Die in den Sitzungen besprochenen Inhalte unterliegen der Schweigepflicht. Vielen Müttern ermöglicht der geschützte Rahmen der Psychotherapie, offen über ihre Probleme zu sprechen und so Wege zu finden, das Kind trotz eigener psychischer Defizite zu schützen und zu fördern. Die Erfahrung, nicht verurteilt zu werden und Verständnis zu finden, öffnet Türen, eigene Schwächen anzunehmen.

Was erwartet Sie in diesem Buch?

Dieses Buch möchte Hintergrundwissen, Orientierung und vor allem Anleitung für die praktische Arbeit mit Müttern mit einer Borderline-Störung bieten und gleichzeitig dazu ermutigen, sich dieser Thematik stärker zu öffnen.

Das in diesem Buch vorgestellte Gruppentherapieprogramm wurde auf Basis klinischer Erfahrungen und des aktuellen Stands der Forschung entwickelt.

In Kapitel 1 werden zunächst aktuelle Forschungsbefunde zusammengefasst, die die Lebenssituation und mögliche Schwierigkeiten von Müttern mit einer Borderline-Störung und ihren Kindern beleuchten. Es wird das Hintergrundwissen erläutert, auf dem das Gruppentraining aufbaut. Kapitel 2 enthält das Therapiemanual; Kapitel 3 liefert Anregungen zur Umsetzung des Programms in unterschiedlichen Settings: Stationäre Einrichtung, Mutter-Kind-Einrichtung und Einzeltherapie. In Kapitel 4 finden Sie weitere Informationen zu den begleitenden Einzelgesprächen, dem Umgang mit Vätern, Angehörigen und Partnern und den institutionellen Rahmenbedingungen. Im Nachwort ziehen wir ein Fazit mit den bisherigen Rückmeldungen und Bewertungen der Teilnehmerinnen des Trainings. Im Anhang finden sich die Arbeitsblätter und Informationsmaterialien für Trainerinnen und Teilnehmerinnen.

1.2 Wissenschaftlicher Hintergrund

> Ich habe die Diagnose einer Borderline-Störung. Es tut mir sehr weh zu sehen, wie meine Kinder darunter leiden. Ich will auf keinen Fall, dass sie dasselbe durchmachen müssen wie ich. Ich wäre so gern eine perfekte Mutter!
>
> *Zitat einer betroffenen Mutter*

1.2.1 Die Symptomatik der Borderline-Störung und mögliche Auswirkungen auf das Erziehungsverhalten

Symptomatik. Die Borderline-Störung (BPS) ist charakterisiert durch ein andauerndes Muster von Instabilität in zwischenmenschlichen Beziehungen, im Selbstbild und in den Affekten. Die Angst davor, verlassen zu werden und die gleichzeitige Schwierigkeit, enge Beziehungen aufrechtzuerhalten, führen zu schwerwiegenden Problemen in der gesam-

ten Lebens- und insbesondere in der Beziehungsgestaltung. Das chronische Gefühl innerer Leere und eine ausgeprägte emotionale Instabilität münden nicht selten in destruktiven Verhaltensweisen, wie z. B. in Alkohol- und Drogenkonsum, in ungeschütztem Sexualverkehr oder bulimischem Essverhalten. Auch suizidales und selbstverletzendes Verhalten tritt bei Frauen mit einer Borderline-Störung auf. Zudem befinden sich die betroffenen Mütter oft in sozial und/oder finanziell belastenden Lebenssituationen und haben Probleme bei der Bewältigung des Alltags.

Prävalenz. Es gibt unterschiedliche Angaben zur Häufigkeit der Borderline-Störung. In einer Übersichtsarbeit werden Punktprävalenzraten zwischen 0,7–2,7 Prozent in der Allgemeinbevölkerung angegeben (Eaton et al., 2018; Ellison et al., 2018; Trull et al., 2010). Es wird davon ausgegangen, dass sich 50–80 Prozent der Betroffenen in psychiatrischer bzw. psychotherapeutischer Behandlung befinden, was in Deutschland ca. 700.000 erwachsenen Patientinnen und Patienten entspricht (Stiglmayr, 2011). Diese Zahlen bedeuten, dass die Borderline-Störung häufig vorkommt und ein Großteil der Betroffenen auch Hilfe und Unterstützung im Gesundheitssystem sucht. In psychiatrischen und psychotherapeutischen Einrichtungen sind dies überwiegend Frauen, wobei das Geschlechterverhältnis in der Allgemeinbevölkerung (Belsky et al., 2012; Tomko et al., 2014) sowie im forensischen Setting (Robitaille et al., 2017) ausgeglichener zu sein scheint. Daten aus einer großen Studie deuten darauf hin, dass es auch im Kindesalter keinen Unterschied in der Häufigkeit von borderlinetypischen Merkmalen zwischen Jungen und Mädchen gibt (Belsky et al., 2012).

Etliche Studien zeigen übereinstimmend, dass die Symptomatik der Störung oft schon in der frühen Adoleszenz beginnt (Bohus et al., 2021). Im Verlauf nehmen die Prävalenzraten der Borderline-Störung mit steigendem Alter ab (ca. ab dem 44. Lebensjahr; Grant et al., 2008). Diese Angaben zur Häufigkeit zeigen, dass sich ein Großteil der Betroffenen im gebärfähigen Alter befindet. Verlässliche Daten über die Anzahl von Patientinnen mit der Diagnose einer Borderline-Störung, die Mutter sind, liegen leider nicht vor. Ca. 30 % der betroffenen Patientinnen, die sich in stationärer Behandlung befinden, haben Kinder.

Komorbidität und Auswirkung auf das soziale Umfeld. Die Diagnose einer Borderline-Störung tritt selten isoliert auf. Es ist die Regel, dass die Betroffenen auch unter weiteren psychischen Störungen wie Depressionen, Angststörungen, Substanzgebrauchsstörungen oder auch anderen Persönlichkeitsstörungen leiden. Der Verlauf der Borderline-Störung ist in vielen Fällen chronisch und geht häufig mit einer Vielzahl von Krisen und stationären (Not-)Aufnahmen einher. Sowohl die einzelnen Symptome als auch die mit der Störung verbundenen Belastungsfaktoren können unter Umständen erhebliche Auswirkungen auf die seelische Gesundheit der Kinder von Eltern mit einer Borderline-Störung haben.

Um die Auswirkungen der Symptomatik auf das Erziehungsverhalten der Mütter und die Entwicklung der Kinder besser zu verstehen, werden im Folgenden die diagnostischen Kriterien der Borderline-Störung nach DSM-5 beschrieben (American Psychiatric Association, 2015) und für jede Verhaltensweise oder Problematik werden mögliche Auswirkungen für die Kinder erläutert.

Diagnostische Kriterien der Borderline-Störung nach DSM-5

Für eine Diagnose müssen fünf der folgenden neun Kriterien erfüllt sein.

(1) Verzweifeltes Bemühen, ein reales oder imaginäres Alleinsein zu verhindern. Die Angst vor dem Alleinsein bei Personen mit einer Borderline-Störung führt in der Regel dazu, möglichst immer in einer Partnerschaft zu sein und sich sehr stark an andere zu klammern. Das Festhalten an dysfunktionalen Partnerschaften kann dazu führen, dass das Kind nicht ausreichend geschützt wird (z. B. vor einem gewalttätigen Partner). Die Angst kann auch dazu führen, dass sich Mütter mit einer Borderline-Störung an ihr Kind klammern und es »parentifizieren«. Damit ist gemeint, dass das Kind für die Mutter sorgt, indem es sie z. B. tröstet, beruhigt und ablenkt, ihr Halt und Struktur gibt. Wenn eine solche Rollenumkehr und das Anklammern stark ausgeprägt sind, sind diese Mütter nicht gut in der Lage, das Kind als eigenständiges Individuum zu sehen. Einerseits wird dadurch die Möglichkeit der Autonomie-Entwicklung des Kindes eingeschränkt, andererseits stellt diese Aufgabe natürlich eine Überforderung für das Kind dar.

(2) Muster von instabilen und intensiven zwischenmenschlichen Beziehungen, das durch einen Wechsel zwischen extremer Idealisierung und Abwertung gekennzeichnet ist. Dieses Verhaltensmuster in Beziehungen geht einher mit einem extremen Wechsel zwischen Nähe und Distanz. Auch die Beziehung zum Kind kann daher durch eine stark ambivalente Bindung gekennzeichnet sein. Damit verbunden ist unter anderem die Schwierigkeit auf Seiten der Mutter, eigene Belastungsgrenzen wahrzunehmen und angemessen zu kommunizieren. Die gleichen kindlichen Verhaltensweisen können je nach Stimmung aversive, belohnende oder gleichgültige Reaktionen hervorrufen. Das Kind erlebt die Reaktionen seiner Mutter als unberechenbar und kann sein eigenes Verhalten nicht mit eindeutigen validierenden oder abwertenden Reaktionen in Verbindung bringen. Dadurch wird auch das Erlernen von sozial kompetentem Verhalten erschwert. Die mangelnde Vorhersagbarkeit der Reaktionen der Mutter erhöht zudem das Risiko der Entwicklung von Ängsten auf Seiten des Kindes deutlich. Im klinischen Kontext fällt auf, dass Mütter mit Borderline-Störung, die mehrere Kinder haben, häufig eines der Kinder abwerten und ein anderes idealisieren.

(3) Identitätsstörung: eine ausgeprägte und andauernde Instabilität des Selbstbildes oder des Gefühls für sich selbst. Die Identitätsstörung der Betroffenen beinhaltet häufig auch eine Störung der Identität als Mutter. Frauen mit einer Borderline-Störung geraten in eine Rollendiffusion und können keine stabilen Gefühle für das Kind und für ihre Rolle als Mutter entwickeln. Sie schwanken in ihren Einschätzungen zwischen »Mutter sein ist super« versus »Ich kann und will keine Mutter sein«. Das Kind wiederum findet in seiner Mutter aufgrund dieser Instabilität kein verlässliches, Halt und Orientierung gebendes Gegenüber.

(4) Impulsivität in mindestens zwei potenziell selbstbeschädigenden Bereichen (Geldausgaben, Sexualität, Substanzmissbrauch, rücksichtsloses Fahren, »Essanfälle«). Diese Impulsivität hat verschiedene Konsequenzen für das Kind: Es kann sich mit unberechenbaren, unangemessenen, gefährlichen und aggressiven Verhaltensweisen der Mutter konfrontiert sehen. Es kann jedoch auch dadurch betroffen sein, dass seine Bedürfnisse

während der impulsiven Verhaltensexzesse der Mutter massiv vernachlässigt und missachtet werden.

(5) Wiederkehrende Suiziddrohungen, -andeutungen oder -versuche oder selbstschädigendes Verhalten. Suiziddrohungen, -andeutungen oder -versuche sowie selbstschädigendes Verhalten können für das Kind gefährlich werden und zu Panik, Angst, Überforderung und massiven Schuldgefühlen beim Kind führen.

(6) Affektive Instabilität, die durch eine ausgeprägte Orientierung an der aktuellen Stimmung gekennzeichnet ist (z. B. starke episodische Niedergeschlagenheit, Reizbarkeit oder Angst). Starke Stimmungsschwankungen, die sich in sehr wechselhaften Verhaltens- und Kommunikationsmustern äußern, können zu Desorientierung, Unsicherheit und fehlendem emotionalen Halt beim Kind führen. Dadurch mangelt es ihm an einem Modell für angemessene Emotionsregulation und es kann keine entsprechenden Kompetenzen entwickeln.

(7) Chronisches Gefühl der Leere. Das chronische Gefühl der Leere bedeutet für die Mutter existenzielle Not in Form von Isolation und Einsamkeit. Sie ist damit nicht mehr in der Lage, dem Kind angemessene Resonanz zu bieten. Auch dem Kind gelingt es nicht oder nur mit großer Anstrengung, die Mutter emotional zu erreichen. Dies kann bei dem Kind starke Gefühle von Ohnmacht, Panik und Verlorenheit auslösen.

(8) Unangemessene, starke Wut oder Schwierigkeiten, Wut oder Ärger zu kontrollieren (z. B. häufige Wutausbrüche, andauernder Ärger, wiederholte Prügeleien). Eine Mutter, die ihre Wut nicht kontrollieren kann, verletzt ihre Kinder mit hoher Wahrscheinlichkeit durch körperliche und/oder seelische Gewalt. Auch wenn nicht die Kinder selbst, sondern andere (z. B. Partner, Geschwister) Opfer der Gewalt sind, kann das eine ähnliche, mitunter ebenfalls traumatisierende Wirkung haben.

(9) Vorübergehende, stressabhängige paranoide Vorstellungen oder schwere dissoziative Symptome. Hierbei droht dem Kind Gefahr durch die fehlende Realitätsorientierung der Mutter. Neben ganz konkreten Gefahren kann das Kind zutiefst verstört werden und selbst große Ängste entwickeln, insbesondere wenn es Teil des paranoiden Systems wird.

Bei dieser Auflistung sollte beachtet werden, dass das aktuelle Verhalten und Erleben der Mütter nicht zwangsläufig all die aufgezählten negativen Konsequenzen für das Kind haben muss, es aber einem deutlich erhöhten Risiko ausgesetzt ist, selbst schwierige Bindungsmuster, Angst und andere psychopathologische Symptome zu entwickeln. Die Forschungsbefunde zu diesem Zusammenhang werden im folgenden Abschnitt zusammengefasst.

1.2.2 Ätiologische Faktoren der Borderline-Störung und ihre Bedeutung für die Mutterschaft

Psychische Störungen als Risikofaktor. Über verschiedene psychische Störungen hinweg gilt, dass eine psychische Erkrankung der Eltern ein ätiologischer Risikofaktor für psychische Störungen der Kinder ist (Breaux et al., 2014). Die Entstehung psychischer Störungen ist durch ein komplexes Gefüge von biologischen (u. a. genetischen), sozialen

und psychischen Faktoren zu erklären. Insbesondere die Interaktion zwischen einer genetischen Prädisposition und ungünstigen Umweltbedingungen begünstigt die Entwicklung von psychischen Belastungssymptomen. Kernsymptome der Borderline-Störung wie emotionale Instabilität und Impulsivität treten gehäuft bei Kindern von Personen mit Borderline-Störung auf. So haben Verwandte ersten Grades ein 4- bis 20-fach erhöhtes Risiko, auch eine Borderline-Störung zu haben (Barnow et al., 2006). Eine familiäre Häufung der Borderline-Störung zeigen auch andere Untersuchungen (Barnow et al., 2013; Gunderson et al., 2011). Es gibt unterschiedliche Schätzungen, wie groß der Anteil der genetischen und epigenetischen Faktoren bei der Entstehung der Borderline-Störung ist. In einer Zwillingsstudie lag der Anteil der genetischen Faktoren bei 69 Prozent (Torgersen et al., 2012). In einer anderen Studie, die die Erblichkeit einzelner Borderline-Symptome untersuchte, waren es 42 Prozent (Distel et al., 2008). Das heißt, dass ungefähr die Hälfte der Varianzaufklärung der Borderlinesymptomatik über genetische Faktoren stattfindet. Diese Befunde gelten nicht ausschließlich für die Borderline-Störung: In groß angelegten prospektiven Längsschnittstudien wurde gezeigt, dass Personen mit genetischer Vulnerabilität für psychische Störungen nach Misshandlungen in der Kindheit häufiger Depressionen entwickelten als Personen, die keine genetische Vulnerabilität aufwiesen und auch Misshandlungen ausgesetzt waren (Caspi et al., 2003).

Gene und Familie. Belsky et al. (2012) untersuchten in einer großen prospektiven Längsschnittstudie in Großbritannien (Environmental Risk Longitudinal Study, E-Risk) den Verlauf von borderlinetypischen Merkmalen bei 1.116 Zwillingspaaren im Alter von fünf bis zwölf Jahren. Zusammengefasst belegen die Ergebnisse das Diathese-Stress-Modell der Entstehung der Borderline-Störung (Bohus et al., 2021). Genetische Faktoren und Umweltfaktoren tragen unabhängig voneinander aber vor allem auch durch ihre Interaktionen zur Entstehung der Borderline-Störung bei. So berichten Belsky und Kollegen (2012), dass Kinder, die körperlich misshandelt wurden oder deren Mütter ihnen gegenüber mehr negative Emotionen zeigten (expressed emotion), mehr borderlinetypische Verhaltensweisen zeigten als Kinder, die weniger grob behandelt wurden. Darüber hinaus waren die Kinder, deren Familienangehörige eine psychische Störung hatten, noch vulnerabler für die Entwicklung borderlinetypischer Verhaltensweisen. Es gibt einige Einschränkungen dieser Studie: So sollte u. a. berücksichtigt werden, dass die negative emotionale Kommunikation von Vätern oder anderen Familienmitgliedern nicht untersucht wurde. Eindeutig ist aus diesen Studien abzulesen, dass Borderline-Symptome familiär gehäuft auftreten. Die genetischen Faktoren tragen ebenso wie die Verhaltensmuster der Eltern zu einer familiären Transmission der Borderline-Störung bei.

Bindung. Elternschaft stellt für Mütter mit Borderline-Störung auch deshalb eine große Herausforderung dar, da die Frauen selbst häufig negative Erfahrungen mit primären Bezugspersonen gemacht und schwere Traumatisierungen erlitten haben. Diese Erfahrungen können zu ihren eigenen Problemen beigetragen haben und in einem für die Störung typischen desorganisierten Bindungsstil (vgl. Bindungstypen nach Bowlby, 1982) resultieren (Levy, 2005). Dieser Bindungsstil beeinflusst dann wiederum das eigene Verhalten und kann zu feindseligen und passiven Interaktionsmustern mit dem Kind führen.

Invalidierung. In dem Entstehungsmodell der Borderline-Störung, wie es von Linehan beschrieben wird (1996a), spielt ein invalidierendes Umfeld eine wichtige Rolle. Solch invalidierendes Verhalten von Bezugspersonen ist durch unberechenbare, unangemessen heftige und extreme Reaktionen auf persönliche Äußerungen des Kindes gekennzeichnet. Die Äußerungen des Kindes werden nicht validiert, das heißt bestätigt, sondern im Gegenteil oft bestraft oder trivialisiert. Stepp et al. (2012) vermuten, dass Mütter mit einer Borderline-Störung kindliche Emotionen fehlerhaft wahrnehmen und interpretieren und dadurch die gezeigten Gefühle ihrer Kinder invalidieren, also die Gefühle der Kinder negieren oder in Frage stellen. Eine Folge ist eine gestörte Entwicklung des adaptiven emotionsverarbeitenden Systems des Kindes. Mangelnde Fähigkeiten der Emotionsregulation sowie die frühkindliche Erfahrung von Invalidierung der Mütter würden in diesem Fall ursächlich für die Fehlwahrnehmung der kindlichen Gefühle und für das maladaptive Modellverhalten sein.

Verhaltensweisen von Müttern mit Borderline-Störung. Es liegen eine Reihe wissenschaftlicher Studien vor, die unterschiedliche Schwierigkeiten von Müttern mit einer Borderline-Störung in der Kindererziehung aufzeigen (Eyden et al., 2016; Florange & Herpertz, 2019; Petfield et al., 2015; Stepp et al., 2012).

So haben die Mütter häufig Schwierigkeiten, die mentalen (Marcoux et al., 2017; Schacht et al., 2013) und emotionalen (Elliot et al., 2014) Zustände ihrer Kinder zu erkennen und zu interpretieren und neigen dadurch zu unsensiblen und unangemessenen Reaktionen auf kindliche Bedürfnisse (Newman et al., 2007). Zusätzlich ist die Fähigkeit, altersangemessene Erziehungsstrategien anzuwenden, häufig eingeschränkt (Stepp et al., 2012).

Verglichen mit gesunden Müttern zeigen sich Mütter mit einer Borderline-Störung in der Kommunikation mit ihren Kindern häufiger feindselig (Kluczniok et al., 2018) und kritisch, können ihre eigenen Emotionen schlechter regulieren, neigen zu Rollenkonfusion und zeigen mehr angstmachendes Verhalten (Hobson et al., 2009; Macfie et al., 2017). Sie nehmen außerdem schnell negative Emotionen bei ihren Kindern wahr und zeigen als Reaktion häufig bestrafendes oder trivialisierendes (invalidierendes) Erziehungsverhalten (Kiel et al., 2017). Mütterliche Schwierigkeiten in der Emotionsregulation haben dabei eine verstärkende Wirkung.

Zugleich berichten Mütter mit einer Borderline-Störung, weniger zufrieden zu sein, sie fühlen sich inkompetent in ihren elterlichen Fähigkeiten und sind leichter gestresst als Mütter ohne psychische Störungen (Newman et al., 2007). Sie neigen dazu, ihre Wirkung auf die kindlichen Emotionen und das kindliche Verhalten fehleinzuschätzen (Ramsauer et al., 2016; Elliot et al., 2014) und zeigen häufiger ein unsicheres oder desorganisiertes Bindungsverhalten als gesunde Mütter (Macfie et al., 2014). Als besonders risikoreich für die kindliche Entwicklung scheint ein schneller Wechsel zwischen elterlichem Über- und Unterengagement zu sein (Florange & Herpertz, 2019).

Zwei Studien deuten auf einen direkten Zusammenhang von elterlicher Borderline-Störung und einem größeren Risiko für Kindesmissbrauch hin (Hiraoka et al., 2016; Dittrich et al., 2018).

Auch soziale Umweltfaktoren spielen bei der Entwicklung der Kinder eine wichtige Rolle. Häufig leben Kinder von Müttern mit Borderline-Störung in einem instabilen Umfeld (Umzüge, Schulwechsel, wechselnde Partner, stationäre Aufenthalte und längere Abwesenheiten oder Suizidversuche der Mütter). Viele Wechsel und eine hohe Instabilität können eine hohe Belastung für Kinder darstellen. Die Kinder erleben durch ein instabiles Umfeld wenig Sicherheit, Beständigkeit oder Konstanz (Feldman et al., 1995). Diese Unzuverlässigkeit und Unvorhersagbarkeit können zu Ängsten und Sorgen auf Seiten der Kinder führen.

1.2.3 Forschungsergebnisse zu Kindern von Müttern mit Borderline-Störung

Wenn negative familiäre Interaktionsmuster auf eine bereits vorhandene genetische Vulnerabilität treffen, nimmt das Risiko für die Entwicklung einer psychischen Störung zu. Ein Kind mit einem »schwierigen Temperament« macht es den Eltern schwerer, eine gute Beziehung aufzubauen. Reagieren die Eltern hier mit Wärme und akzeptierender Erziehung, reduziert sich das Risiko, eine psychische Störung zu entwickeln, während dysfunktionale Interaktionsmuster (feindselige, aggressive Haltung, elterliche Selbstbezogenheit) dieses potenziert. Eine aggressive Grundhaltung und eine hohe Selbstbezogenheit seitens der Eltern (Berg-Nielsen & Wichström, 2012) führen ebenso zu einem erhöhten Risiko kindlicher emotionaler Probleme und Verhaltensauffälligkeiten wie ein überbehütendes oder ablehnendes Erziehungsverhalten (Reinelt et al., 2014). Im Vergleich zu Kindern gesunder Mütter haben Kinder von Müttern mit einer Borderline-Störung ein sehr viel höheres Risiko für psychische Auffälligkeiten und Verhaltensstörungen (Barnow et al., 2013; Barnow et al., 2006; Herr et al., 2008).

Säuglinge und Kleinkinder. Bei Säuglingen und Kleinkindern im Alter von 3–36 Monaten wurde beobachtet, dass die Kinder der Mütter mit Borderline-Störung weniger aufmerksam und interessiert an der Interaktion mit der Mutter waren als Kinder von gesunden Müttern (Newman et al., 2007). Crandell et al. (2003) beobachteten zweimonatige Kinder in einer Still-Face-Situation mit ihrer Mutter (die Mutter unterbricht die Interaktion mit dem Kind und verharrt regungslos). Kinder von Müttern mit einer Borderline-Störung schauten in der Situation häufiger weg und zeigten mehr benommene und starre Blicke als Kinder von gesunden Müttern. Im Anschluss konnte bei Kindern mit Borderline-Müttern ein geringerer positiver Affekt beobachtet werden als bei Kindern gesunder Mütter. Die Autoren interpretieren diese Reaktion als emotionale Dysregulation in einer stressigen interpersonellen Situation. Auch erholten sich die Kinder nur langsam nach der Situation. Zehn Monate später wurden die gleichen Kinder erneut untersucht, wobei bei 80 Prozent der Kinder von Müttern mit Borderline-Störung eine desorganisierte Bindung beobachtet wurde.

Des Weiteren äußern Kinder von Müttern mit einer Borderline-Störung bereits als Säuglinge weniger positive Laute und mehr negative Gefühlsausdrücke als Kinder von

gesunden Müttern (Apter et al., 2017) und zeigen entweder zu viel oder zu wenig Angst in bedrohlichen Situationen (Whalen et al., 2015).

Vor- und Schulkindalter. Macfie und Swan (2009) untersuchten 4- bis 7-jährige Kinder von Müttern mit Borderline-Störung und Kinder von gesunden Müttern in einer imaginären familiären Stresssituation. Die Autoren fanden bei Kindern von Müttern mit Borderline-Störung eine geringere Emotionsregulation, eine erhöhte Neigung zum Fantasieren und mehr traumatische Inhalte in den Erzählungen. Die Kinder dieser Mütter schlüpften häufiger in die Rolle der Eltern (das Kind sagt zu streitenden Eltern: »Hört auf!«), berichteten größere Angst davor, verlassen zu werden und hatten grundsätzlich negativere Erwartungen an die Eltern-Kind-Beziehung als die Kinder gesunder Mütter. Zusätzlich wurden inkohärente Verhaltensmuster (Zimmer erst aufräumen, dann wieder Unordnung schaffen) und eine schamhafte Selbst-Repräsentation (das Kind sagt in seinen Erzählungen: »Ich bin schlecht«) beobachtet. Unter Verwendung einer Interaktionsaufgabe konnte gezeigt werden, dass Kinder von Eltern mit einer BPS sich länger schlecht behandeln ließen als Kinder von gesunden Eltern (Trupe et al., 2018).

Bei Schulkindern zwischen 4 und 18 Jahren wiesen Kinder von Müttern mit Borderline-Störung häufiger die Diagnose einer Aufmerksamkeitsdefizit-/Hyperaktivitätsstörung und allgemeine Verhaltensauffälligkeiten auf und zeigten mehr Symptome einer Borderline-Störung als Kinder gesunder Mütter (Weiss et al., 1996; Frankel-Waldheter et al., 2015; Feldman et al., 1995). In einer Studie, in der Kinder von Müttern mit einer Depression mit Kindern von Müttern mit einer Depression und einer Borderline-Störung verglichen wurden, konnte gezeigt werden, dass Letztere mehr depressive Symptome aufwiesen, häufiger grübelten, zu negativer Attribuierung und Selbstabwertung tendierten, einen unsicheren Bindungsstil zeigten und teilweise exzessiver nach Bestätigung suchten als die Kinder von Müttern, die nur eine depressive Störung hatten (Abela et al., 2005).

Jugendalter. Bei Jugendlichen im Alter von 11–18 Jahren, deren Mütter eine Borderline-Störung hatten, wurden im Vergleich zu Kindern gesunder Mütter vermehrt Aufmerksamkeitsdefizite, Delinquenz und Aggressivität beobachtet sowie erhöhte Angst- und Depressionswerte und ein niedriger Selbstwert (Barnow et al., 2006). Psychosoziale Probleme, niedrige Selbstwahrnehmung, ängstliche Bindungswahrnehmung, mehr chronischer Stress in der Beziehung zur Mutter und größere mütterliche Feindseligkeit traten zusätzlich bei Kindern von Müttern mit einer Borderline-Störung häufiger auf als bei Kindern gesunder Frauen (Herr et al., 2008).

Fazit. Zusammenfassend zeigen die Studien, dass Kinder von Frauen mit einer Borderline-Störung vom Säuglingsalter bis in die Adoleszenz ein deutlich höheres Risiko für emotionale und Verhaltensprobleme aufweisen als Kinder, deren Mütter keine psychische Störung haben. Während in der frühen Kindheit der mütterliche Einfluss sehr stark ist, gewinnen Peers und das weitere soziale Umfeld mit wachsendem Alter an Bedeutung. Gerade in der frühen Kindheit jedoch entstehen prägende und langanhaltende Vorstellungen und Schemata hinsichtlich der eigenen Bedürfnisse, der Identität und der Gestaltung von zwischenmenschlichen Beziehungen.

1.2.4 Ressourcen und protektive Faktoren

Ressourcen der Mutter. Wie sich ein Kind entwickelt, das bei einem Elternteil mit einer Borderline-Störung aufwächst, wird von verschiedenen Faktoren beeinflusst. So spielen neben den oben beschriebenen Belastungsfaktoren auch die Ressourcen der Bezugspersonen eine maßgebliche Rolle. Viele Frauen mit einer Borderline-Störung verfügen über eine Reihe von Qualitäten, die für Kinder sehr wertvoll sind: Neben individuellen Fähigkeiten und Ressourcen besitzen diese Frauen besonders in Situationen, in denen es anderen schlecht geht, ein hohes Einfühlungsvermögen, sie zeigen eine große emotionale Offenheit und/oder Kreativität. Oft sind sie sich ihrer Defizite bewusst und bereit, Hilfe anzunehmen. Sind sie zudem in der Lage, ihr impulsiv-destruktives Verhalten zu kontrollieren, dann können sie die Bedürfnisse ihrer Kinder adäquat befriedigen und ihnen gute Mütter sein. Dies setzt jedoch ein Bewusstsein über kindliche Bedürfnisse und eine realistische Selbsteinschätzung voraus. Mütter mit einer Borderline-Störung können lernen, zum Wohle ihres Kindes gegen die eigenen unangemessenen Verhaltensimpulse zu handeln und damit neue Erfahrungen zu machen. Sie können auch dafür sorgen, dass das Kind von anderen Personen wie Verwandten und Freunden Unterstützung und Förderung bekommt.

Ressourcen des Kindes. Auch die Ressourcen des Kindes beeinflussen die Entwicklung, die ein Kind nimmt. Es gibt Hinweise darauf, dass es eine – früh erworbene oder angeborene – biologische Ausstattung gibt, die darüber mitentscheidet, wie Kinder mit ihrer Umwelt in Beziehung treten. Kinder mit einer geringeren Vulnerabilität scheinen ein »dickeres Fell« zu haben und unempfindlicher zu sein gegenüber Verletzungen; man spricht hier von »Resilienz«.

Auch das Temperament des Kindes spielt eine Rolle. So ist es nachvollziehbar, dass Kinder, die meist zufrieden wirken, schon als Babys andere Erfahrungen mit ihren nahen Bezugspersonen machten als solche, die viel schrien und schwer zufriedenzustellen waren.

Darüber hinaus ist es sehr wahrscheinlich, dass eine Mutter mit einer Borderline-Störung (und nicht nur diese) sich ihren Kindern gegenüber sehr unterschiedlich verhält, je nachdem, welches Geschlecht, Temperament und welche Vorlieben, Stärken und Schwächen das Kind entwickelt.

Kinder, die unter schwierigen Bedingungen aufwachsen, entwickeln oft sehr kreative Bewältigungs- und Überlebensstrategien (Furman, 1999). Damit geht häufig die Möglichkeit zu korrigierenden Erfahrungen einher. Es ist oft noch entscheidender als die Qualität eines traumatischen Erlebnisses selbst, ob ein Kind sich mit seiner emotionalen Reaktion angenommen und validiert fühlt. Hat es die Möglichkeit, seinen Schmerz, seine Trauer, Verzweiflung und Wut auszudrücken, ohne dafür verurteilt zu werden, ist das ein wichtiger protektiver Faktor. Wie sich eine Pflanze im Dunkeln den kleinsten Lichtstrahl sucht, sind Kinder oft sehr kompetent darin, hilfreiche Beziehungen aufzubauen und zu pflegen. Oft sind es Verwandte, Freunde, Lehrer oder Nachbarn, manchmal Tiere, sogar Stofftiere oder auch Fantasiewesen, die dem Kind vermitteln »Du bist nicht allein und du bist okay, so wie du bist«.

Aus den bisherigen Ausführungen wird deutlich, dass das Verhalten einer Mutter mit einer Borderline-Störung gravierende Auswirkungen auf die Entwicklung ihres Kindes haben kann. Dennoch gibt es bisher vergleichsweise wenig empirische Forschung darüber, welche Effekte die Erkrankung auf die betroffenen Kinder hat.

Fazit. Zusammenfassend gibt es einerseits eine Reihe von borderlinetypischen Verhaltensweisen, die die seelische Entwicklung eines Kindes massiv beeinträchtigen können. Zum anderen bringen Mütter mit Borderline-Störung unter Umständen auch ein ganz besonderes Potenzial und eine hohe Änderungsbereitschaft mit. Es gilt also, die negativen Verhaltensweisen unter Berücksichtigung dieses Potenzials zu reduzieren und positives Erziehungsverhalten zu fördern.

Unterstützung bei der Erziehung als Ziel. Den Teufelskreis der Weitergabe psychischer Probleme über Generationen zu durchbrechen ist der Ansatzpunkt des Gruppentrainings für Mütter mit einer Borderline-Störung. Das große Ziel des hier vorgestellten Trainings ist es, die Mütter darin zu unterstützen, positiver mit ihren Kindern zu kommunizieren und die Anforderungen, die die Erziehung von Kindern stellt, besser zu bewältigen.

1.2.5 Bestehende Elterntrainings und Unterstützungsangebote

Bisher gibt es nach Wissen der Autorinnen keine spezifischen Programme für Mütter mit einer Borderline-Störung, um sie bei der Erziehung ihrer Kinder zu unterstützen. Es existiert jedoch eine Reihe von Elterntrainings, die sich teilweise an Eltern im Allgemeinen (z. B. Triple P, Positive Parenting Program, Sanders, 1999; www.triplep.de; Parent-Child Interaction Therapy, PCIT, Eyberg et al., 1995; www.pcit.org; Präventives Elterntraining für alleinerziehende Mütter geleitet von ErzieherInnen, Franz et al., 2009; www.palme-elterntraining.de; das online-basierte Elterntraining zur Bewältigung von Familienstress OET, Hänggi, 2006; www.elterntraining.ch; Präventionsprogramm EFFEKT, Entwicklungsförderung in Familien: Eltern- und Kinder-Training, Lösel et al., 2010a, 2010b; STEP, Systematic Training for Effective Parenting, Dinkmeyer & McKay, 1976), teilweise an Eltern mit psychischen Auffälligkeiten richten (Hofecker-Fallahpour et al., 2003). Es ist davon auszugehen, dass Mütter mit einer Borderline-Störung mit der Teilnahme an Elterntrainings, die sich allgemein an Eltern richten, häufig überfordert sind, weil die Schwierigkeiten der Emotionsregulation und Beziehungsgestaltung, die durch die Symptome der Borderline-Störung bedingt sind, in diesen Programmen nicht ausreichend berücksichtigt werden.

1.2.6 Grundlagen des Trainings »Borderline und Mutter sein«

Ziel des Trainings ist es, spezifisch auf die Bedürfnisse der Mütter mit Borderline-Störung einzugehen. Das Training geht einerseits auf borderlinespezifische Schwierigkeiten in der Versorgung des Kindes und in der Interaktion mit dem Kind ein, andererseits vermittelt es auch allgemeingültiges Wissen und Strategien zur Erziehung.

Bei der Konzeption des Gruppenprogramms haben wir uns daher sowohl an bereits existierende Elterntrainingsprogramme als auch an das von Linehan entwickelte Skillstraining zur Behandlung der Borderlinesymptomatik angelehnt (Bohus & Wolf-Arehult, 2013; Linehan, 1996b).

Aus den bestehenden Forschungsbefunden und den Elterntrainings können einige allgemeine Empfehlungen für Interventionen bei Müttern mit einer Borderline-Störung abgeleitet werden:

Psychoedukation. Grundsätzlich sollen Informationen und Psychoedukation zur kindlichen Entwicklung im Programm enthalten sein, um die Frage, was typisches oder normales Verhalten und was atypisches oder nicht-normales Verhalten für die Altersstufe ist, zu beantworten. Durch das Wissen darüber, was normales kindliches Verhalten ausmacht, können Mütter angemessene Erwartungen entwickeln und besser auf kindliche Bedürfnisse eingehen. Ein Beispiel dafür ist: »Wenn mein Kind schreit, heißt das nicht automatisch, dass ich eine schlechte Mutter bin. Ich kann es trösten und schauen, was es braucht.« Basisinformationen über kindliche Bedürfnisse und Kognitionen können dysfunktionale Annahmen korrigieren und helfen, eine positivere Beziehung zu schaffen. Auch sollte thematisiert werden, dass eigene Erfahrungen in der Ursprungsfamilie in Form von ineffizienten und schädlichen Erziehungsstrategien weitergegeben werden können. So kann eigenes ungünstiges Verhalten identifiziert und modifiziert werden. Zur Veränderung von stressauslösenden Situationen sollten Mütter mit einer Borderline-Störung darin geschult werden, selbstständig Veränderungen der auslösenden Situationen herbeizuführen, um so deren Auftretenswahrscheinlichkeit zu verringern.

Perspektivwechsel. Es sollten die Grundbedürfnisse von Kindern vermittelt werden und den Müttern ein Perspektivwechsel ermöglicht werden. Dabei ist neben Verständnis vor allem Respekt dem Kind gegenüber wichtig. Verständnis ist verbunden mit der Vorstellung zu wissen, wie es dem anderen geht und seine Motive zu kennen. Dies ist bei Kindern, insbesondere bei sehr kleinen Kindern, oft schwer, wenn ihr Verhalten zunächst nicht nachvollziehbar erscheint oder nicht klar ist, warum sie z. B. weinen. Wesentlich ist daher die Haltung: »Ich weiß zwar nicht, was mit dir los ist, ich nehme aber an, dass du gute Gründe hast, so zu schreien. Das bedeutet zwar nicht, dass mir dein Verhalten gefällt, ich werde jedoch tun, was mir möglich ist, damit wir beide zufrieden sein können.« Durch eine höhere Empathie für das Kind kann die kindliche Perspektive eingenommen und dadurch mehr Verständnis entwickelt werden. Grundsätzlich gilt es zu vermitteln, dass die Bedürfnisse des Kindes respektiert werden sollten.

Erziehungsstrategien. Grundlegende positive Erziehungsstrategien (angemessenes und gesundes Verhalten wahrnehmen und verstärken) und gewaltfreie Methoden des Setzens von Regeln und Grenzen (klar, ruhig, respektvoll und konsequent) sollen vermittelt werden. Besonders das Setzen von Grenzen erachten wir als eine notwendige Fähigkeit im Umgang mit kleinen Kindern.

Emotionen. Es sollen Fertigkeiten vermittelt werden, die die Mütter befähigen, Wärme und Geborgenheit zu vermitteln. Die Emotionalität im elterlichen Verhalten spielt eine Schlüsselrolle für die emotionale Entwicklung des Kindes. Die elterliche Einstellung gegenüber Gefühlen ist dabei entscheidend. Eine positive Reaktion auf kindliche Emotio-

nen wirkt unterstützend bei der Emotionsverarbeitung und -regulierung sowie der Entwicklung angemessener Strategien (Neubewertung, Problemlösung). Kinder brauchen Unterstützung im Umgang mit schwierigen Gefühlen, besonders in stressigen sozialen Situationen mit Peers und Erwachsenen. Das Kind sollte für seinen emotionalen Ausdruck nicht kritisiert oder bestraft werden; auch sollte man sich nicht über seine Ausdrucksweise lustig machen. Solche Reaktionen der Bezugspersonen auf kindliche Emotionsausdrücke können zur Unterdrückung von Gefühlen oder der Entwicklung von vermeidenden oder aggressiven Verhaltensweisen beitragen. Ziel sollte es sein, die Entwicklung von konsistenten und positiven Reaktionen auf kindliche Emotionen zu fördern, auch wenn der eigene mütterliche Stress dazu drängt, kindlichen Gefühlsausdruck zu vermeiden oder zu kontrollieren.

Stress. Zur Regulierung der eigenen hohen Anspannung bei Müttern mit Borderline-Störung können Stresstoleranz-Skills und Strategien zur Emotionsregulation (Bohus & Wolf-Arehult, 2013; Linehan, 1996b) vermittelt werden. Stressreiche Situationen können somit durch adäquate Lösungsstrategien besser bewältigt werden. Mütter mit Borderline-Störung brauchen Hilfestellung dabei, inneren Abstand in schwierigen Situationen zu gewinnen und sich von negativen Mustern zu lösen. Sie müssen darin geschult werden, eigene Grenzen wahrzunehmen, rechtzeitig um Rat oder Hilfe zu bitten und Unterstützung anzunehmen.

Struktur. Mütter mit einer Borderline-Störung haben häufig Schwierigkeiten, ein stabiles und strukturiertes Umfeld herzustellen und aufrechtzuerhalten. Die Bedeutung einer regelmäßigen und vorhersehbaren Routine für das Kind mit vorhersehbaren Übergangszeiten (z. B. vom Spielen zum Schlafen) muss vermittelt werden, ebenso wie die Wichtigkeit elterlicher Beaufsichtigung und Begleitung kindlicher Aktivitäten und Verhaltensweisen. Durch ein stabiles und sicheres häusliches Umfeld kann auch die elterliche Selbstwirksamkeit gefördert werden. Die strukturierte Planung eines Alltags führt außerdem zur präventiven Stressreduktion.

Selbstfürsorge. Ohne das Erlernen von Selbstfürsorge ist es schwierig, eine gute Mutter zu werden. Der verantwortungsbewusste Umgang mit eigenen Bedürfnissen ist langfristig eine wesentliche Voraussetzung für die eigene Zufriedenheit und ein gelingendes Erziehen.

Achtsamkeit und Akzeptanz. Oft sind Mütter mit Bedingungen konfrontiert, die sie (noch) nicht (sofort) ändern können (z. B. anhaltendes Schreien des Kindes, fehlende Partner, eigene Grenzen, schwierige soziale Bedingungen). Besonders für Frauen mit einer Borderline-Störung ist es verständlicherweise häufig nicht leicht, diese Realitäten zu akzeptieren. Achtsamkeits- und Akzeptanzstrategien können dazu beitragen, etwas gelassener mit solchen Situationen umzugehen und sich auf das zu konzentrieren, was möglich und nötig ist.

Unter Berücksichtigung dieser Aspekte wurde ein Gruppenprogramm entwickelt, welches sich an ambulant und stationär arbeitende Psychotherapeutinnen, Kinder- und Jugendlichenpsychotherapeutinnen, Therapeutinnen und Beraterinnen in der Erziehungsberatung und in der therapeutischen und beraterischen Arbeit mit Eltern, die von einer Borderline-Störung betroffen sind, richtet.

In insgesamt zwölf Sitzungen werden psychoedukative und verhaltenstherapeutische Methoden und Übungen verknüpft. Dabei werden die Themen kindliche Bedürfnisse, Stress und Stressbewältigung, Struktur, Konfliktlösung, Umgang mit Gefühlen, Achtsamkeit und Selbstfürsorge, Grundannahmen in der Erziehung sowie die Bedeutung des Körpers (Nähe, Gewalt) bearbeitet. Idealerweise nehmen die Mütter an diesem Gruppenprogramm teil, während sie parallel in Einzeltherapie sind. Das therapeutische Vorgehen im Einzelsetting wird in Abschnitt 3.1 beschrieben.

2 Das Gruppentraining »Borderline und Mutter sein«

2.1 Rahmenbedingungen des Gruppentrainings

Das Gruppentraining ist konzipiert für eine Gruppengröße von vier bis sechs Teilnehmerinnen und kann sowohl im ambulanten als auch im teilstationären Setting oder auch in Einrichtungen der komplementären Versorgung (betreute Wohneinrichtungen, Erziehungsberatungsstellen o. Ä.) durchgeführt werden. Das Training beinhaltet zwölf Sitzungen à zwei Stunden und behandelt elf Module.

Für den Einsatz im stationären Bereich gibt es in Abschnitt 3.1 weitere Hinweise.

Um einen Transfer in den Erziehungsalltag zu gewährleisten, ist es nötig, dass die Mütter während der Dauer des Trainings mit ihren Kindern zusammenleben bzw. einen regelmäßigen Umgang haben (mind. 1× die Woche).

Trainerinnen. Das Training sollte immer von zwei Trainerinnen durchgeführt werden. Das Manual orientiert sich am Konzept der Dialektisch-Behavioralen Therapie (DBT; Bohus & Wolf-Arehult, 2013; Linehan, 1996b). Vorerfahrungen der Trainerinnen in DBT sind daher sehr hilfreich, jedoch keine unbedingte Voraussetzung, um das Training durchführen zu können. Die Trainerinnen sollten jedoch grundsätzlich mit den Schwierigkeiten und der Behandlung von Patientinnen mit einer Borderline-Störung vertraut sein. Weiterhin ist es sehr hilfreich, dass mindestens eine der Trainerinnen Erfahrungen im Umgang mit kleinen Kindern hat. So können alterstypische Verhaltensweisen und Schwierigkeiten besser eingeordnet werden und im Idealfall eigene Beispiele und Erfahrungen genannt werden (auch im Sinne der Entpathologisierung, z. B. »Mein Kind hatte auch eine Phase mit schrecklichen Trotzanfällen. Das war mir auch immer sehr unangenehm.«). Besonders in der Anfangsphase und bei unerfahrenen Gruppenleiterinnen ist eine regelmäßige Supervision durch eine in dem Programm oder ersatzweise in DBT erfahrene Supervisorin hilfreich.

Einzeltherapie. Analog zur klassischen DBT hat sich bewährt, dass begleitend zur Gruppe einzeltherapeutische Gespräche stattfinden, in denen die Mütter das Gelernte vertiefen und ihrer individuellen Situation anpassen, Krisen besprechen und motivationale Hürden überwinden können (s. Abschn. 3.1). Einzel- und Gruppentherapeutinnen sollten während des Gruppentrainings kooperieren und sich austauschen. Dieser Austausch sollte auf jeden Fall auch der Patientin transparent gemacht werden (Schweigepflichtent-

bindung muss vorliegen). In der Regel werden Einzel- und Gruppentherapeutin zwei verschiedene Personen sein. Es ist aber auch möglich, dass eine der Gruppentrainerinnen zugleich einzeltherapeutisch mit den Teilnehmerinnen arbeitet. Die zweite Gruppentrainerin sollte dann eine distanziertere Haltung einnehmen können.

Sollte eine Mutter aktuell nicht in einzeltherapeutischer Behandlung sein muss geklärt werden, ob die Mutter früher bereits im Rahmen einer psychotherapeutischen Behandlung ein Verständnis von ihrer Problematik erlangt und grundlegende Techniken zum Umgang mit ihren eigenen Problemen erlernt hat.

Videoaufnahmen. Es hat sich sehr bewährt, alle Gruppensitzungen auf Video aufzunehmen. Zu Supervisions- und Intervisionszwecken sind die Videoaufnahmen die beste Grundlage. Eine besondere Funktion kommt den Videoaufnahmen in den Sitzungen zu, in denen Rollenspiele aufgezeichnet und gemeinsam in der Gruppe besprochen werden. Die Videoaufnahmen sind vielen Teilnehmerinnen zunächst unangenehm, wenn ihre Bedeutung jedoch transparent ist und die Aufnahmen selbstverständlich in jeder Sitzung gemacht werden, werden sie angenommen und auch geschätzt. Im Vertrag zur Gruppenteilnahme werden die Videoaufzeichnungen explizit erwähnt.

Vorbereitung und Aufnahmevoraussetzungen

Bei der Auswahl der Teilnehmerinnen sollte darauf geachtet werden, dass keine akute Kindeswohlgefährdung vorliegt. Grundsätzlich werden zwei Arten der Kindeswohlgefährdung unterschieden:

- elterliches Handeln, beispielsweise Gewaltanwendung gegenüber dem Kind
- elterliches Unterlassen, zum Beispiel Vernachlässigung eines Kindes

Kindeswohlgefährdung. Im Bürgerlichen Gesetzbuch (BGB) § 1666 werden gerichtliche Maßnahmen bei Gefährdung des Kindeswohls aufgeführt.

Anzeichen für akute Kindswohlgefährdung sind:

- Gefahr an Leib und Leben
- körperliche Gewalt (dem Kind körperliche Verletzungen oder Schmerzen zufügen)
- grobe Vernachlässigung der Pflege und Versorgung bei Kleinstkindern und Säuglingen (essen, trinken), grobe Vernachlässigung der Aufsichtspflicht im Sinne von Gefahrenabwehr bei Babys und Kleinkindern
- grobe psychische Gewalt bzw. inadäquate Kommunikation (z. B. Anschreien, Ignorieren, grobes Fehldeuten kindlicher Signale)

Auch akute Suizidalität und andere massiv selbstschädigende Verhaltensweisen sind Ausschlusskriterien für eine Teilnahme an der Gruppe.

In der folgenden Tabelle sind Selbst- und Fremdgefährdungen nach Dringlichkeit und Gefährdungspotential geordnet aufgeführt.

Tabelle 2.1 Selbst- und Fremdgefährdung

kindeswohlgefährdend	selbstgefährdend
▶ schwere körperliche Gewalt gegen das Kind/sexueller Missbrauch/lebensbedrohliche Vernachlässigung ▶ Kind wird häufig Zeuge von Gewalt in der Beziehung und/oder muss um die Unversehrtheit eines Elternteils fürchten (durch Suizidversuche/-drohungen oder äußere Gewalt)	▶ Suizidalität, lebensbedrohlich selbstschädigendes Verhalten
▶ körperliche und seelische Gewalt (»Klaps«, grob anfassen, häufiges Anschreien, Beschimpfen und Bedrohen) ▶ Vernachlässigung kindlicher Bedürfnisse nach Zuwendung, Anerkennung, Selbstbestimmung und Anregung	▶ selbstverletzendes Verhalten ▶ schwere Vernachlässigung eigener Bedürfnisse (z. B. essen, schlafen, Gesundheit) ▶ Aufrechterhalten gewalttätiger Beziehungen
▶ anhaltend invalidierendes Verhalten gegenüber dem Kind (»Du bist nicht richtig.«)	▶ anhaltend selbstinvalidierendes Verhalten (»Ich bin nicht richtig.«)
▶ mangelnde Förderung sozialer Teilhabe ▶ mangelnde Entwicklung schulischer und anderer Fähigkeiten, Interessen und Freizeitaktivitäten (z. B. Sportverein, Musik, Kindergeburtstage gestalten, Einladungen, Unterstützung bei Hausaufgaben)	▶ fehlendes soziales Netz ▶ Mangel an Zugehörigkeit und eigenen Interessen (Arbeit, Freizeitgestaltung)

Die Voraussetzungen für die Teilnahme am Gruppenprogramm sind auch dann erfüllt, wenn die Mutter zwar ihr gefährdendes Verhalten noch nicht vollständig zu kontrollieren vermag, sie sich jedoch in einer geschützten Einrichtung befindet oder andere Bezugspersonen bzw. ein professionelles Hilfesystem den Schutz des Kindes gewährleisten.

Wir gehen davon aus, dass die Diagnostik der Borderline-Störung sowie die Aufklärung darüber im Vorfeld geschehen sind. Sollte dies nicht der Fall sein, werden dafür mehrere Sitzungen vor dem Training benötigt.

Vorgespräch. Die Trainerinnen sollten vor Trainingsbeginn mindestens ein Einzelgespräch mit jeder Teilnehmerin führen, in dem folgende Themen behandelt werden (vgl. auch Kap. 4.1 »Begleitende Einzelgespräche«):

- Anlass für Teilnahme am Gruppentraining klären
- über den Ablauf des Trainings, den zeitlichen Aufwand, die Rahmenbedingung und ggf. Kosten informieren
- Veränderungsmotivation und Bereitschaft, sich auf das Training einzulassen (Commitment), klären
- Therapievertrag für das Gruppentraining besprechen und mitgeben (s. AB 12 »Mustervertrag ›Gruppentraining‹«)
- Kindeswohlgefährdung abklären

2.2 Aufbau des Trainings

Zeitliche Struktur der Sitzungen

Jede Gruppensitzung dauert 2× 50 Minuten mit 20 Minuten Pause. Vor jeder Sitzung wird die Tagesordnung von den Trainerinnen an einer Tafel/am Flipchart aufgeschrieben. Diese wird zu Beginn jeder Sitzung vorgestellt.

Im Anschluss wird für jede Teilnehmerin die momentane Anspannung auf einer Skala von 0–100 (s. INFO 00.1c) abgefragt. Gibt eine Teilnehmerin eine Anspannung von über 70 an, sollte überprüft werden, was sie zur Spannungsreduktion tun kann, um an der Gruppe teilnehmen zu können (z. B. Skills). Im Anschluss wird eine Achtsamkeits- oder Aktivierungsübung durchgeführt. Die Übungsvorschläge (INFO 00.1b) können durch eigene Übungen der Trainerinnen oder Teilnehmerinnen ergänzt oder ersetzt werden.

Hausaufgaben. In allen Sitzungen mit Ausnahme der ersten werden während der ersten Stunde die Hausaufgaben und Erfahrungen der Teilnehmerinnen besprochen. Die Hausaufgaben werden jeweils reihum vorgestellt. Es empfiehlt sich, die Zeit auf die Anzahl der Teilnehmerinnen so aufzuteilen, dass für jede Teilnehmerin, je nach Gruppengröße, 5–10 Minuten zur Verfügung stehen. Damit die Aufmerksamkeit und Beachtung gerecht aufgeteilt werden, kann eine Eieruhr oder ein Timer als »Hüterin der Zeit« hilfreich sein. Bei der Besprechung der Hausaufgaben sollte immer vorab erfragt werden, ob die Infoblätter gelesen wurden und ob es dazu Fragen oder Kommentare gibt, damit diese bei Bedarf geklärt werden können. Auf einigen Infoblättern gibt es Fragen für die Teilnehmerinnen. Diese müssen nicht zusätzlich bei der Hausaufgabenbesprechung besprochen werden. Die Hausaufgaben bilden die Voraussetzung für den Transfer des Gelernten in den Alltag. Nur wenn die Teilnehmerinnen das in der Gruppe besprochene alternative Erziehungsverhalten auch ausprobieren, erfahren sie, ob es für ihre individuelle Situation mit ihrem Kind hilfreich ist. Die Relevanz der Hausaufgaben hat eine der Gruppenteilnehmerinnen prägnant zusammengefasst als Antwort auf die Frage am Ende der Gruppensitzungen, was sie als besonders hilfreich empfand: »Die Hausaufgaben; es ist hart, sie regelmäßig zu machen, aber nur über die Anwendung im Alltag lernt und verändert man etwas« (Sellin, 2014, S. 39).

Fehm und Helbig (2008) fassen die empirisch ermittelten Befunde zur Steigerung der Adhärenz bei Hausaufgaben zusammen und geben einige Empfehlungen.

Empfehlungen für Hausaufgaben

- Hausaufgaben sollten leicht und wenig zeitaufwendig sein.
- Hausaufgaben sollten auf den vorhandenen Stärken und Ressourcen der Teilnehmerinnen aufbauen.
- Der Zusammenhang der Hausaufgaben mit den langfristigen Therapiezielen sollte deutlich sein.
- Für die Hausaufgaben sollten schriftliche Materialien wie Notizen, Protokollbögen oder Arbeitsbücher eingesetzt werden.
- Alle vereinbarten Aufgaben sollten in der darauffolgenden Stunde nachbesprochen werden.

Sollte die Nachbesprechung der Hausaufgaben einmal weniger als 50 Minuten beanspruchen, kann die Pause nach vorne gezogen werden. Am Ende der Hausaufgabenbesprechung erhalten die Teilnehmerinnen Belohnungssticker auf ihren Belohnungskarten (s. u.). Nach der Pause wird das neue Thema eingeführt, meistens mittels praktischer Übungen und Aufgaben.

2. Teil der Sitzungen. Grundsätzlich ist darauf zu achten, dass bei den Übungen und Rollenspielen möglichst alle Teilnehmerinnen an die Reihe kommen. Sollte dies aus zeitlichen Gründen nicht möglich sein, sollte darauf geachtet werden, dass die nicht zum Zuge gekommenen Teilnehmerinnen die nächste Übung als Erste machen. Wenn absehbar ist, dass die Zeit nicht reicht, sollte das angekündigt werden.

Am Ende jeder Sitzung werden die Hausaufgaben für das nächste Mal besprochen. Als Abschluss jeder Sitzung wird von jeder Teilnehmerin eine individuelle »Take-Home-Message« (eine eigene persönliche Botschaft) formuliert und auf den jeweiligen ersten Bogen einer Sitzung aufgeschrieben:

»Aus der heutigen Sitzung nehme ich mit … « Diese können auch von den eigentlichen Inhalten der jeweiligen Sitzung abweichen (z. B.: »Ich bin nicht allein mit meinen Problemen« oder »Es ist ok, wenn ich Hilfe in Anspruch nehme«).

Teilweise haben die Teilnehmerinnen einen großen Bedarf, sich mitzuteilen bzw. auszutauschen. Dies sollte einerseits gefördert werden, andererseits muss stets die Zeitplanung im Auge behalten werden. Hier bietet es sich an, die Offenheit und den Austausch zu validieren und dennoch darauf hinzuweisen, dass nun die nächste Teilnehmerin/das nächste Thema dran ist.

Aufbau des Trainings. Das Training ist in elf thematische Blöcke (Module) aufgeteilt, die aufeinander aufbauen. Die erste Sitzung dient der Einführung in die Thematik, dem ersten Kennenlernen und der Orientierung über das Training. Die letzte Sitzung bleibt als Abschluss des Trainings thematisch offen und verzichtet daher auf ein neues Thema.

Häufig ist zu beobachten, dass jede Teilnehmerin eine bestimmte »Baustelle« in der Kindererziehung hat. So kann die eine Mutter eher Schwierigkeiten bei der Herstellung von Routinen und Regeln haben, während eine andere Mutter vor allem verbal übergriffig wird, wenn sie unter Stress steht. Es bietet sich an, die Themen der einzelnen Mütter in den unterschiedlichen Sitzungen im Auge zu behalten und sich immer wieder darauf zu beziehen.

Material und Ausstattung für die Gruppe

Als Material und Ausstattung werden benötigt:

- Flipchart oder Whiteboard
- Eieruhr/Timer
- Videokamera
- Beamer bzw. Bildschirm zum Ansehen der Rollenspielvideos
- Hefter für die Unterlagen der Teilnehmerinnen (für jede Teilnehmerin einen Hefter)
- Belohnungskarten und Aufkleber
- diverses Material für Übungen (wird in den entsprechenden Kapiteln einzeln aufgeführt)

Belohnungskarten. Als zusätzliche Motivation für die Durchführung der Hausaufgaben hat sich die Etablierung eines Belohnungssystems bewährt. Zu Beginn des Trainings wird für jede Teilnehmerin eine Belohnungskarte (AB 1) verteilt. Für schriftlich durchgeführte Hausaufgaben sowie für das Lesen der Infoblätter kann sich die Teilnehmerin jeweils einen Aufkleber aussuchen, den die Trainerinnen für das Gruppenprogramm in ausreichender Menge besorgen sollten. Demnach kann die Teilnehmerin bis zum Ende des Trainings 20 Aufkleber erhalten.

Die Aufkleber werden nach Besprechung der Hausaufgaben und vor der Pause verteilt. Am Ende des Trainings gibt es für die entsprechende Anzahl an Aufklebern kleine Belohnungen, die entweder vorher abgesprochen oder als Überraschung von den Trainerinnen ausgewählt werden. Die Teilnehmerinnen reagieren in der Regel belustigt und erfreut auf die Aufkleber, nur sehr wenige lehnen das System ab oder beurteilen es als »albern«. Viele der Mütter haben aus eigener Erfahrung nur Strafe für Fehlverhalten kennengelernt, praktizieren das auch weiter bei der Erziehung ihrer Kinder und sind überzeugt, dass Selbstverständlichkeiten wie das Durchführen der vereinbarten Hausaufgaben keine Belohnung verdienen. Ihnen wird erklärt, dass Belohnung ein wichtiges Erziehungsmittel sein kann und für das Erlernen neuer Verhaltensweisen sowohl bei Erwachsenen als auch bei Kindern besser wirkt als Strafe. Hiermit haben sie die Möglichkeit zu lernen, wie man mit einem strukturierten Belohnungssystem arbeitet und wie es wirkt.

Grundhaltung der Trainerinnen

Bei der Vermittlung der thematischen Schwerpunkte ist es wichtig, auf eine wertschätzende und ermutigende Haltung zu achten. Dies wird explizit bei der Diskussion der Grundannahmen wichtig (Sitzung 10). Eine angemessene Wertschätzung soll den Frauen helfen, ihr Selbstbild als Mutter zu verbessern. Zusätzlich soll vermieden werden, dass die Teilnehmerinnen zu sehr in die Defensive geraten und sich nicht trauen, offen über schwierige Situationen zu sprechen.

Grundsätzlich wird jede Frau als Expertin für sich und ihr Kind betrachtet, die sich verbessern möchte. Die Begegnung zwischen Teilnehmerinnen und Trainerinnen sollte auf Augenhöhe stattfinden. Moralisierende, bewertende oder stark emotionale Aussagen sollten vermieden werden. Ein sachlicher und direkter Umgang mit schwierigen Situationen in der Gruppe hat sich bewährt. Die Teilnehmerinnen sollen, was das Ansprechen von unangenehmen Sachverhalten angeht, keineswegs »in Watte gepackt« werden. Gleichzeitig sollten die Trainerinnen modellhaft während des ganzen Trainings auf die Gefühle der Teilnehmerinnen so eingehen, wie diese es selbst bei ihren Kindern machen sollten (natürlich altersentsprechend!), das heißt validierend und dabei auf Einhaltung von Feedback-Regeln achtend, z. B.: »Ich kann nachvollziehen, dass Sie sich ärgern, Sie bekommen auch gleich noch die Gelegenheit, etwas dazu zu sagen. Ich möchte Sie dennoch bitten, Frau A. jetzt ausreden zu lassen.«

Übersicht • Grundannahmen für die Gruppe

- Jede Mutter mit einer Borderline-Störung, die Hilfe sucht, will eine gute Mutter sein.
- Sie muss dafür mehr leisten, als sie glaubt, leisten zu können.
- Sie hat ihre Schwierigkeiten oft nicht selbst verursacht, muss sie aber aus eigener Kraft überwinden – das ist ungerecht.
- Sie ist verantwortlich dafür, ihren Kindern das zu geben, was sie oft selbst nicht bekommen hat.
- Sie muss neue Verhaltensweisen in vielen wichtigen Lebensbereichen lernen.
- Sie muss nicht alles allein machen und darf Unterstützung in Anspruch nehmen.
- Ihr Kind braucht oft mehr Liebe, Schutz und Förderung, als die Mutter glaubt, geben zu können.
- Das Kind ist in seiner Entwicklung gefährdet, wenn die Mutter nicht lernt, seinen Bedürfnissen gerecht zu werden.
- Das Kind profitiert unmittelbar von den Lernschritten seiner Mutter.
- Therapeutinnen, die mit Müttern mit Borderline-Störung und ihren Kindern arbeiten, brauchen ein gutes Team.

2

Die Trainerinnen sollten sich nicht scheuen, auch offen über eigene schwierige Erfahrungen mit Kindern zu berichten. Es kann Frauen mit einer Borderline-Störung entlasten, wenn sie erfahren, dass viele ihrer Schwierigkeiten im Alltag mit Kindern normal sind.

Aufgabenteilung der Trainerinnen

Ebenso wie im regulären DBT-Skillstraining ist es unbedingt empfehlenswert, die Gruppe mit zwei Trainerinnen anzuleiten. So können die Trainerinnen in wechselnden Rollen die dialektische Wippe ausbalancieren: Werden die Teilnehmerinnen durch eine Trainerin mit problematischen Verhaltensweisen konfrontiert (z. B. Erziehungsverhalten, störendes Verhalten in der Gruppe), ist es die Aufgabe der zweiten Trainerin, starke Konfrontation durch validierende Interventionen auszubalancieren. Ebenso ist es bei der Mutter-Kind-Thematik hilfreich, wenn eine Trainerin zeitweise die Perspektive des Kindes vertreten kann, während die andere Empathie für die Mutter zeigt.

Ebenso verhält es sich mit den Paaren »Akzeptanz und Veränderung«, »Inhalt voran bringen und auf Gruppe eingehen« oder »mit Defiziten konfrontieren und Ressourcen markieren«.

Eine Trainerin kann sich auf die inhaltliche Vermittlung des Stoffes konzentrieren, während die andere die Dynamik der Gruppe im Blick behalten kann.

Beispiel • Gewalt beim Füttern – therapeutische Haltung zwischen Empathie und Konfrontation

Frau A.: Mein Kind wollte nichts essen, da habe ich ihm den Löffel mit Gewalt in den Mund geschoben. Was hätte ich denn sonst machen können, sie muss doch was essen?

Tr 1: Das hört sich an, als hätten Sie sich in dieser Situation sehr hilflos gefühlt und sich nicht mehr anders zu helfen gewusst. Hatten Sie Angst, dass Ihr Kind nicht satt wird oder krank ist? (*Haltung: validieren, Empathie*)

Tr 2: Wie würde es Ihnen gehen, wenn jemand versucht, Ihnen mit Gewalt Essen in den Mund zu schieben? Hätten Sie dann mehr Lust zu essen oder eher weniger? Wenn Sie möchten, dass Ihr Kind ein normales Essverhalten lernt, hat es sich bewährt, in solchen Situationen gelassen zu bleiben. Geben Sie Ihrem Kind Zeit. Und wenn es einmal nichts essen will, dann ist das auch nicht schlimm. (*Haltung: konfrontieren und sachlich informieren*)

Es hat sich gezeigt, dass die Mütter oft gerade solche Gefühle und Verhaltensweisen ausdrücken, über die sie auch bei ihren Kindern berichten (z. B. Trotz, impulsiv-aggressives Verhalten, Schuld, Scham, Angst). Es hat sich bewährt, diese Beobachtung zu benennen und als Ressource zu nutzen. Zum Beispiel: »Wenn Sie schnell wütend werden, wenn Ihnen etwas zu schwierig ist, erinnert mich das an das, was Sie gerade über Ihren Sohn erzählt haben. Kann es sein, dass Sie sich da sehr ähnlich sind? Vielleicht kann Ihnen der Blick auf sich selbst helfen, Ihren Sohn zu verstehen.«

Offenheit fördern

Es sollte auf eine durchgehend unterstützende und wertschätzende Kommunikation geachtet, die Gemeinsamkeit in der Gruppe betont und Offenheit gefördert werden. Offenheit kann zum Beispiel gefördert werden, indem die Trainerinnen von eigenen Schwierigkeiten berichten oder auch indem selbstöffnende Aussagen der Gruppenteilnehmerinnen positiv verstärkt werden.

Beispielsweise berichtet eine Mutter, dass sie ihr Kind mit körperlicher Gewalt über die Straße gezerrt oder geschlagen hat. Die Trainerin sagt daraufhin: »Gut, dass Sie das berichten. Wer kennt auch Momente, in denen der Druck hoch ist, Gefahr droht und man so reagiert? Lassen Sie uns überlegen, was man in solchen Stresssituationen anders machen könnte.«

2.3 Interventionsstrategien in speziellen oder schwierigen Situationen

Handlungsempfehlungen

Im Folgenden werden einige Empfehlungen zum Vorgehen bei speziellen und häufig vorkommenden Störungen oder schwierigen Situationen in der Gruppe gegeben.

Eine Teilnehmerin hat keine Hausaufgaben gemacht. Die Wichtigkeit der Hausaufgaben wurde bereits erwähnt. Grundsätzlich gilt, dass die Motivation für die Übungsaufgaben

nicht hoch genug sein kann. Im Verlauf eines Gruppentrainings gibt es immer wieder Teilnehmerinnen, die aus unterschiedlichen Gründen die Aufgaben nicht machen. Beim ersten Mal sollten Hindernisse exploriert und validiert werden. Im Folgenden werden Gründe für das Nicht-Erledigen der Aufgaben angeführt, bei denen sich jeweils bestimmte Vorgehensweisen empfehlen:

- Durchführung der Hausaufgaben wurde vergessen
  - unterstützende Strategien erarbeiten: »Wie können Sie sicherstellen, dass Sie sich das nächste Mal dran erinnern?«
- Es steht der Teilnehmerin nicht ausreichend Zeit zur Verfügung, sie steht unter starkem Stress.
  - gemeinsam günstige Zeitpunkte suchen: »Wie und wann können Sie sich die Zeit nehmen, die Hausaufgaben zu machen?«
- Die Teilnehmerin hat die Übung nicht verstanden.
  - Aufgabe noch mal erklären und eventuell ein konkretes Beispiel geben
- Die Hausaufgabe ist für die Teilnehmerin zu schwierig.
  - die Übung vereinfachen, Unterstützungsmöglichkeiten besprechen
- Die Teilnehmerin beurteilt die Übung als nicht effektiv.
  - darauf hinweisen, dass sie dies erst wissen könne, wenn sie es probiert habe: »Was spricht dafür, dass die Aufgabe nicht effektiv ist? Was spricht für die Effektivität der Aufgabe? Haben Sie es ausprobiert?«
- Die Teilnehmerin meint, die Übung funktioniere nicht.
  - Erwartungen klären, nachfragen, was genau die Teilnehmerin versucht hat

Die Gründe der Teilnehmerinnen sollten anerkannt und validiert werden, gleichzeitig sollte die Wichtigkeit der Übungsaufgaben für ein erfolgreiches Training betont werden. In der Gruppe werden gemeinsam Ideen für die Überwindung von Hindernissen erarbeitet, zunächst von der Teilnehmerin selbst, anschließend können auch die anderen Gruppenmitglieder bzw. die Trainerinnen helfen. Ebenso sollte mit Teilnehmerinnen verfahren werden, die ihre Aufgaben nur teilweise oder nicht schriftlich erledigt haben.

Dabei gilt es, darauf zu achten, dass eine Teilnehmerin ohne Hausaufgaben nicht zu viel Aufmerksamkeit oder Zeit in Anspruch nimmt, um das Versäumen der Hausaufgaben nicht durch vermehrte Zuwendung zu belohnen. Daher sollten auch immer die Teilnehmerinnen beginnen, welche die Hausaufgabe vollständig und schriftlich erledigt haben. Wenn eine Teilnehmerin fortwährend keine Hausaufgaben macht, sollte dies im Einzelsetting besprochen werden.

Verweigerung von Teilnahme an Übungen, störendes Verhalten in der Gruppe. Es kommt gelegentlich vor, dass Teilnehmerinnen sich weigern, an Gruppenübungen oder Rollenspielen teilzunehmen, sich abwertend äußern oder stören.

Die Trainerinnen sollten darauf hinweisen, dass es wichtig ist, dass alle Teilnehmerinnen bei den Übungen mitmachen. Sie sollten ermutigt werden, es zumindest einmal auszuprobieren. Gegebenenfalls können dabei auch Kompromisse gemacht werden, um die Hürde zu verringern, indem mit einem einfacheren Teilaspekt einer Aufgabe begonnen wird. Oft ist der Hinweis hilfreich, dass ja auch von den Kindern erwartet wird, dass

sie neue Dinge ausprobieren, sich in Gruppen einfügen und bei Gruppenaktivitäten, sei es im Kindergarten oder in der Schule, mitmachen, auch wenn es ihnen nicht immer gefällt. Man könnte sagen: »Wie können wir von unseren Kindern erwarten, was wir selbst nicht hinbekommen? Wenn wir merken, wie viel Überwindung es manchmal kostet, sich in eine Gruppe einzufügen, und wenn wir es trotzdem versuchen, können wir unseren Kindern bei ähnlichen Schwierigkeiten besser helfen.« Auch kann es helfen, wenn eine der Trainerinnen etwas vormacht.

Gleichzeitig sollte auch keine Teilnehmerin zur Teilnahme gezwungen oder moralisch unter Druck gesetzt werden. Notfalls kann sich eine Teilnehmerin an den Rand setzen und bei der Übung zuschauen. Es sollte deutlich gemacht werden, dass die Teilnehmerinnen viel mehr lernen und mitnehmen können, wenn sie selbst die Übungen durchführen. Abschätzige Bemerkungen oder Blicke unter den Teilnehmerinnen sollten vermieden werden. Wenn negatives Verhalten den anderen gegenüber auffällt, sollte dies von den Gruppenleiterinnen angesprochen und außerhalb der Gruppe im Einzelgespräch geklärt werden.

Sollte sich eine Teilnehmerin immer wieder weigern, an Übungen teilzunehmen, oder sich sehr störend verhalten, sollte dies zu einem anderen Zeitpunkt nach der Gruppe und/oder im Einzelsetting thematisiert werden, um dem störenden Verhalten in der Gruppe nicht zu viel Raum zu geben. Auch wenn eine Teilnehmerin wiederholt unentschuldigt fehlt, sollte im Einzelsetting die Teilnahme an der Gruppe diskutiert und in Frage gestellt werden.

Umgang mit Erfolg oder Misserfolg beim Anwenden von Fertigkeiten. Alle Versuche, etwas Neues auszuprobieren, sollten unabhängig von dem jeweiligen Ergebnis verstärkt und anerkannt werden. Erfolg bei der Anwendung neuer Fertigkeiten wirkt in der Regel selbstverstärkend, oft tritt sichtbarer Erfolg jedoch erst nach einer Weile des Übens ein.

Das Lob sollte immer ehrlich und angemessen sein. Zu viel Lob bei erfolgreicher Anwendung neuer Strategien kann entweder nicht glaubwürdig erscheinen oder auch entmutigend auf andere Teilnehmerinnen wirken, die sich ebenso bemühen, jedoch weniger Erfolg haben. Stattdessen sollte exploriert werden, wie es den Teilnehmerinnen jeweils gelungen ist, diese Fertigkeiten anzuwenden, auch was dabei schwierig oder hilfreich war.

Ähnlich sollte auch bei Misserfolgen eine eher explorierende Haltung eingenommen werden: Was hat die Teilnehmerin versucht? Was waren Hindernisse? Was könnte sie das nächste Mal anders machen? In jedem Fall ist es dabei hilfreich, die Gruppe einzubeziehen.

Starke emotionale Betroffenheit. Es kommt immer wieder vor, dass Teilnehmerinnen sehr emotional reagieren, zum Beispiel mit Schuld, Trauer oder Wut. Die Wahrscheinlichkeit für starke emotionale Betroffenheit steigt, wenn die Teilnehmerinnen beginnen, die Folgen ihrer eigenen dysfunktionalen Verhaltensweisen für das Kind emotional nachzuvollziehen.

Die Trainerinnen sollten anerkennen, dass es schmerzlich und schwierig ist, sich mit der Thematik und eigenen Fehlern auseinanderzusetzen. Schmerz und Schuldgefühle können auch als ein Ausdruck von Liebe zu dem Kind verstanden werden (»Eine Mutter,

der ihr Kind egal ist, würde nicht so darunter leiden, wenn sie einen Fehler macht«). Für die Teilnehmerinnen lohnt sich die Auseinandersetzung mit diesen Aspekten, da dies ein Anfang zur heilsamen Veränderung ist: »Nur eine Mutter, der ihr Kind wirklich wichtig ist, wird diese Anstrengung auf sich nehmen.«

Traumatische Erfahrungen. Es kann vorkommen, dass sich Mütter in der Gruppensitzung an eigene frühere traumatische Erfahrungen erinnern und diese mit den anderen teilen wollen. Die Trainerinnen sollten empathisch und validierend auf die Teilnehmerin eingehen. Für eine weiterführende Bearbeitung sollte – sowohl aus zeitlichen Gründen aber auch um die anderen Teilnehmerinnen nicht zu belasten – auf die Einzeltherapie verwiesen werden.

Es kann auch vorkommen, dass eine Trainerin betroffen oder ärgerlich reagiert, wenn beispielsweise eigene Werte verletzt werden durch rassistische oder verächtliche Bemerkungen, mangelndes Mitgefühl oder Egoismus einer Mutter. In diesem Fall sollte die andere, weniger betroffene Trainerin mit der Mutter arbeiten. Eine solche Situation illustriert die Wichtigkeit, das Training zu zweit durchzuführen und sich gegenseitig zu unterstützen.

Wichtig ist, bei allen Themen eine sachliche, empathische und wertschätzende Haltung zu bewahren. Empörung oder moralische Vorhaltungen sind in der Regel nicht hilfreich und sollten vermieden werden.

Bewertungen, Kritik und Ratschläge in der Gruppe

Oft gibt es – in der Regel auf dem Hintergrund eigener Erfahrungen – unterschiedliche Bewertungen von Erziehungsstilen und -methoden (»Was ist schlimmer, in einem Heim aufwachsen oder bei einer misshandelnden Familie?« oder »Was ist schlimmer, sich dauernd vor dem Kind streiten oder gar keine Gefühle zeigen?«).

Die Trainerinnen sollten darüber aufklären, dass es oft von sehr vielen Faktoren abhängt, was in der jeweiligen Situation das Richtige ist und dass jede Mutter nur ihre eigene Erfahrung beurteilen kann. Zudem gibt es oft in schwierigen Situationen keine eindeutig richtigen Handlungsregeln. Eine Haltung des Entweder-Oder sollte durch ein Sowohl-als-Auch ersetzt werden (»Beides ist ungünstig – sich dauernd streiten ebenso, wie gar keine Gefühle zeigen. Es geht darum, einen gesunden Mittelweg zu finden«).

Es kann in seltenen Fällen vorkommen, dass sich Teilnehmerinnen gegenseitig aggressiv abwerten (»Na, so einen Fraß würde ich meinem Kind nie vorsetzen« oder subtiler »Also *mir* ist es wichtig, dass meinem Kind nichts passiert, ich würde es niemals unbeaufsichtigt in seinem Zimmer lassen«). Solche Bewertungen sollten kommentiert werden mit dem Hinweis, dass diese Form der Bewertung nicht hilfreich ist. Auch ein Verweis auf die Gruppenregeln ist in solchen Momenten förderlich. Kritik sollte nur konstruktiv und mit Einverständnis der Teilnehmerin erfolgen.

Etwas schwieriger ist der Umgang mit Ratschlägen. Es ist durchaus erwünscht, dass die Frauen Lösungsversuche untereinander austauschen, die sich bewährt haben. Jedoch sollte dies immer möglichst strukturiert, begrenzt und auf Wunsch der Teilnehmerin erfolgen. Ansonsten passiert es leicht, dass sich gut meinende »Expertinnen« in der Gruppe etablieren, die für jedes Problem schnell eine Lösung haben, damit jedoch viel-

leicht vermeiden, sich mit eigenen Defiziten und Bedürfnissen auseinanderzusetzen und unter Umständen den Gruppenprozess dominieren.

Rollenspiele

Eine wesentliche therapeutische Technik, die sich in der Gruppenarbeit sehr gut bewährt hat, ist die Durchführung von Rollenspielen. Diese dienen zum einen der besseren Einschätzung von tatsächlichen Verhaltensweisen der Mütter, zum anderen können alternative Handlungsstrategien erarbeitet und der Perspektivwechsel gefördert werden. Wichtig ist es, bei den Rollenspielen auf eine gerechte Zeiteinteilung zu achten. Dabei hilft es, kurze und konkrete Situationen auszuwählen und eine ganz klare Handlungsanleitung im Sinne einer Regieanweisung zu geben. Grundsätzlich sollte jede Teilnehmerin das Rollenspiel durchführen. Wenn einmal aus Zeitgründen nicht alle Teilnehmerinnen an die Reihe kommen können, ist unbedingt darauf zu achten, dass diese jeweils bei der nächsten Übung aktiv drankommen. Das ist vor allem bei den Übungen wichtig, in denen Videos gemacht und hinterher angeschaut werden. Immer sollte transparent angesprochen werden, wenn jemand nicht an die Reihe kam oder es aus organisatorischen Gründen Verschiebungen gibt.

In der Regel funktionieren Rollenspiele gut und sie sind, wie angeführt, ein sehr wichtiges therapeutisches Mittel, um neue Verhaltensweisen spielerisch auszuprobieren und Übungen mit dem Kind vorzubereiten. Manchmal ist es zunächst nicht leicht, die Teilnehmerinnen dazu zu bewegen, bei Rollenspielen mitzumachen. Dabei stehen vor allem Scham und die Angst im Vordergrund, sich mit seinen eigenen Fehlern und Defiziten zu outen. Viele Frauen haben darüber hinaus ein sehr negatives Selbstbild und können es nicht gut ertragen, sich selbst auf Videoaufnahmen zu sehen. Zur Überwindung dieser Hürden ist es hilfreich, sehr kurze Sequenzen zu spielen und auch einmal bewusst falsche oder eher lustige Varianten zu probieren. Auch kann ein »Vorspielen« durch die Trainerinnen entlastend wirken, wobei dies nicht die Regel sein sollte, sondern nur dann gemacht wird, wenn die Teilnehmerinnen in keiner Weise zu den Rollenspielen zu bewegen sind.

Es ist in jedem Fall hilfreich, schon vor dem Training darüber zu informieren, dass die Teilnahme an Rollenspielen verbindlich ist.

Beispiel • Überzeugungshilfen für die Teilnahme an Rollenspielen

Folgende Argumente können hilfreich sein, die Teilnehmerinnen zu überzeugen:

- »Sie sind mit Ihren Schwierigkeiten nicht allein, viele haben ähnliche Probleme.«
- »Dass Sie diese Schwierigkeiten haben, heißt, dass Sie in der Gruppe genau richtig sind.«
- »Auch wenn Sie es sich im Moment nicht vorstellen können, wir sind aufgrund unserer Erfahrung sicher, dass es nach einer Weile leichter für Sie wird und Sie dann sehr von den Rollenspielen profitieren werden.«
- »Es braucht Mut, seine Ängste zu überwinden, ich traue Ihnen das zu.«

Durchführung. Bei der Durchführung der Rollenspiele ist Folgendes zu beachten:

- Insbesondere beim ersten Mal sollte die Zeit so eingeteilt werden, dass jede Frau in der Sitzung an die Reihe kommt.
- Die Rollenspielanweisungen sollten sowohl formal durch die Trainerinnen als auch inhaltlich durch die jeweilige Mutter klar und eindeutig sein und die ausgewählten Situationen in einem für die Teilnehmerin mittleren Schwierigkeitsbereich liegen.
- Unter Umständen sollte sich bei den ersten Durchgängen auch eine Trainerin als Rollenspielpartnerin zur Verfügung stellen, um die Schwierigkeit zu reduzieren und Erfolgserlebnisse zu ermöglichen. Wenn die Gruppe vertrauter mit den Rollenspielen ist, sollten die Rollenspiele miteinander durchgeführt werden. Dies hat dann den positiven Nebeneffekt, dass die Teilnehmerinnen in der Identifikation mit dem Gegenüber unmittelbar die Wirkung elterlichen Verhaltens erleben können.
- Jedes Rollenspiel wird auf Video angeschaut und unmittelbar nach jeder Runde ausgewertet. Zunächst beschreibt die Teilnehmerin, was ihr gelungen ist, dies wird von den anderen Gruppenmitgliedern ergänzt. Die Fokussierung auf eine wohlwollende Betrachtung fällt den meisten Frauen besonders zu Beginn schwer. Gewohnter und einfacher ist die kritische Selbst- und Fremdbewertung. Auch Trainerinnen neigen gelegentlich dazu, zu schnell Verbesserungsvorschläge zu machen. Die positive Einschätzung des eigenen Verhaltens ist besonders wichtig. Wenn Frauen mit einer Borderline-Störung lernen, sich selber in einem wohlwollenden Licht zu sehen und die Wahrnehmung auf eigene Ressourcen zu fokussieren, kann dies in kurzer Zeit zu einer deutlichen und sichtbaren Entlastung führen sowie dazu, freundlicher und wohlwollender im Umgang mit Mitmenschen und insbesondere mit den eigenen Kindern zu werden.

  Anerkennende Rückmeldungen können teilweise besser angenommen werden, wenn im Anschluss an die positive Rückmeldung auch die kritischen Punkte benannt werden (»… dann glaube ich eher, dass es auch ehrlich gemeint ist«). Vielen fällt es ohnehin schwer, Lob anzunehmen (»Das sagt sie nur, weil sie nur das Positive sagen soll«). Konstruktiv geäußerte konkrete Vorschläge und Beobachtungen werden in der Regel gut und dankbar angenommen, da sich dadurch echtes Interesse der ganzen Gruppe an dem Fortschritt jeder einzelnen Teilnehmerin zeigt.

2.4 Einzelne Sitzungen

Im Folgenden wird der Ablauf jeder einzelnen Sitzung des Trainings beschrieben.

2.4.1 Sitzung 1: Borderline und Mutterschaft – Risiken und Chancen für Mutter und Kind

Ziele der Sitzung

- gegenseitiges Kennenlernen
- Informationen bezüglich der Risiken für Kinder von Müttern mit einer Borderline-Störung vermitteln
- Möglichkeit aufzeigen, Risiken durch aktives Handeln zu verringern
- Inhalt und Ablauf des Trainings vermitteln
- Fragen und Vorbehalte klären

Hintergrundwissen für Trainerinnen

Den Anfang der ersten Sitzung stellt eine Vorstellungsrunde dar. Im Anschluss vermitteln die Trainerinnen die Inhalte des Infoblattes 1a »Schwierigkeiten und Risiken« anschaulich und anhand von Beispielen der Teilnehmerinnen. Wichtig ist es, einerseits die Risiken für Kinder von Müttern mit einer Borderline-Störung aus wissenschaftlicher Perspektive zu erläutern, andererseits aber auch auf die Ressourcen der Mütter einzugehen und zu betonen, dass sie einen Einfluss auf die Entwicklung ihres Kindes haben.

Anhand des Interaktionsmodells (s. INFO 1a) werden die borderlinetypischen Symptome eingeordnet und ihre Wirkung auf das Kindeswohl nachvollziehbar beschrieben. Hierbei steht der Teufelskreis aus Vulnerabilität und maladaptiven Erziehungsstrategien im Fokus.

Es sollte deutlich werden, dass es sich bei Müttern mit einer Borderline-Störung bei allen Gemeinsamkeiten um eine heterogene Gruppe handelt, jede Mutter also ihre individuellen Probleme hat. Die Diagnose allein erklärt nicht alles, sondern das jeweilige konkrete individuelle Verhalten ist wichtig. Dennoch sollte darauf hingewiesen werden, dass es eine Reihe von Gemeinsamkeiten gibt, die ein gemeinsames Gruppentraining ermöglichen.

Ablauf der Sitzung

Begrüßung. Die Trainerinnen stellen sich vor und begrüßen die Teilnehmerinnen. Es bietet sich an, dass die Trainerinnen auch berichten, ob und wie viele Kinder sie selbst haben, wie alt diese sind und dass auch sie Situationen mit ihren Kindern erleben, in denen sie keine Lösung parat haben. Es ist ratsam, den Teilnehmerinnen Anerkennung zum Ausdruck zu bringen, sich für einen solchen Kurs entschieden zu haben. Oft müssen Teilnehmerinnen Hindernisse überwinden (Kinderbetreuung, Zeit und ggf. Geld organisieren), und es ist nicht leicht, sich mit dem Thema ›psychische Erkrankung und Mutterschaft‹ auseinanderzusetzen. Bereits die Entscheidung zur Teilnahme an der ers-

ten Sitzung sollte als Zeichen dafür gewertet werden, dass den Müttern das Wohl der Kinder wichtig ist.

Vorstellungsrunde. Die Vorstellung der Teilnehmerinnen erfolgt der Reihe nach in der Gruppe. Die Teilnehmerinnen orientieren sich dazu an Punkten, die die Trainerinnen vorher vorgeben. Die Punkte werden am Flipchart notiert: allgemeine Informationen (Alter, Anzahl und Alter der Kinder, Partnerschaft), Grund der Teilnahme, Therapieerfahrung, Erwartungen und Befürchtungen. Hier können auch »lustige« Punkte wie z. B. »Wenn ich ein Tier wäre, wäre ich ein …« genutzt werden. Für die Vorstellungsrunde sollten ca. 15 Minuten eingeplant werden.

Organisatorisches. Zu Beginn wird die Tagesordnung am Flipchart vorgestellt. Mit den Teilnehmerinnen wird die für alle geltende Vertraulichkeit vereinbart: Alles, was in der Gruppe besprochen wird, bleibt in der Gruppe. Dies ist besonders wichtig, da viele Teilnehmerinnen Angst davor haben, dass Informationen z. B. beim Jugendamt gegen sie verwendet werden können.

Anschließend erhält jede Teilnehmerin ihre Trainingsunterlagen (Hefter). Der Hefter ist zu diesem Zeitpunkt bis auf ein Deckblatt mit dem Namen der Teilnehmerin leer und wird in jeder Sitzung mit den jeweiligen Materialien aufgefüllt.

Achtsamkeitsübung. Die Kursleiterinnen kündigen an, zukünftig jede Sitzung mit einer kurzen Achtsamkeitsübung zu beginnen. Sie geben eine kurze Instruktion für eine achtsame Grundhaltung:

»Man kann bei dieser Übung nichts falsch machen, man muss sie auch nicht mögen. Es geht lediglich darum, so gut wie es gerade geht, dabei zu bleiben und immer wieder mit seiner Aufmerksamkeit zu der Übung zurückzukehren.«

Für die erste Sitzung bietet es sich an, eine der einfacheren Achtsamkeitsübungen auszuwählen (z. B. eine Atemübung, s. INFO 1b).

Information zu Risiken für das Kindeswohl. Die Teilnehmerinnen werden gebeten, die ihnen bekannten Symptome einer Borderline-Störung zu nennen. Anhand der genannten DSM-5 Kriterien werden gemeinsam Beispiele für elterlichen Verhaltensweisen gesammelt, sowie für die mittel- und langfristigen Konsequenzen für die Kinder. Dies wird eingebettet in Ergebnisse der aktuellen Forschung (vgl. Abschn. 1.2). Infoblatt 1a wird ausgeteilt. Dieser Teil sollte möglichst sachlich präsentiert werden (mit PowerPoint oder am Flipchart).

Unter Umständen entstehen an einigen Stellen Fragen oder Widersprüche. Als ein Beispiel kann das Thema Parentifizierung angeführt werden. Fragen zur Umkehr von sozialen Rollen, wie »Was soll denn daran schlecht sein, wenn mein Kind mich tröstet?« und zur emotionalen Instabilität, wie »Ist es denn gut, sich vor seinem Kind zu verstellen?«, sollten unter Einbezug aktueller Forschungsbefunde geklärt werden, mit dem Hinweis: »Natürlich kann es einmal vorkommen, dass Sie vor Ihrem Kind weinen und dieses Sie tröstet. Dennoch haben Studien gezeigt, dass Kinder Schwierigkeiten in ihrer gesunden Entwicklung haben können, wenn sie regelmäßig die Rolle der Eltern einnehmen.«

Es kann bei den Teilnehmerinnen auch der Wunsch entstehen, über eigene Erfahrungen zu sprechen. Manche Mütter reagieren sehr emotional und betroffen auf die dar-

gebotenen Informationen, besonders wenn das Kind bereits einige der beschriebenen Verhaltensauffälligkeiten zeigt. Wichtig ist es hier, auf die Veränderbarkeit von dysfunktionalen Verhaltensweisen einzugehen und die damit einhergehende Reduktion der Risiken für die Kindesentwicklung zu erläutern. Es sollte auch betont werden, dass Mütter mit einer Borderline-Störung in der Regel das Beste für ihr Kind wollen, häufig jedoch nicht wissen, wie das geht. Erneut sollte darauf hingewiesen werden, dass die Teilnehmerinnen mit der Teilnahme an der Gruppe bereits einen ersten wichtigen Schritt unternommen haben.

In den Fragen und Anmerkungen der Teilnehmerinnen zeigt sich häufig ein dichotomes Denkmuster (entweder dem Kind gegenüber gar keine Gefühle zeigen oder in Gegenwart des Kindes komplett die Kontrolle verlieren), sodass bereits an dieser Stelle eine dialektische Haltung des Sowohl-als-Auch eingeführt werden kann.

Interaktionsmodell. Zur Verdeutlichung der Zusammenhänge und Wechselwirkungen zwischen den Defiziten der Eltern und den Problemen der Kinder wird das Interaktionsmodell (s. INFO 1a) vorgestellt. Es ist wichtig darauf hinzuweisen, dass eine biologische Prädisposition und invalidierende Erfahrungen in der Vergangenheit die Ausgangslage für eskalierende Konflikte zwischen Mutter und Kind sind. Anhand einer konkreten Beispielsituation wird die Entstehung von Konflikten am Modell erläutert. Für ein besseres Verständnis kann man sich der »Ferrari-Metapher« bedienen.

Methode • Ferrari-Metapher

»Sie können sich vorstellen, dass sich die biologische Ausstattung von Menschen mit einer Borderline-Störung im Verhältnis zu der ›normaler‹ Menschen so verhält wie ein Ferrari zu einem VW Käfer. Das heißt, Sie sind wie der Ferrari schnell von 0 auf 100, sind aufbrausend, haben viel Energie. Wenn Sie dann jedoch nicht schnell genug bremsen können, kann es leicht passieren, dass Sie aus der Spur geraten. Dazu kommt, dass die Wahrscheinlichkeit groß ist, dass auch Ihr Kind ein kleiner Ferrari ist – es passiert dann schnell, dass Sie beide nur noch auf Crash-Kurs sind.«

Die Trainerinnen sollten sich vergewissern, dass die Informationen verstanden und anhand von eigenen Beispielen erläutert wurden. Sollte den Teilnehmerinnen das Modell der Spannungskurve (s. INF0 0.1c) noch nicht geläufig sein, sollte es an dieser Stelle erklärt werden.

Nach einer 20-minütigen Pause kann die Information zu Risiken für das Kindeswohl gegebenenfalls fortgesetzt werden, falls das Thema noch nicht abgeschlossen ist.

Vorstellen des Trainings. Anhand der Sitzungsstruktur (INFO 0.1a) wird ein kurzer Überblick über die Themenblöcke, die Lerninhalte und die Struktur des Trainings gegeben. Insbesondere die Notwendigkeit des eigenständigen Übens und der Hausaufgaben wird betont, damit die erlernten Inhalte auch in den Alltag übernommen werden können. An dieser Stelle sollten auch auf die Belohnungskarten für erledigte Hausauf-

gaben verteilt und erklärt werden. Ebenso werden die Feedback-Regeln (INFO 1c) vorgestellt und besprochen.

Grundannahmen für die Arbeit in der Müttergruppe. Der Bogen zu den Grundannahmen (INFO 1b) wird verteilt. Die Grundannahmen werden reihum vorgelesen. Jede davon sollte erläutert und kurz diskutiert werden. Sie stellen die für das Gruppenprogramm geltenden Annahmen der Trainerinnen über die grundsätzliche Willensbereitschaft der Teilnehmerinnen dar.

Die Grundannahmen, insbesondere der Satz »Jede Mutter mit einer Borderline-Störung, die Hilfe sucht, will eine gute Mutter sein«, verdeutlichen, dass die Trainerinnen davon ausgehen, dass die Teilnehmerinnen in der Lage sind, wichtige Veränderungen in ihrem Leben zu vollziehen. Die Trainerinnen werden die Mütter dabei unterstützen. Zugleich stellen die Grundannahmen einen Appell an die Eigenverantwortung der Mutter (»Sie hat ihre Schwierigkeiten oft nicht selbst verursacht, muss sie aber aus eigener Kraft überwinden«) und die Verantwortung für ihr Kind dar (»Das Kind ist in seiner Entwicklung gefährdet, wenn die Mutter nicht lernt, seinen Bedürfnissen gerecht zu werden«).

Hausaufgabe. Die Teilnehmerinnen sollen zur nächsten Sitzung das Infoblatt 1a »Schwierigkeiten und Risiken« gründlich lesen, die Fragen im Text beantworten und eigene Beispiele notieren.

Organisatorisches. Die Termine für die nächsten Sitzungen werden besprochen. Dabei sollten ggf. Ferienzeiten und Feiertage abgefragt werden.

Abschlussrunde. Jede Mutter formuliert eine individuelle Take-Home-Message. Neben einer kurzen Rückmeldung zu der ersten Sitzung sollen sich die Teilnehmerinnen an dieser Stelle zu ihrer Bereitschaft äußern, an dem Training teilzunehmen. Sofern noch nicht im Vorgespräch geschehen werden die Gruppenverträge eingesammelt.

Übersicht • Materialien

- Infoblatt 0.1a: Sitzungsstruktur
- Infoblatt 0.1b: Achtsamkeits- und Aktivierungsübungen
- Infoblatt 0.1c: Anspannung/Spannungskurve
- Infoblatt 1a: Schwierigkeiten und Risiken
- Infoblatt 1b: Grundannahmen für die Arbeit in der Müttergruppe
- Arbeitsblatt 1: Belohnungskarte für Mütter
- Eieruhr oder Timer
- Flipchart
- Hefter
- Verträge

2.4.2 Sitzung 2: Achtsamkeit

Ziele der Sitzung

- Bedeutung von Achtsamkeit für die Mütter und im Umgang mit den Kindern vermitteln
- Achtsamkeit ist hilfreich, um …
  - die Kinder differenzierter und realistischer wahrzunehmen.
  - sich als Mutter realistisch einzuschätzen.
  - Abstand zu eigenen Wahrnehmungs- und Reaktionsmustern zu gewinnen und so eine verbesserte Verhaltenskontrolle und emotionale Steuerung zu bekommen.

Hintergrundwissen für Trainerinnen

Bei der Vermittlung von Achtsamkeit ist es wesentlich, auf eigene Erfahrungen zurückgreifen zu können, d.h. die Trainerinnen sollten Achtsamkeitsübungen selbst durchgeführt und bereits angeleitet haben.

Ein grundlegendes Hindernis bei der Übung von Achtsamkeit ist, dass es sich dabei um eine langfristig wirksame Übungspraxis handelt, die kurzfristig oft als aversiv oder unwirksam erlebt wird. Für die regelmäßige Übung von Achtsamkeit braucht es deshalb Überzeugung, Entschlossenheit und Disziplin. Aus diesem Grund sollten mögliche Hindernisse thematisiert und es sollte auf klare Vereinbarungen bei den Übungsaufgaben geachtet werden. Es ist wichtig, dass die Trainerinnen diese Thematik aus eigener Praxis kennen.

Der Unterschied zwischen »Achtsamkeit« und »Entspannung« wird thematisiert: Bei der Achtsamkeit geht es nicht um das Erzeugen einer angenehmen Empfindung, sondern darum, sich jeder Erfahrung (positiv oder negativ) aufmerksam, interessiert und annehmend zuzuwenden. Grundlegend ist dabei die Erkenntnis, dass Bewertungen und die Neigung, Gefühle, Gedanken, Eigenschaften oder eine bestimmte Lebenssituation unbedingt haben oder unbedingt loswerden zu wollen, vorhandenes Leid oder Probleme auf die Dauer verschlimmern.

Am Beispiel der Rosinenübung können die Teilnehmerinnen eine neue Form der Beziehung zu ihren Erfahrungen erleben, die im Gegensatz zu den üblichen, vom »Autopiloten« gesteuerten Denk- und Verhaltensgewohnheiten steht.

Die Achtsamkeitsübungen im Hausaufgabenteil sind so strukturiert, dass sie einfach durchzuführen und gut in den Alltag mit Kind zu integrieren sind. Dabei geht es zum einen um Übungen zu innerer Achtsamkeit (nicht-wertendes, konzentriertes Wahrnehmen und Beschreiben), zum anderen auch um Achtsamkeit in der Interaktion mit dem Kind, z. B. beim Spielen oder Singen.

Ablauf der Sitzung

Begrüßung. Die Tagesordnung wird vorgestellt.

Anspannung. Die aktuelle Anspannung jeder Teilnehmerin wird erfragt. Sollte eine Teilnehmerin eine Anspannung über 70 berichten, sollte auf Möglichkeiten zur Spannungsreduktion hingewiesen werden (z. B. Skills).

Rückmeldung und Fragen der Teilnehmerinnen. Unter Umständen haben sich im Anschluss an die erste Sitzung Fragen oder Unsicherheiten auf Seiten der Teilnehmerinnen gebildet. Nach diesen sollte hier explizit gefragt werden, um sie klären zu können.

Hausaufgabenbesprechung. Jede Teilnehmerin stellt die eigenen Beispiele aus dem Infoblatt 1a (INFO 1a) vor. Die Teilnehmerinnen sollten dazu angeregt werden, sich untereinander über ihre Schwierigkeiten auszutauschen. Die Aufkleber für erledigte Hausaufgaben werden an die Teilnehmerinnen verteilt.

2

Es folgt eine 20-minütige Pause.

Einführung in das Thema Achtsamkeit. Das Infoblatt 2 »Achtsamkeit« wird ausgeteilt.

Anhand einer Spannungskurve (s. INFO 0.1c) wird zunächst erläutert, wie sich die Wahrnehmung abhängig vom Spannungslevel verändert (z. B. »Wenn ich sehr gestresst bin, ärgern mich Kleinigkeiten, die ich in anderen Momenten gelassen hinnehmen kann«). Dazu werden individuelle Beispiele der Teilnehmerinnen gesammelt.

Das ABC-Modell (nach Ellis, 1993) wird eingeführt und auf Beispiele der Teilnehmerinnen übertragen.

Beispiel • ABC-Modell

»Wenn ich rede und meine Gesprächspartnerin schaut weg (A = Auslöser), denke ich: ›Das, was ich sage, interessiert sie nicht, ich bin langweilig‹ (B = Bewertung). Dann wird mir ganz schlecht, ich bin traurig und ziehe mich zurück (C = Konsequenz).«

Alternativbewertung: »Wenn ich rede und meine Gesprächspartnerin schaut weg (A = Auslöser), denke ich: ›Vielleicht ist sie gerade abgelenkt oder denkt über das Gesagte nach‹ (B = Bewertung). Ich halte inne und frage sie (C = Konsequenz).«

Beim Auswerten der Beispiele wird darauf hingewiesen, dass Bewertungsprozesse oft automatisch ablaufen und nicht bewusst sind, dass sie aber viel Einfluss auf unsere Wahrnehmung und unser Befinden haben. Achtsamkeit soll dabei helfen, einen »Keil« zwischen Auslöser und Reaktion zu schieben, um uns unsere Bewertungen bewusst zu machen und damit mehr Kontrolle über unsere Gefühle und unser Verhalten zu bekommen.

Achtsamkeit ist gleichzeitig die Basis für alle Fertigkeiten, die in diesem Training geübt werden.

Rosinenübung. Jede Teilnehmerin bekommt eine Rosine. Eine der Trainerinnen leitet die Achtsamkeitsübung an, die andere Trainerin nimmt selbst auch daran teil.

»Sie halten jetzt alle diesen kleinen Gegenstand in der Hand. Stellen Sie sich vor, Sie sehen ihn das erste Mal in Ihrem Leben, als kämen Sie aus einem fremden Land, wo es so etwas nicht gibt. Erforschen Sie diesen Gegenstand nun so, als müssten Sie ihn später Ihren Landsleuten in allen Details beschreiben.

Betrachten Sie ihn zunächst ganz genau … Halten Sie ihn gegen das Licht … Ertasten Sie ihn nun mit den Fingern, spüren Sie die Oberfläche und Konsistenz … Immer wenn Ihre Gedanken abschweifen, nehmen Sie es wohlwollend zur Kenntnis. Es ist völlig normal, dass unsere Gedanken wandern. Wenn Sie das bemerken, kommen Sie mit Ihrer Aufmerksamkeit einfach wieder zurück zum Tasten … Sie können den Gegenstand auch zum Ohr führen, vielleicht hören Sie etwas … Nun führen Sie ihn zur Nase und riechen Sie … Nehmen Sie wahr, ob Sie bewerten – angenehm, unangenehm? Versuchen Sie, die Bewertungen loszulassen und die Qualität des Geruches zu erforschen.

Nun führen Sie den Gegenstand zum Mund … Erspüren Sie ihn mit den Lippen, dann nehmen Sie ihn in den Mund, zunächst ohne zu beißen … Nehmen Sie wahr, was im Mund geschieht … Dann fangen Sie ganz langsam an, zu beißen und zu kauen. Widerstehen Sie zunächst dem Impuls, schlucken zu wollen … Nehmen Sie den Geschmack wahr, was verändert sich im Mund? … Wie verändert sich die Konsistenz des Gegenstandes? … Achten Sie nun darauf, was beim Schlucken passiert … Was macht die Zunge? … Nehmen Sie sich noch einen Moment Zeit zum Nachspüren … Kommen Sie dann langsam mit Ihrer Aufmerksamkeit wieder in die Gruppe zurück.«

Auswertung. Die Teilnehmerinnen berichten mit Hilfe offener Fragen (z. B. »Welche Erfahrungen haben Sie gemacht? Was ist Ihnen aufgefallen, während Sie die Übung gemacht haben?«) über ihre Erfahrungen. Dabei nehmen die Trainerinnen eine nicht-bewertende, explorierende Haltung ein und achten darauf, dass auch die Teilnehmerinnen untereinander nicht wertend über ihre individuellen Erfahrungen sprechen. Die Unterschiede zwischen »normalem« und »achtsamem« Essen einer Rosine werden gemeinsam erarbeitet. Die Trainerinnen sollten dabei selbst auch von ihren Erfahrungen berichten.

Häufig steht in der Rückmeldung zunächst aversives Erleben im Vordergrund. Diese Aversionen wahrzunehmen ist Teil der Übung, sie werden ebenfalls am Flipchart gesammelt und sollten auf jeden Fall validiert werden. Beispiele für aversives Erleben sind bewertende Gedanken (z. B. »Das ist doch albern«), aversive Gefühle (z. B. Ekel, Unlust), unangenehme Körperempfindungen (z. B. Unruhe, Anspannung) sowie Impulse, die Übung abzubrechen und sich anderen Dingen zuzuwenden.

Beispiel • Umgang mit aversiven Empfindungen

In den folgenden Dialogen werden drei Beispiele für den Umgang mit aversiven Empfindungen aufgeführt.

Beispiel 1

Frau A.	Was ich gerade erlebt habe? Nichts Besonderes.
Tr	Sie haben also gedacht, dass das, was Sie gerade tun, ist nichts Besonderes. Was haben Sie genau geschmeckt?
Frau A.	Na ja, wie eine Rosine halt schmeckt.
Tr	Stellen Sie sich vor, ich wüsste nicht, wie eine Rosine schmeckt und was das überhaupt ist. Wie können Sie mir den Geschmack beschreiben?

Beispiel 2

Frau B.	Ich konnte mich gar nicht konzentrieren. Ich habe nur gedacht: Ist sie bald fertig? Was soll ich mir hier minutenlang eine Rosine anschauen?
Tr	Haben Sie diesen Gedanken während der Übung bemerkt? Was ist weiter passiert?
Frau B.	Ich bin total nervös geworden und wollte am liebsten aufstehen.
Tr	Können Sie noch genauer beschreiben, welche Körperempfindungen Sie dabei hatten?

Beispiel 3

Frau C.	Ich mag den Geschmack nicht und habe die Rosine schnell heruntergeschluckt.
Tr	Können Sie beschreiben, in welchem Moment genau Sie geschluckt haben? Was ging Ihnen kurz davor durch den Kopf, gab es Körperreaktionen?
Frau C.	Ja, ich habe gedacht, mir wird schlecht, wenn ich weiter darauf herumkaue. Und dann dachte ich, was soll das überhaupt!
Tr	Gut beobachtet! Kann es sein, dass Sie sich geekelt und auch ein bisschen über die Übung geärgert haben?
Frau C.	Ja, kann schon sein!
Tr	Dann ist ja klar, dass Sie etwas, was Ihnen so unangenehm ist, nicht auch noch genau erforschen wollen! Hätten Sie in dem Moment noch eine andere Möglichkeit gehabt als schnell runterschlucken?

Transfer in den Alltag. Im Anschluss wird die Generalisierung der Übung thematisiert. Die Teilnehmerinnen überlegen gemeinsam, was die Rosinenübung mit ihrem Kind und der Erziehung des Kindes zu tun haben könnte. Eine achtsame Haltung erleichtert den Umgang mit den Kindern, um z. B. die Bedürfnisse des Kindes erkennen, adäquat einschätzen und befriedigen zu können, vorgefertigte Urteile zu überwinden und besser wahrzunehmen, was gerade los ist. Es sollte deutlich werden, dass es bei Achtsamkeit darum geht, sich auch den unangenehmen Erfahrungen annehmend zuzuwenden. Dies ist sinnvoll, da der Alltag sowohl aus angenehmen als auch aus unangenehmen Erfahrungen besteht. Diese können nur beeinflusst werden, wenn sie auch wahrgenommen werden. Oft führen schlechte Erfahrungen, Erwartungen und Vorurteile auch dazu, dass alles so bleibt, wie es ist. Achtsamkeit kann den Blick für neue Erlebnisse und Möglichkeiten schärfen. Achtsamkeit vermittelt auf Dauer mehr Kontrolle und Lebensqualität. Abschließend wird auf das Informationsblatt verwiesen (Merkmale der Achtsamkeit).

Merkmale von Achtsamkeit

- **Konzentriert** – sich absichtsvoll einer Sache zuwenden, Ablenkungen zur Kenntnis nehmen und immer wieder mit der Aufmerksamkeit zu dieser Sache zurückkehren
- **Annehmend** – nicht bewertend. Das bedeutet vor allem, seine Gedanken und Gefühle zu akzeptieren (»Ich bin im Moment ärgerlich«)
- **Wirkungsvoll** – sein Ziel verfolgen, Hindernisse wahrnehmen und überwinden (»Ich konzentriere mich darauf, mein Kind zu wickeln, ich tue, was dafür notwendig ist, und unterlasse, was die Aufgabe schwieriger macht«)
- **Anfängergeist** – die Dinge immer wieder neu betrachten, so als sähe man sie das erste Mal

Hausaufgabe. Die Teilnehmerinnen sollen in der kommenden Woche das Infoblatt 2 »Achtsamkeit« lesen. Sie sollen außerdem aus Arbeitsblatt 2a eine oder zwei Achtsamkeitsübungen auswählen, die sie täglich üben werden. Zusätzlich sollen die Teilnehmerinnen fünf Aktivitäten aus dem Arbeitsblatt 2b auswählen und mit ihren Kindern durchführen. Die Teilnehmerinnen werden darauf hingewiesen, sich konkrete Gedanken über Zeit, Ort und Situation für die Übungen zu machen. Die erledigten Übungen werden in das Achtsamkeitsprotokoll (AB 2c) eingetragen.
Anspannung. Jede Teilnehmerin gibt ihre momentane Anspannung auf einer Skala von 0-100 an. Sollte eine Teilnehmerin eine Anspannung über 70 angeben, sollte nach gewünschter Unterstützung gefragt werden.
Take-Home-Message. Jede Mutter formuliert eine individuelle Take-Home-Message und notiert diese auf dem Bogen der Sitzung.

Zusammenfassung • Sitzung 2: Achtsamkeit

Im Alltag hilft es, die Aufmerksamkeit darauf zu richten, achtsam mit sich und seinem Kind umzugehen. Sowohl angenehme als auch unangenehme Gedanken und Gefühle sollen hierbei zunächst lediglich wahrgenommen werden.

Es geht nicht darum, sich zu entspannen und nur Positives zu denken und zu fühlen, sondern die Dinge so wahrzunehmen, wie sie einem erscheinen.

Übersicht • Materialien

- Infoblatt 2: Achtsamkeit
- Arbeitsblatt 2a: Achtsamkeit im Wahrnehmen
- Arbeitsblatt 2b: Achtsamkeit im Tun (Teilnehmen)
- Arbeitsblatt 2c: Achtsamkeitsprotokoll
- Rosinen
- Aufkleber für Belohnungskarte
- Flipchart

2.4.3 Sitzung 3: Kindliche Grundbedürfnisse

Ziele der Sitzung

- Informationen über und Einfühlung in grundlegende kindliche Bedürfnisse vermitteln
- Einigkeit herstellen, dass kindliche Grundbedürfnisse erfüllt werden müssen
- erste Selbsteinschätzung eigener Stärken und Schwächen bei der Versorgung des Kindes geben

2

Hintergrundwissen für Trainerinnen

Kinder haben Grundbedürfnisse wie schlafen, essen, Nähe, Geborgenheit. Das Infoblatt 3 »Kindliche Grundbedürfnisse« gibt zum einen einen Überblick über grundlegende Bedürfnisse wie Körperpflege, Gesundheit, Ernährung; zum anderen werden emotionale Bedürfnisse vorgestellt. Wie sicher und selbstbewusst sich ein Kind im Leben fühlen wird, wie sich sein Umgang mit Gefühlen entwickelt und wie es seine Beziehungen gestaltet, hängt wesentlich von der Qualität der emotionalen Zuwendung ab, die es erfährt. Ein Kind braucht regelmäßige, altersgerechte und liebevolle Körperkontakte – nicht nur dann, wenn den Erwachsenen danach ist und auch nicht dann, wenn das Kind es selbst nicht will. Die Teilnehmerinnen wissen eventuell um die basalen Grundbedürfnisse (Schlaf, Essen), manchmal jedoch wenig über emotionale Nähe und Geborgenheit – gerade, weil sie dies selbst unter Umständen wenig erlebt haben. Teilweise können sie nicht zwischen grundlegenden Bedürfnissen (regelmäßige Nahrung) und Begehrlichkeiten (Süßigkeiten) unterscheiden (s. INFO 3).

Häufig entwickeln sich während der Sitzung auch Diskussionen und Fragen zu den Themen: »Was ist eine angemessene Ernährung?«, »Sollte ein Kind im Bett der Eltern schlafen?«, »Ist Anschreien schon Gewalt?«, »Sollte ein Kind fernsehen dürfen, und wenn ja, ab welchem Alter und wie viel?« Die Teilnehmerinnen sollten ermutigt werden, in der Gruppe ihre Ansichten auszutauschen und vor allem ihre Schwierigkeiten zu schildern. Wichtig ist es, unterschiedliche Normen und Umgangsweisen zu tolerieren und keine allgemeinen Gesetzmäßigkeiten aufzustellen. So kann es sein, dass bestimmte Umgangsweisen mit den Wertvorstellungen der Trainerinnen kollidieren (z. B. »beim Essen wird nicht ferngesehen«), bei einer Teilnehmerin jedoch zunächst eine schadensbegrenzende Handlungsalternative darstellt (»lieber lasse ich beim Essen fernsehen, als dass die Situation eskaliert und ich handgreiflich werde«). Gleichzeitig sollten zu weitschweifige Diskussionen begrenzt werden. Die Gruppe kann in der Diskussion einzelnen Teilnehmerinnen dabei helfen, Strategien zum besseren Umgang mit den kindlichen Bedürfnissen zu entwickeln.

Bedürfnisse der Teilnehmerinnen. Dieses Vorgehen hat sich dadurch bewährt, dass es verschiedenen Bedürfnissen der Teilnehmerinnen entgegenkommt:

- dem Bedarf an konkreten Ratschlägen
- dem Erleben von Unterstützung, Gruppensolidarität und -zusammenhalt
- dem Wunsch nach aktiver Beteiligung
- dem Erfahren eigener Kompetenzen

Zur Ergänzung der von den Teilnehmerinnen gesammelten kindlichen Bedürfnisse kann auf das Informationsblatt 3 zurückgegriffen werden. Dieses wurde auf der Grundlage des Berliner Kinderschutzbogens (s. Abschn. 3.3) entwickelt und durch die Kategorie »Struktur und Flexibilität« ergänzt.

Anhand der Informationen zu den Grundbedürfnissen Ernährung, Schlafplatz, Kleidung und Körperpflege, Schutz vor Gefahren und Aufsicht, Gesundheitsvorsorge und medizinische Versorgung, emotionale Zuwendung, Tagesrhythmus und Gewaltfreiheit sollen die Eltern lernen, die Ansprüche und Bedürfnisse ihrer Kinder sowie eigene Defizite und Kompetenzen in unterschiedlichen Anforderungssituationen realistisch einzuschätzen.

Während Eltern meistens über ausreichende Ressourcen bei der materiellen Grundversorgung verfügen, gibt es erwartungsgemäß oft Schwierigkeiten in Situationen, …

- die mit Stress verbunden sind.
- in denen Einfühlung und Flexibilität gefragt sind.
- in denen die Bedürfnisse der Kinder in starkem Widerspruch zu eigenen Bedürfnissen oder Möglichkeiten stehen.
- in denen Äußerungen und Verhaltensweisen der Kinder fehlinterpretiert werden.

Auch bei konkurrierenden und scheinbar widersprüchlichen Bedürfnissen (Beispiel: Schutz vor Gefahren vs. Autonomie; eine Mutter lässt ihr einjähriges Kind nicht laufen, ohne es loszulassen, aus Angst, es könne sich verletzen) fällt es oft schwer, einen Mittelweg zu finden. Bisherige teilweise extreme Denk- und Verhaltensmuster werden oft gerechtfertigt oder bagatellisiert (z. B. »Wie hätte ich das denn anders machen sollen als alleinerziehende Mutter?«) bzw. sehr emotional diskutiert.

Wichtig

In dieser Sitzung ist eine validierende Grundhaltung der Trainerinnen besonders gefragt. Dabei ist es hilfreich, immer wieder einzuladen, die Sichtweise des Kindes einzunehmen. Sachliche Erfahrungswerte und Forschungsbefunde können als zusätzliche Informationen herangezogen werden (»Es hat sich gezeigt, dass Kinder lernen müssen, ihre Kompetenzen selbst einzuschätzen. Natürlich muss eine Mutter es vor größeren Gefahren schützen; dennoch ist es wichtig, dass Kinder das Gefühl von Autonomie erleben«). Dialektische Sichtweisen sind bei der Diskussion der Grundbedürfnisse hilfreich: »Es ist wichtig, einen Mittelweg zu finden. Sie können Ihrem Kind die Sicherheit geben, dass Sie da sind, und es beim Laufenlernen unterstützen und zugleich sich selbst etwas zurückhalten. Das heißt nicht, dass Sie Ihr Kind unbeaufsichtigt lassen sollen.« Die Trainerinnen sollten bei Themen wie Gewalt in der Erziehung einen klaren Standpunkt einnehmen, was grundlegende Normen angeht. Dabei gilt es immer, zur Offenheit zu ermutigen: »Nur wer ehrlich sagt, was los ist, kann etwas verändern.«

Ablauf der Sitzung

Begrüßung. Die Tagesordnung wird vorgestellt.

Anspannung. Die aktuelle Anspannung jeder Teilnehmerin wird erfragt. Sollte eine Teilnehmerin eine Anspannung über 70 berichten, sollte auf Möglichkeiten zur Spannungsreduktion hingewiesen werden (z. B. Skills).

Achtsamkeitsübung. Es wird eine Übung durchgeführt (s. INFO 0.1b).

Hausaufgabenbesprechung. Die Teilnehmerinnen stellen nacheinander ihre Hausaufgaben zum Thema Achtsamkeit vor (AB 2c). Es sollte ein besonderes Augenmerk darauf gelegt werden, dass es nicht möglich ist, eine Achtsamkeitsübung »falsch« oder »richtig« zu machen. Es geht allein um das absichtsvolle, nicht-wertende Hinwenden zur aktuellen Erfahrung. Diese soll exploriert werden, z. B. dahingehend, welche Hindernisse es gab (Aversion, Unbehagen, hinderliche Gedanken, äußere Umstände, Erwartungen usw.) und welche neuen Erfahrungen die Teilnehmerinnen berichten können. Jeder absichtsvolle Versuch, die Übung durchzuführen, alles, was dabei wahrgenommen wurde, sollte gewürdigt werden, unabhängig vom Ergebnis.

Beispiel • Explorieren von Hindernissen beim Üben

Tr	Wie ist es Ihnen bei der Übung ergangen?
Frau A.	Es ging gar nicht.
Tr	Was haben Sie bemerkt?
Frau A.	Ich bin total sauer geworden.
Tr	Worauf sind Sie denn sauer geworden?
Frau A.	Ich weiß nicht, auf mich selbst, auf die Übung, auf alles.
Tr	Was haben Sie dann gemacht?
Frau A.	Ich habe die Übung abgebrochen.
Tr	Können Sie das genauer beschreiben, wie sich Ihr Ärger entwickelt hat und was passiert ist, kurz bevor Sie die Übung beendet haben?
Frau A.	Erst ging es, ich habe versucht, mich zu konzentrieren, dann ging das aber gar nicht. Das hat mich noch mehr genervt. Am Schluss habe ich gedacht: Scheiß Übung – Entschuldigung, aber Sie haben gefragt – bringt doch alles nichts.
Tr	Sie werden sich jetzt wundern, aber ich bin zufrieden mit Ihnen. Sie haben die Übung gemacht und haben wahrgenommen, was dabei passiert ist. Dass alles nicht so angenehm war, hat die Übung für Sie erschwert, und es ist ganz normal, dass man Dinge nicht weitermachen will, die einem unangenehm sind. Sie haben es dennoch versucht und gemerkt, an welcher Stelle Sie abgebrochen haben. Wenn Sie jetzt noch einmal an den Moment denken, an dem Sie abgebrochen haben, vielleicht gab es etwas, was Sie stattdessen hätten machen können?

Die Teilnehmerinnen werden ermutigt, Achtsamkeit in ihren Alltag mit den Kindern weiter zu üben. Dabei wird immer wieder betont, dass jeder Versuch bereits ein wichtiger Schritt ist. Die Aufkleber für erledigte Hausaufgaben werden verteilt.

Es folgt eine 20-minütige Pause.

Einführung in das Thema kindliche Grundbedürfnisse. Begonnen wird mit einer Imaginationsübung. Eine Trainerin leitet die Imaginationsübung an, die andere Trainerin kann daran teilnehmen: »Stellen Sie sich Ihr Kind vor, während es schläft. In welcher Haltung liegt es da? … Bewegt es sich oder liegt es ruhig da? … Hat es ein Kuscheltier? … Betrachten Sie die Umgebung, den Raum um den Schlafplatz … Versetzen Sie sich nun an die Stelle Ihres Kindes … Stellen Sie sich vor, Sie liegen so da und werden langsam wach … Was nehmen Sie wahr? … Was sind Ihre Empfindungen? … Was möchten Sie am liebsten tun?«
Auswertung. Anhand der Imaginationen der Teilnehmerinnen wird exemplarisch der eigene Umgang mit kindlichen Bedürfnissen erarbeitet. Dies geschieht in folgenden Schritten:
(1) empathisches Einfühlen in das Bedürfnis des Kindes: Was braucht es? Welche Grundbedürfnisse gibt es (z.B. Aufmerksamkeit und Nähe, Unterschiede zu Begehrlichkeiten)? Die Punkte können gemeinsam am Flipchart gesammelt werden.
(2) An welchen Stellen fällt es schwer, auf die Bedürfnisse einzugehen (z.B. körperliche Nähe, Kuscheln)?
(3) einfühlen in die Reaktion des Kindes auf das eigene Verhalten
(4) abschließende Bewertung: Gibt es z.B. Bedarf oder Wunsch nach Veränderung?

Ergänzung der Grundbedürfnisse. Das Infoblatt 3 »Kindliche Grundbedürfnisse« wird ausgeteilt; noch nicht genannte Grundbedürfnisse werden nun ergänzt und besprochen.
Hausaufgabe. Die Teilnehmerinnen sollen in der folgenden Woche Infoblatt 3 lesen. Außerdem sollen sie in der folgenden Woche genau beobachten, welche Grundbedürfnisse bzw. deren Erfüllung ihnen keine Schwierigkeiten bereiten und bei welchen Aspekten sie selbst Verbesserungsbedarf sehen. Dies soll auf dem Arbeitsblatt 3a »Kindliche Grundbedürfnisse« notiert werden. Wichtig ist es zu betonen, dass es nicht darum geht, möglichst alles nur richtig zu machen, sondern zu erkennen, wo die Mütter Dinge verändern können und wollen. Zusätzlich wird AB 3b »Wünsche und Ziele für das eigene Kind« ausgeteilt. Die Trainerinnen weisen darauf hin, dass auf dieses AB im Laufe des Trainings immer wieder zurückgegriffen werden kann.
Anspannung. Jede Teilnehmerin gibt ihre momentane Anspannung auf einer Skala von 0–100 an. Sollte eine Teilnehmerin eine Anspannung über 70 angeben, sollte nach gewünschter Unterstützung gefragt werden.
Take-Home-Message. Jede Mutter formuliert eine individuelle Take-Home-Message und notiert diese auf dem Bogen der Sitzung.

Zusammenfassung • Sitzung 3: Kindliche Grundbedürfnisse

Es ist nicht möglich, immer alles richtig zu machen. Dennoch sollte jede Mutter die Grundbedürfnisse ihres Kindes kennen und dafür Sorge tragen, dass diese auch erfüllt werden. Sollte die Erfüllung einzelner Grundbedürfnisse für die Mutter schwierig sein, ist es sinnvoll, hierbei Hilfe in Anspruch zu nehmen.

Übersicht • Materialien

- Infoblatt 3: Kindliche Grundbedürfnisse
- Arbeitsblatt 3a: Kindliche Grundbedürfnisse
- Arbeitsblatt 3b: Wünsche und Ziele für das eigene Kind
- Flipchart
- Aufkleber

2.4.4 Sitzung 4: Stress

Ziele der Sitzung

- Informationen über die Entstehung von Stress vermitteln: dabei den Zusammenhang von Stress, hoher Anspannung und impulsivem Verhalten sowie die besonderen Risiken für das Kindeswohl verdeutlichen
- eigenes Stressprofil erarbeiten, Risikosituationen für Mutter und Kind individuell einschätzen
- in das Erleben des Kindes einfühlen, wenn die Mutter gestresst ist

Hintergrundwissen für Trainerinnen

Hohe aversive innere Anspannung, starke Reaktivität auf Belastungen und Sensitivität für emotionale Reize gelten als Leitsymptome für Menschen mit einer Borderline-Störung (Lieb et al., 2004).

Bei einer hohen inneren Anspannung ist das Risiko für dysfunktionales Verhalten besonders hoch. Zum einen ist in einem solchen Zustand das Einfühlungsvermögen herabgesetzt und der Zugriff auf vorhandene elterliche Ressourcen oft nicht möglich. Zum anderen wird zur Spannungsregulation häufig auf dysfunktionale Strategien wie aggressives und invalidierendes Verhalten, Rückzug und Selbst- oder Fremdverletzung zurückgegriffen. Dissoziative Symptome sowie ein Verlust von Kontrolle über das eigene Verhalten können auftreten. Da diese Verhaltensweisen beängstigend, verletzend und auch gefährlich für das Kind sein können, ist es wichtig, dass die Teilnehmerinnen ihr Stressprofil erarbeiten und sich einschätzen lernen, um so Risiken für das Kind vorzubeugen.

Ablauf der Sitzung

Begrüßung. Die Tagesordnung wird vorgestellt.

Anspannung. Die aktuelle Anspannung jeder Teilnehmerin wird erfragt. Sollte eine Teilnehmerin eine Anspannung über 70 berichten, sollte auf Möglichkeiten zur Spannungsreduktion hingewiesen werden (z. B. Skills).

Achtsamkeitsübung. Eine Achtsamkeits- oder Aktivierungsübung (s. INFO 0.1b) wird durchgeführt.

Hausaufgabenbesprechung. Die Teilnehmerinnen stellen nacheinander ihre Hausaufgaben (AB 3 »Kindliche Grundbedürfnisse«) vor. Zunächst wird bei jeder Teilnehmerin das gewürdigt, was ihr mit ihrem Kind bereits gelingt. Im Anschluss sollten für die verbesserungswürdigen Bereiche konkrete und realistische Ziele beschrieben werden (ggf. mit Hilfe der Gruppe) und schriftlich auf dem Arbeitsblatt (AB 3) vermerkt werden. Hierbei ist darauf zu achten, dass die Mütter die kindlichen Bedürfnisse kennen und adressieren sollten – es jedoch normal ist, dass nicht alle Bereiche immer perfekt funktionieren (Bsp. Es kann passieren, dass es später Abendessen gibt – es sollte nur nicht regelmäßig ausfallen. Oder: Es kann passieren, dass eine Mutter auch einmal laut wird, wenn sie genervt ist. Wichtig ist es, dies zu merken und nicht gewalttätig oder übergriffig zu werden).

Die Gruppe kann Teilnehmerinnen mit Unterstützungsbedarf für die Entwicklung einer alternativen Strategie bei einem konkreten Problem unterstützen. Dies sollte jedoch nur erfolgen, wenn die jeweilige Teilnehmerin das auch möchte. Meistens gelingt es den Teilnehmerinnen gut, den anderen Tipps oder Ratschläge zu geben. Wichtig ist, dass Vorschläge der Teilnehmerinnen zunächst nicht kommentiert oder diskutiert werden, sondern wie beim Problemlöseprozess lediglich gesammelt werden. Die jeweilige Teilnehmerin sollte dann entscheiden, welche Strategie sie ausprobieren möchte.

Die Aufkleber für erledigte Hausaufgaben werden verteilt.

Es folgt eine 20-minütige Pause.

Einstiegsübung »Klatschen und Schnipsen«. Alle Teilnehmerinnen bekommen je eine Zahl zugewiesen. Sie klatschen (**KL**) und Schnipsen (**S**) gemeinsam in sich wiederholendem Rhythmus: je einmal **KL** auf rechten und linken Oberschenkel, dann je einmal **S** mit rechter und linker Hand. Die Trainerin beginnt, indem sie beim rechten **S** ihre eigene Zahl, beim linken **S** die Zahl der Teilnehmerin ausruft, welche anschließend an der Reihe ist und das Spiel fortsetzt.

Dadurch, dass die Teilnehmerinnen mit dem Klatschen und Schnipsen beschäftigt sind, zugleich aber auf die Zurufe achten müssen, geraten sie mit hoher Wahrscheinlichkeit durcheinander, verwechseln Klatschen und Schnipsen oder Beine und Hände. Für manche Teilnehmerinnen ist diese Übung lustig. Erfahrungsgemäß hat die Übung bei den Teilnehmerinnen vor allem zur Folge, dass sie in ein kurzes Stressempfinden versetzt werden. Somit bietet sie eine gute Einleitung in das Thema. Bei der Erläuterung des Vulnerabilitäts-Stress-Modells kann somit auch auf eventuell aufgetretene physiologische Erregung, Ärger oder Unruhe eingegangen werden.

Einführung in das Thema Stress. Als Einstieg in das Thema Stress wird ein Brainstorming anhand der Frage »Was sind für Sie Stresssituationen?« durchgeführt. Diese Situationen werden am Flipchart gesammelt. Hier werden auch Situationen genannt, die nichts mit den Kindern zu tun haben. Es sollte darauf hingewiesen werden, dass es um Stress mit/durch die Kinder geht.

Das Vulnerabilitäts-Stress-Modell wird nun mit Hilfe einer Wasserschüssel erklärt. Eine mit Wasser gefüllte Schüssel wird in die Mitte gestellt. Die Teilnehmerinnen können reihum unterschiedlich große Bauklötze (oder andere Gegenstände) in die Schüssel geben. Die Bauklötze sollen jeweils konkrete, Stress auslösende Ereignisse symbolisieren. Die Wassermenge zu Beginn steht für die Vulnerabilität, der Wasserpegel für den Stresspegel, das Überschwappen für den Kontrollverlust. Die Größe der Klötze hängt von der Bewertung ab, die bei ein und demselben Ereignis unterschiedlich sein kann.

Wichtig

Die Klötze/Kugeln/Steine sollten nicht schwimmen, die Schüssel darf nicht zu groß sein.

Um das subjektive Erleben von Stress noch zu verdeutlichen, empfiehlt es sich hier, auf die Eingangsübung zu verweisen, die bei einigen Stress ausgelöst haben mag, bei anderen wiederum nicht.

Anhand von Beispielen der Teilnehmerinnen sollte das Stress-Modell konkretisiert werden, sodass die Teilnehmerinnen den Unterschied zwischen Stressauslösern, stressverstärkenden Bedingungen und Bewertungen sowie Stressreaktionen verstehen. Dafür kann auf das ABC-Modell (Sitzung 2) zurückgegriffen werden wobei deutlich gemacht werden sollte, dass die Bewertungen (B) den stressverstärkenden Gedanken gleichen. Auch kann noch einmal auf das Störungsmodell aus Sitzung 1 verwiesen werden, vor allem auf die höhere Stressanfälligkeit bei Menschen mit einer Borderline-Störung (Spannungskurve).

Hausaufgabe. Die Teilnehmerinnen sollen in der folgenden Woche das Infoblatt 4 »Stressentstehung und Stresserleben« lesen und die Arbeitsblätter 4a »Stresssituationen, -gedanken und -reaktionen« und 4b »Eigenes Stressbeispiel« bearbeiten.

Anspannung. Jede Teilnehmerin gibt ihre momentane Anspannung auf einer Skala von 0–100 an. Sollte eine Teilnehmerin eine Anspannung über 70 angeben, sollte nach gewünschter Unterstützung gefragt werden.

Take-Home-Message. Jede Mutter formuliert eine individuelle Take-Home-Message und notiert diese auf dem Bogen der Sitzung.

Zusammenfassung • Sitzung 4: Stress

Jede Mutter erlebt Stress in der Interaktion mit ihrem Kind. Das ist ganz normal. Es ist wichtig zu erkennen, welche Situationen eine Mutter besonders unter Stress setzen und welche eigenen Einstellungen den Stress verstärken. Nur so können individuelle Strategien zur Stressreduzierung erarbeitet werden.

Übersicht • Materialien

- Infoblatt 4: Stressentstehung und Stresserleben
- Arbeitsblatt 4a: Stresssituationen, -gedanken und -reaktionen
- Arbeitsblatt 4b: Eigenes Stressbeispiel
- Schüssel, Wasser, Bauklötze (vorher ausprobieren; manche Bauklötze schwimmen auf der Oberfläche → diese sollten dann nicht verwendet werden)
- Aufkleber
- Flipchart

2.4.5 Sitzung 5: Stressbewältigung

2

Ziele der Sitzung

- Strategien für Stressbewältigung erlernen
- individuelle Stresstoleranz-Skills (Notfallkoffer) erarbeiten
- allgemeine Stresstoleranz-Skills zum Schutz des Kindes vor impulsiven Handlungen der Mutter vermitteln

Hintergrundwissen für Trainerinnen

Dysfunktionale Bewältigungsstrategien in Stresssituationen führen zwar oft zu einer kurzfristigen Entlastung, verschlimmern die Situation aber auf die Dauer (z. B. das Kind anschreien und schlagen → Kind weint → Anspannung sinkt kurzfristig bei der Mutter → Schuldgefühle bei der Mutter → Angst und Wut bei dem Kind). In dieser Sitzung sollen Skills erarbeitet werden, die helfen, Konfliktsituationen mit dem Kind zu überstehen, ohne die Situation zu verschlimmern. Es geht nicht vorrangig darum, Konflikte konstruktiv zu lösen, sondern dass Mutter und Kind unbeschadet aus einer bereits bestehenden Stresssituation herauskommen bzw. dass diese entschärft wird. In Rollenspielen werden genau solche Stresssituationen durchgespielt. Dabei lässt sich häufiger beobachten, dass die Frauen bereits Strategien nutzen, um ihren Stress zu reduzieren (z. B. tief durchatmen). Solche kleinen Selbstregulationsstrategien sollten unbedingt beachtet werden, da sie oft Ausgangspunkt für hilfreiche Strategien sein können, wenn sie bewusst angewendet werden.

Ablauf der Sitzung

Begrüßung. Die Tagesordnung wird vorgestellt.

Anspannung. Die aktuelle Anspannung jeder Teilnehmerin wird erfragt. Sollte eine Teilnehmerin eine Anspannung über 70 berichten, sollte auf Möglichkeiten zur Spannungsreduktion hingewiesen werden (z. B. Skills).

Achtsamkeitsübung. Es wird eine Übung durchgeführt (s. INFO 0.1b).

Hausaufgabenbesprechung. Die Teilnehmerinnen stellen nacheinander ihre Hausaufgaben (AB 4b »Eigenes Stressbeispiel«) vor. Unter Umständen haben die Teilnehmerinnen Schwierigkeiten, zwischen Stressauslösern und Stressgedanken zu unterscheiden (z. B. »Ich denke dann die ganze Zeit darüber nach, warum mein Kind schreit, und das stresst mich total«). Bei der Besprechung der Hausaufgaben kann dafür nochmals auf das Stressmodell (s. INFO 4) zurückgegriffen werden, um zwischen dem konkreten Auslöser (Kind schreit) und den Gedanken (»Ich mache alles falsch«) zu differenzieren.

Die Aufkleber für erledigte Hausaufgaben werden verteilt.

Es folgt eine 20-minütige Pause.

Einführung in das Thema Stressbewältigung durch Rollenspiel. Jede Teilnehmerin überlegt sich eine Situation, in der sie sich gestresst fühlt. Dies kann sowohl eine Situation aus Arbeitsblatt 4a »Stresssituationen, -gedanken und -reaktionen« sein oder eine individuell gewählte Stresssituation mit dem Kind. Die Teilnehmerin spielt sich im Rollenspiel selbst, eine andere Teilnehmerin übernimmt die Rolle des Kindes. Die Teilnehmerin,

deren Stresssituation gespielt wird, muss genaue Instruktionen geben, um was für eine Situation es sich handelt und wie das Kind sich konkret verhält. Das Rollenspiel wird auf Video aufgezeichnet, um es im Anschluss gemeinsam anzusehen. Nach Betrachtung des Videos berichtet zuerst die Teilnehmerin, wie es ihr in der Situation ging und welche Beobachtungen sie an sich selbst beim Betrachten der Aufzeichnung machen konnte, unter Berücksichtigung der Fragen: Was habe ich gut gemacht? Was kann verbessert werden? Wie realitätsnah ist die gespielte Situation? Wie hoch war das Stressempfinden? Wie habe ich versucht, mich zu beruhigen? Ist das eigene Verhalten nachvollziehbar? Die Teilnehmerin, die die Rolle des Kindes gespielt hat, gibt Rückmeldung, wie sie sich gefühlt hat. Die beobachtenden Teilnehmerinnen und die Trainerinnen können der Mutter im Anschluss Verbesserungsvorschläge geben. Die Trainerinnen achten darauf, dass die Feedback-Regeln (INFO 1c) eingehalten werden. Strategien zur Stressbewältigung werden am Flipchart gesammelt.

Dieser Ablauf wird mit jeder Teilnehmerin und ihrer gewählten Beispielsituation durchgeführt.

Auswertung des Rollenspiels. Das Arbeitsblatt 5c »Mein Notfallkoffer« wird ausgeteilt. Zunächst sollen die Teilnehmerinnen überlegen, an welchen Anzeichen sie erkennen, dass sie unter Stress geraten. Hierzu können auch die Beobachtungen aus den Rollenspielen genutzt werden. Ausgehend von den individuellen Beispielen der Teilnehmerinnen können erste Möglichkeiten der Stressbewältigung in die Tabelle eingetragen werden.

Hausaufgabe. Die Teilnehmerinnen sollen in der folgenden Woche das Infoblatt 5 »Stressbewältigung« und das Arbeitsblatt 5b »Skillssammlung: Stressbewältigung« lesen. Das Arbeitsblatt 5a »Stress bewältigen« wird zu Hause bearbeitet. In Arbeitsblatt 5c »Mein Notfallkoffer« sollen weitere hilfreiche Skills notiert werden, die die Teilnehmerinnen während der Woche als für sich wirksam beobachten.

Anspannung. Jede Teilnehmerin gibt ihre momentane Anspannung auf einer Skala von 0–100 an. Sollte eine Teilnehmerin eine Anspannung über 70 angeben, sollte nach gewünschter Unterstützung gefragt werden.

Take-Home-Message. Jede Mutter formuliert eine individuelle Take-Home-Message und notiert diese auf dem Bogen der Sitzung.

Zusammenfassung • Sitzung 5: Stressbewältigung

Manche Stresssituationen können durch gute Planung vermieden werden. Kommt es dennoch zu Stresssituationen, gilt es den Schaden zu begrenzen. Der Notfallkoffer dient dazu, das Stresserleben besser kontrollieren zu können.

2

Übersicht • Materialien

- Infoblatt 5: Stressbewältigung
- Arbeitsblatt 5a: Stress bewältigen
- Arbeitsblatt 5b: Skillssammlung: Stressbewältigung
- Arbeitsblatt 5c: Mein Notfallkoffer
- Videokamera und Abspielmöglichkeit
- Aufkleber
- Flipchart

2.4.6 Sitzung 6: Struktur und Flexibilität

Ziele der Sitzung

- Richtlinien für die Tagesstruktur und Regeln vermitteln
- feste und flexible Regeln anhand der Beispiele Essen, Schlafengehen, Sozialverhalten aufstellen: Welche festen Regeln gibt es? Was kann flexibel verhandelt werden?

Hintergrundwissen für Trainerinnen

Im Erziehungsverhalten von Müttern mit einer Borderline-Störung wird häufig eine Inkonsistenz in der Strukturierung des Alltags beobachtet, das heißt, dass Regeln und Rituale je nach Stimmung der Mütter oder der Stimmung des Kindes unterschiedlich eingehalten werden. Dabei kann es sowohl zu einer unangemessenen Rigidität als auch zu Inkonsequenz bis hin zu Vernachlässigung im Erziehungsverhalten kommen. Das Ergebnis ist häufig eine fehlende Orientierung und Verunsicherung der Kinder, welche problematische Interaktionsmuster zwischen Eltern und Kindern (z. B. beim Essen oder Schlafengehen) begünstigen und damit Frustration, Stress und dysfunktionales Verhalten bei Eltern und Kindern verstärken. In dieser Sitzung sollen individuelle Routinen und Regeln identifiziert und ggf. Alternativen für unklare oder schlecht funktionierende Regeln erarbeitet werden.

Ablauf der Sitzung

Begrüßung. Die Tagesordnung wird vorgestellt.
Anspannung. Die aktuelle Anspannung jeder Teilnehmerin wird erfragt. Sollte eine Teilnehmerin eine Anspannung über 70 berichten, sollte auf Möglichkeiten zur Spannungsreduktion hingewiesen werden (z. B. Skills).
Achtsamkeitsübung. Es wird eine Übung durchgeführt (s. INFO 0.1b).
Hausaufgabenbesprechung. Jede Teilnehmerin stellt ihre Hausaufgabe (AB 5a »Stress bewältigen«) vor. Wichtig ist es herauszuarbeiten, welche Skills den Teilnehmerinnen dabei besonders geholfen haben. Die Teilnehmerinnen sollen ermutigt werden, die Skillssammlung weiterzuführen und eigene Skills zu entwickeln und mit den anderen zu teilen. Wenn neue Skills genannt werden, sollten diese von den Trainerinnen in die Sammlung aufgenommen werden. Ebenso können aus anderen Sitzungen zusätzliche hilfreiche Strategien im Umgang mit dem Kind auf dem AB 5a notiert werden.

Die Aufkleber für erledigte Hausaufgaben werden verteilt.

Es folgt eine 20-minütige Pause.

Übung »Führen und Folgen«. Nach der Pause wird eine Übung zum »Führen und Folgen« durchgeführt. Die Teilnehmerinnen finden sich zu Paaren. Jede erhält ein Essstäbchen. Die Teilnehmerinnen stehen sich gegenüber und halten die Essstäbchen so vor sich, dass sich die Spitzen berühren. Mithilfe dieser Stäbchen, führen sich die Paare gegenseitig durch den Raum. Dabei werden die Rollen der Führenden und Folgenden abgesprochen, danach wird ohne Worte gewechselt. Wichtig ist es, darauf hinzuweisen, dass während der Übung nicht miteinander gesprochen werden darf.

Die Übung hat zum Ziel, dass die Teilnehmerinnen ein Gefühl dafür bekommen, dass das Führen einer Person eine Kombination aus bestimmter Führung (vorgeben) und

gleichzeitiger Flexibilität (einfühlen) erfordert. Im Anschluss sollte besprochen werden, wie sich die Teilnehmerinnen bei der Übung gefühlt haben. Daraus folgt die Überleitung zum Thema Struktur und Flexibilität: um ein Ziel zu erreichen (z. B. abends pünktlich ins Bett zu gehen) ist es häufig erforderlich, einerseits klare Regeln aufzustellen (z. B. spätestens um 18 Uhr sind alle zu Hause), andererseits jedoch in einzelnen Situationen Kompromisse zuzulassen (z. B. geschmierte Brote im Wohnzimmer essen statt in der Küche).

Einführung zu Struktur und Flexibilität. Das Arbeitsblatt 6a »Ein typischer Tag aus Sicht der Mutter« wird ausgeteilt. Jede Teilnehmerin füllt das Arbeitsblatt aus, danach werden die Eintragungen in der Gruppe ausgewertet. Jede Teilnehmerin stellt vor, in welchen Bereichen sie sehr klare Regeln hat (z. B. Essenszeiten) und in welchen Bereichen sie sehr flexibel ist (z. B. Schlafenszeit). Die Teilnehmerinnen sollen erörtern, was für sie selbst gut funktioniert und wo sie Änderungsbedarf sehen. Die Gruppe wird dazu animiert, Vorschläge für die jeweilige Teilnehmerin zum Ausprobieren neuer Strategien zu äußern. Die Teilnehmerinnen sollten sich die Vorschläge notieren, die sie gerne einmal ausprobieren wollen.

Hausaufgabe. Die Teilnehmerinnen sollen in der folgenden Woche das Infoblatt 6 »Struktur und Regeln« lesen sowie Arbeitsblatt 6b »Ein typischer Tag aus Sicht des Kindes« und das Arbeitsblatt 6c »Tagesplanung – Auswertung« bearbeiten. Bei Arbeitsblatt 6b geht es vor allem darum, dass die Teilnehmerinnen beobachten sollen, welche Regeln und Abläufe für das Kind sinnvoll und verständlich sind und welche nicht.

Anspannung. Jede Teilnehmerin gibt ihre momentane Anspannung auf einer Skala von 0–100 an. Sollte eine Teilnehmerin eine Anspannung über 70 angeben, sollte nach gewünschter Unterstützung gefragt werden.

Take-Home-Message. Jede Mutter formuliert eine individuelle Take-Home-Message und notiert diese auf dem Bogen der Sitzung.

Zusammenfassung • Sitzung 6: Struktur und Flexibilität

Es gibt keinen Maßstab für »richtige« und »falsche« Regeln. Es ist wichtig, dass Regeln für Kinder verständlich sind und diese dann auch eingehalten werden, sodass sich Kinder daran orientieren können. Wenn mit Regeln einmal flexibel umgegangen wird, sollte den Kindern erklärt werden, warum dies geschieht.

Übersicht • Materialien

- Infoblatt 6: Struktur und Regeln
- Arbeitsblatt 6a: Ein typischer Tag aus Sicht der Mutter
- Arbeitsblatt 6b: Ein typischer Tag aus Sicht des Kindes
- Arbeitsblatt 6c: Tagesplanung - Auswertung
- Essstäbchen
- Aufkleber

2.4.7 Sitzung 7: Umgang mit Konflikten

Ziele der Sitzung

- gewaltfreien Umgang mit Konflikten fördern
- sich in Konfliktsituationen in das Kind einfühlen
- Sicherheit und Orientierung in schwierigen Situationen erlangen
- angemessene Reaktionsweisen und Strategien entwickeln

Hintergrundwissen für Trainerinnen

Konflikte zwischen Eltern und Kindern gehören zum Alltag. Sie entstehen, weil Mütter und Kinder unterschiedliche Ziele haben. Konfliktfähigkeit bezeichnet das Vermögen, in Konfliktsituationen sowohl eigene Interessen, Ziele und Bedürfnisse als auch die Interessen des Konfliktpartners sozial verträglich zu verhandeln. Sie gilt als eine wesentliche Fertigkeit bei dem Aufbau und der Pflege sozialer Kontakte und ist für viele Menschen eine Herausforderung. Die Grundlagen für Konfliktfähigkeit werden bereits früh erlernt. Dabei spielen das Modell der Eltern, die eigene biologische Ausstattung (Temperament) sowie die eigenen Erfahrungen mit Konflikten in der Familie eine Rolle. Die folgenden Faktoren erschweren den gesunden und angemessenen Umgang mit Konflikten zwischen Müttern und Kindern.

Dysfunktionale Grundannahmen. Eine verbreitete Annahme ist zum Beispiel: »Kinder müssen immer gehorchen« oder die genau entgegengesetzte Einstellung: »Kinder dürfen alles selbst entscheiden« Dysfunktionale Grundannahmen und fehlende Informationen in Bezug auf kindliches Verhalten führen häufig zu unrealistischen Erwartungen, Enttäuschung und Frustration.

Fehlinterpretation kindlicher Ausdrucksformen. Eine kindliche Äußerung oder Handlung ärgert die Mutter oft aus nachvollziehbaren Gründen (z. B. das Kind trödelt, wenn die Mutter in Eile ist). Die Mutter denkt: »Er macht das nur, um mich zu provozieren«. Sie verwechselt in diesem Fall aber Wirkung und Absicht der kindlichen Handlung. Sie nimmt an, dass sich das Kind der Wirkung seiner Handlung bewusst ist, diese auch beabsichtigt oder zumindest in Kauf nimmt (»Es ist ihm egal, wie es mir dabei geht«). Das verstärkt den Ärger und führt zu wenig effizienten Reaktionen.

Fehlende Mentalisierungsfähigkeit. Müttern mit einer Borderline-Störung fehlt häufig die Fähigkeit, die Perspektive des Kindes einzunehmen. Sie machen sich nicht bewusst, dass das Kind eigene Ideen und Ziele hat. Es besteht ein Mangel an Empathie für die Situation des Kindes.

Mangel an angemessenen Erziehungsstrategien. Viele Mütter können die Verhaltensweisen ihrer Kinder zwar richtig deuten oder verstehen und sind sich möglicherweise auch im Klaren darüber, was nicht hilft oder sogar schadet (z. B. anschreien oder schlagen); sie verfügen jedoch nicht über alternative Handlungsstrategien. Oft gab es in der eigenen Biografie keine geeigneten Modelle für den konstruktiven Umgang mit Konflikten. Manchmal haben diese Frauen erlebt, dass in ihrem primären familiären Umfeld funktionale Verhaltensweisen (angemessene Abgrenzungsversuche oder der Ausdruck eigener Bedürfnisse) bestraft wurden, dysfunktionale Verhaltensweisen (z. B. impulsiv-

aggressives Verhalten, Selbstverletzungen) dagegen verstärkt wurden durch Aufmerksamkeit, Fürsorge und kurzfristige emotionale Entlastung.

Kinder, die mit derart dysfunktionalen Einstellungen und Verhaltensweisen konfrontiert werden, erleben dann Ähnliches wie ihre Mütter: Angemessenes Verhalten in Konfliktsituationen wird invalidiert durch Nichtachtung, Fehlinterpretation oder Schuldzuweisung, während dysfunktionales Verhalten belohnt wird (z. B. »Wenn Mama mir nicht zuhört, dann quengle ich so lange, bis sie ausrastet, danach sagt sie, dass es ihr leidtut und nimmt mich in den Arm«).

Ziel ist es also, Müttern mit einer Borderline-Störung Informationen über kindliche Ausdrucksformen zu geben und angemessene Handlungsstrategien zu vermitteln, mit deren Hilfe sie Konflikte adäquat und effektiv angehen können. Es geht nicht darum, Konflikte zu vermeiden, sondern angemessene Handlungsstrategien zu entwickeln.

Ablauf der Sitzung

Begrüßung. Die Tagesordnung wird vorgestellt.

Anspannung. Die aktuelle Anspannung jeder Teilnehmerin wird erfragt. Sollte eine Teilnehmerin eine Anspannung über 70 berichten, sollte auf Möglichkeiten zur Spannungsreduktion hingewiesen werden (z. B. Skills).

Achtsamkeitsübung. Es wird eine Übung durchgeführt (s. INFO 0.1b).

Hausaufgabenbesprechung. Die Teilnehmerinnen stellen nacheinander ihre Hausaufgaben (AB 6b »Ein typischer Tag aus Sicht des Kindes« und AB 6c »Tagesplanung – Auswertung«) vor. Besonders wichtig ist es, die Perspektivübernahme bei der Besprechung des Arbeitsblatts 6b zu fördern (z. B. »Sie haben gerade gesagt, dass Sie sich nicht vorstellen können, wie es für Ihr Kind ist, wenn Sie es mit zum Einkaufen nehmen. Stellen Sie sich doch einmal vor, Sie sind ein Baby und liegen im Kinderwagen. Ihre Mutter fährt mit Ihnen in den Supermarkt. Was sehen Sie? Wie fühlen Sie sich?«). Bei der Besprechung des Arbeitsblatts 6c sollte vor allem darauf geachtet werden, ob die Teilnehmerinnen beeinflussbare und nicht beeinflussbare Faktoren unterscheiden konnten. Sollten einzelne Teilnehmerinnen starke Schwierigkeiten haben, Regelmäßigkeiten im Tagesablauf umzusetzen, ist es unter Umständen sinnvoll, noch einmal auf die kindlichen Grundbedürfnisse (INFO 3) einzugehen.

Die Aufkleber für erledigte Hausaufgaben werden verteilt.

Es folgt eine 20-minütige Pause.

Vorbereitung eines Rollenspiels zu einem Konflikt. Das Arbeitsblatt 7a »Konflikte mit dem Kind« wird ausgeteilt und jede Teilnehmerin füllt es für sich aus. Dazu sollte kurz anhand der Beispielsituation erläutert werden, dass es nicht darum geht, die antizipierte richtige Reaktion zu notieren, sondern das aufzuschreiben, was die Teilnehmerinnen selbst in der Situation tun würden. Im Anschluss wählt jede Teilnehmerin eine Rollenspielsituation mittlerer Schwierigkeit aus. Dies kann auch eine typische eigene Konfliktsituation sein.

Rollenspiel. Die Teilnehmerin spielt sich im Rollenspiel selbst in einer kurzen Konfliktsituation mit dem Kind, eine andere Teilnehmerin übernimmt die Rolle des Kindes. Wichtig ist es, dass die Mutter, deren Konfliktsituation gespielt wird, genaue Instruktionen gibt, um was für eine Situation es sich handelt und wie das Kind sich konkret verhält. Das Rollenspiel wird auf Video aufgezeichnet, um es im Anschluss gemeinsam anzusehen.

Nach Betrachtung des Videos berichtet zuerst die Teilnehmerin, wie es ihr in der Situation erging und welche Beobachtungen sie an sich selbst beim Betrachten der Aufzeichnung machen konnte, unter Berücksichtigung der Fragen:

- Was habe ich gut gemacht?
- Was kann verbessert werden?
- Wie realitätsnah ist die gespielte Situation?
- Wie hoch war das Stressempfinden?
- Ist das eigene Verhalten nachvollziehbar?

Die Teilnehmerin, die das Kind gespielt hat, gibt ebenfalls Rückmeldung, wie sie sich als Kind gefühlt hat. Die beobachtenden Teilnehmerinnen und die Trainerinnen können der Mutter im Anschluss Verbesserungsvorschläge geben. Die Trainerinnen achten darauf, dass die Feedback-Regeln (INFO 1c) eingehalten werden.

Dieser Ablauf wird mit jeder Teilnehmerin und ihrer gewählten Beispielsituation durchgeführt.

Auswertung des Rollenspiels. Ausgehend von den individuellen Beispielen der Teilnehmerinnen werden Vorschläge für alternative Umgangsformen mit Konflikten in der Gruppe gesammelt (Flipchart).

Hausaufgabe. Die Teilnehmerinnen sollen in der folgenden Woche das Infoblatt 7 »Konflikte « lesen und das Arbeitsblatt 7b »Eigene Konflikte« bearbeiten. Auf dem AB 7b wird noch in der Sitzung eine typische Konfliktsituation mit dem Kind ausgewählt und notiert. Wichtig ist es, darauf hinzuweisen, dass die Teilnehmerinnen zur Bearbeitung des Bogens auch die Informationen aus Infoblatt 7 »Konflikte« berücksichtigen sollen.

Anspannung. Jede Teilnehmerin gibt ihre momentane Anspannung auf einer Skala von 0–100 an. Sollte eine Teilnehmerin eine Anspannung über 70 angeben, sollte nach gewünschter Unterstützung gefragt werden.

Take-Home-Message. Jede Mutter formuliert eine individuelle Take-Home-Message und notiert diese auf dem Bogen der Sitzung.

Zusammenfassung • Sitzung 7: Umgang mit Konflikten

Konflikte gehören zum Alltag und können nicht komplett vermieden werden. Der Umgang mit Konflikten und die Reaktion auf kindliche Verhaltensweisen kann jedoch so gestaltet werden, dass Konflikte nicht jedes Mal eskalieren. Dazu ist es wichtig, sich zunächst selbst in Konfliktsituationen zu beobachten, um dann alternative Handlungsstrategien zu entwickeln und auszuprobieren.

Übersicht • Materialien

- Infoblatt 7: Konflikte
- Arbeitsblatt 7a: Konflikte mit dem Kind
- Arbeitsblatt 7b: Eigene Konflikte
- Videokamera und Abspielmöglichkeit
- Aufkleber
- Flipchart

2.4.8 Sitzung 8: Umgang mit Gefühlen

Ziele der Sitzung

- eigene und kindliche Gefühle wahrnehmen
- Zusammenhang zwischen Gefühlen und Verhalten erkennen
- validierende Haltung den eigenen und kindlichen Emotionen gegenüber einnehmen: Es gibt keine »richtigen« oder »falschen« Gefühle, aber es gibt angemessene Verhaltensweisen.

Hintergrundwissen für Trainerinnen

Im Zentrum der Borderline-Symptomatik stehen Probleme der Emotionsregulation. Dazu zählen eine mangelnde Wahrnehmung und Differenzierung von Gefühlen, die fehlende emotionale Kontrolle und ein zu starker, zu schwacher oder unangemessener emotionaler Ausdruck. In der Interaktion mit dem Kind kommt es häufig zu Invalidierung und Fehlinterpretation kindlicher Gefühle, gleichzeitig sind insbesondere konflikthafte Erfahrungen mit dem Kind oft Auslöser für »alte Gefühle« und Erinnerungen an erlittene Verletzungen in der Biografie der Mütter.

In der Arbeit mit den Müttern stehen oft Wut, Schuld und Hilflosigkeit in der Interaktion mit dem Kind im Vordergrund, sodass man, solange diese Gefühle verhaltensbestimmend sind, von einem Wut-Schuld-Enttäuschungs-Hilflosigkeits-Teufelskreis in der Erziehung sprechen kann.

In dieser Sitzung soll den Müttern vermittelt werden, mit eigenen und kindlichen Emotionen auf eine Art und Weise umzugehen, die eine Eskalation verhindert. Einer dauerhaften Invalidierung bis hin zur Kindeswohlgefährdung soll entgegengewirkt werden. In dieser Sitzung kann lediglich ein Anstoß für einen angemessenen Umgang mit eigenen und kindlichen Gefühlen gegeben werden, eine vertiefte Behandlung des Umgangs mit Emotionen in der Einzeltherapie und/oder im regulären DBT-Skillstraining ist unbedingt notwendig.

Ablauf der Sitzung

Begrüßung. Die Tagesordnung wird vorgestellt.

Anspannung. Die aktuelle Anspannung jeder Teilnehmerin wird erfragt. Sollte eine Teilnehmerin eine Anspannung über 70 berichten, sollte auf Möglichkeiten zur Spannungsreduktion hingewiesen werden (z. B. Skills).

Achtsamkeitsübung. Es wird eine Übung durchgeführt (s. INFO 0.1b).

Hausaufgabenbesprechung. Die Teilnehmerinnen stellen nacheinander ihre Hausaufgaben (AB 7b »Eigene Konflikte«) vor. Wichtig ist es dabei, noch einmal zu betonen, welche Verhaltensweisen in Konfliktsituationen sinnvoll und welche dysfunktional sind. Besonders dann, wenn einzelne Teilnehmerinnen nicht von dysfunktionalen Reaktionen (Schreien, Schlagen) Abstand nehmen können oder wollen, ist es notwendig, noch einmal zu erläutern, welche langfristigen Folgen diese Verhaltensweisen auf die Interaktion mit dem Kind und für die kindliche Entwicklung haben können (INFO 1a »Schwierigkeiten und Risiken«).

Die Aufkleber für erledigte Hausaufgaben werden verteilt.

Es folgt eine 20-minütige Pause.

Kurze Imaginationsübung. Eine der Trainerinnen gibt die Instruktionen zur Übung:

»Stellen Sie sich folgende Situation vor: Sie sind auf dem Spielplatz, Ihr Kind sitzt im Sand und buddelt. Bei einem Blick auf die Uhr fällt Ihnen auf, dass Sie noch schnell einkaufen müssen, um Essen für das Abendbrot zu haben. Sie rufen Ihrem Kind zu, dass sie gleich losmüssen. Ihr Kind schlägt um sich, schreit und schimpft ›Du blöde Mama!‹. Wie fühlen Sie sich in der Situation? Welche Verhaltensimpulse haben Sie?«

Die Teilnehmerinnen sollen nacheinander berichten, was sie meinen, in dieser Situation zu fühlen und machen zu wollen. Die Gefühle und Verhaltensimpulse werden am Flipchart gesammelt. Häufig nennen die Teilnehmerinnen Zustände wie Ohnmacht, Verzweiflung und Scham. Es geht an dieser Stelle nicht darum, zwischen primären und sekundären Emotionen zu unterscheiden, sondern darum, die von den Teilnehmerinnen genannten und als wichtig empfundenen Zustände und Gefühle aufzunehmen.

Diese Übung dient der Emotionsaktivierung und regt zur anschließenden Analyse der individuellen Reaktionen auf Gefühle an. Dabei wird in der Regel deutlich, dass jede Frau unterschiedlich emotional reagiert und sich verschiedene Verhaltensimpulse daraus entwickeln. Auch kann gezeigt werden, dass gleiche Emotionen zu unterschiedlichen Verhaltensimpulsen führen können und unterschiedliche Emotionen ähnliche Verhaltensimpulse auslösen.

Einstieg in das Thema Umgang mit Gefühlen. Das Infoblatt 8 »Umgang mit Gefühlen« sowie die Arbeitsblätter 8a »Umgang mit eigenen Gefühlen« und 8b »Umgang mit kindlichen Gefühlen« werden ausgeteilt.

Die Teilnehmerinnen sollen zunächst den ersten Teil des Arbeitsblatts 8a anhand der gesammelten Gefühle und Verhaltensimpulse ausfüllen (eigene Gefühle).

Tabelle 2.2 Beispiel für ein ausgefülltes Arbeitsblatt 8a (erster Teil)

eigenes Gefühl	Verhaltensimpuls
Angst	das Kind bitten, aufzuhören
Wut	zurückschlagen, das Kind anschreien, ausrasten
Trauer	weinen, sich zurückziehen
Hilflosigkeit	warten, bis es vorbei ist, unbeweglich bleiben
Scham	Situation verlassen

Nachdem für die Mutter das Gefühl und der daraus entstehende Verhaltensimpuls betrachtet wurde, geht es im zweiten Teil darum, die Gefühle des Kindes zu erkennen. Gemeinsam in der Gruppe wird erarbeitet, welches Bedürfnis des Kindes hinter dem jeweiligen Gefühl stehen kann. Es soll dann abgeleitet werden, welche Verhaltensweisen bei den jeweiligen vom Kind geäußerten Gefühlen angemessen sind, um die Bedürfnisse befriedigen zu können. Dies wird im Arbeitsblatt 8a eingetragen.

Teilweise erkennen die Teilnehmerinnen bei dieser Übung, dass die Gefühle ihres Kindes und die damit einhergehenden Verhaltensweisen ihren eigenen Mustern sehr ähnlich sind. Dies kann von den Müttern genutzt werden, um zu erkennen, was das Kind damit wohl eigentlich ausdrücken will und was es wohl braucht.

Tabelle 2.3 Beispiel für ein ausgefülltes Arbeitsblatt 8a (zweiter Teil)

Gefühl beim Kind	Bedürfnis des Kindes	Verhalten der Mutter
Angst	Sicherheit	beruhigende Zuwendung
Wut	eigene Ziele durchsetzen	Beruhigung, klare Ansagen
Trauer	Nähe	Körperkontakt

Hausaufgabe. Die Teilnehmerinnen sollen in der folgenden Woche das Infoblatt 8 »Umgang mit Gefühlen« lesen.

Die Teilnehmerinnen sollen außerdem in der folgenden Woche auf Situationen mit dem Kind achten, in denen sie merken, dass starke Gefühle bei ihnen aktiviert werden. Für eine dieser Situationen soll das Arbeitsblatt 8b »Umgang mit kindlichen Gefühlen« ausgefüllt werden.

Anspannung. Jede Teilnehmerin gibt ihre momentane Anspannung auf einer Skala von 0–100 an. Sollte eine Teilnehmerin eine Anspannung über 70 angeben, sollte nach gewünschter Unterstützung gefragt werden.

Take-Home-Message. Jede Mutter formuliert eine individuelle Take-Home-Message und notiert diese auf dem Bogen der Sitzung.

Zusammenfassung • Sitzung 8: Umgang mit Gefühlen

Jeder Mensch reagiert in unterschiedlichen Situationen mit unterschiedlichen Gefühlen. Es ist nicht immer leicht, die eigenen Gefühle und die der anderen zu verstehen. In der Interaktion mit Kindern sollten sowohl die eigenen als auch die kindlichen Gefühle beachtet und akzeptiert werden. Somit kann auch das Verständnis füreinander wachsen.

Übersicht • Materialien

- Infoblatt 8: Umgang mit Gefühlen
- Arbeitsblatt 8a: Umgang mit eigenen Gefühlen
- Arbeitsblatt 8b: Umgang mit kindlichen Gefühlen
- Aufkleber
- Flipchart

2.4.9 Sitzung 9: Die Bedeutung des Körpers in der Kindererziehung

2

Ziele der Sitzung

- ▶ für eigene körperliche Reaktionsmuster sensibilisieren
- ▶ Relevanz des Körpers und körperlicher Signale stärker ins Bewusstsein rufen
- ▶ Empathie für die kindliche Perspektive entwickeln

Hintergrundwissen für Trainerinnen

Oft fällt in der Arbeit mit Patientinnen mit Borderline-Störung auf, dass die Frauen wenig Gefühl für den eigenen Körper haben. Sie kleiden sich nicht witterungsgerecht, haben Schwierigkeiten, einen angemessenen Abstand zum Gegenüber zu halten oder stoßen sich oft an Gegenständen. Auch für den Körper und die feinen körperlichen Signale des Kindes sind sie weniger sensibel: Oft sind die Kinder zu warm oder zu dünn gekleidet; die Mütter nehmen die Kinder auf den Schoss, wenn ihnen gerade danach ist, ohne wahrzunehmen, ob das Kind gerade Nähe möchte oder nicht; der Umgang ist insgesamt häufig »ruppig«.

Der Körper selbst und der Körperausdruck als Mittel der Kommunikation sind den Frauen oft nicht bewusst. Die Entfremdung der Mütter gegenüber dem eigenen Körper ist in vielen Fällen die Folge erlebter Grenzverletzungen und stellt einen Bewältigungsversuch dar. Ihr Verhalten ihrem Kind gegenüber führt jedoch nicht selten dazu, dass sich auch das Kind vom eigenen Körper entfremdet.

Das ist besonders deshalb ein Problem, weil wir uns alle, und insbesondere Kinder, im Zweifel eher auf körperliche Signale als auf verbale Botschaften verlassen. Gleichzeitig steht Kindern das Mittel des verbalen Austauschs nicht von Beginn an zur Verfügung, sie nutzen hauptsächlich ihren Körper, um sich mitzuteilen. Diese Signale übersieht die Mutter dann.

Den Müttern auf der anderen Seite ist kaum bewusst, dass sie ihren Körper einsetzen können und sollten, um eine Botschaft zu übermitteln. Noch weniger realisieren sie, dass sie aus Sicht des Kindes körperlich übermächtig sind.

In dieser Sitzung geht es darum, mittels einer erlebnisorientierten Übung den Körper als Kommunikationsmittel stärker ins Bewusstsein der Mütter zu holen und für seinen sinnvollen Einsatz zu sensibilisieren. Als Maßgabe dafür, was sinnvoll ist, wird die Übernahme der Kinderperspektive genutzt.

Wir betrachten in dieser Sitzung einen Spezialfall der körperlichen Mutter-Kind-Interaktion, nämlich die Interaktion in Konfliktsituationen. Diese stellt für Frauen eine besondere Herausforderung dar, im besonderen Maße für Mütter, die als Kind Opfer von Gewalt waren. Sie erleben ihre eigenen Kinder in körperlichen Konflikten (z. B. wenn das Kind die Mutter schlägt) als »übermächtige Angreifer« und reagieren entweder ebenfalls mit körperlicher Gewalt oder mit Konfliktvermeidung und Unterwerfung. Es fällt ihnen schwer, den Körper angemessen zum Wohle des Kindes oder zum Schutze Dritter einzusetzen. Obwohl das Übungsbeispiel sich auf die körperliche Interaktion in Konfliktsituationen bezieht, soll deutlich werden, dass die körperlichen Signale auch in anderen, harmonischen Situationen wichtig sind und dem Kind auch Schutz bieten können, so z. B. beim Trösten.

Ablauf der Sitzung

Begrüßung. Die Tagesordnung wird vorgestellt.

Anspannung. Die aktuelle Anspannung jeder Teilnehmerin wird erfragt. Sollte eine Teilnehmerin eine Anspannung über 70 berichten, sollte auf Möglichkeiten zur Spannungsreduktion hingewiesen werden (z. B. Skills).

Achtsamkeitsübung. Eine Achtsamkeits- oder Aktivierungsübung (s. INFO 1b) wird durchgeführt.

Hausaufgabenbesprechung. Jede Teilnehmerin stellt ihre Hausaufgaben (AB 8b »Umgang mit kindlichen Gefühlen«) vor. Die Teilnehmerinnen sollten allein für das Erkennen eigener und kindlicher Emotionen positive Rückmeldung erhalten. Wichtig ist auch, den Zusammenhang von Gefühlen und (automatisierten) Handlungsimpulsen herauszuarbeiten. Sollten Teilnehmerinnen bereits alternative, angemessene Umgangsformen mit eigenen und den kindlichen Gefühlen praktiziert haben, sollten sie darin bestärkt und zur weiteren Übung ermutigt werden.

Die Aufkleber für erledigte Hausaufgaben werden verteilt.

Es folgt eine 20-minütige Pause.

Übung zum Einstieg in das Thema Körperkontakt. Das Thema der Sitzung wird benannt und es wird erläutert, dass Körperkontakt ein sehr wichtiges Kommunikationsmittel in der Erziehung ist.

Die Gruppenteilnehmerinnen bilden Paare. Eine Partnerin spielt die Mutter, eine das Kind. Letztere sollte dabei in die Hocke auf »Kinderhöhe« gehen. Aufgabe für die »Mutter« ist es, ihr »Kind« von einem im Raum markierten Punkt A nach Punkt B zu bringen. Dies soll möglichst ohne Worte geschehen. Das »Kind« will nicht und leistet Widerstand. Dann werden die Rollen gewechselt.

Auswertung der Übung. Im Anschluss an die Übung wird gesammelt, was den Teilnehmerinnen in ihren jeweiligen Rollen aufgefallen ist.

Zuerst wird aus der Perspektive des Kindes berichtet:

- Wie habe ich mich als Kind gefühlt?
- Was hat mich überzeugt mitzukommen?
- Was hat mich überhaupt nicht bewegt?

Danach wird aus der Sicht der Mütter erzählt:

- Wie habe ich mich gefühlt?
- Was habe ich gedacht?
- Was fiel mir schwer?
- Gibt es automatische Reaktionsmuster?
- Was hat funktioniert?

Anhand der Erfahrungen der Teilnehmerinnen werden am Flipchart Rahmenkriterien erarbeitet, wie der Körperkontakt zum Kind in Konfliktsituationen gestaltet werden sollte.

Beispiel • Hilfreiche Körperreaktionen in Konfliktsituationen

- Klarer und direkter Körperkontakt, von klaren, ruhigen Ansagen begleitet
- Augenkontakt
- Körperkontakt am Oberkörper/Schultern, anstatt z. B. an den Armen zu ziehen; das Kind länger und ruhig festhalten
- eher schiebend als ziehend
- nach Möglichkeit auf Augenhöhe, statt von oben herab (hinhocken)

2

Die Teilnehmerinnen werden aufgefordert, zu überlegen, wie sie vor dem Hintergrund dieser neuen Erkenntnisse den eigenen Körper in zukünftigen Konfliktsituationen einsetzen wollen und was für sie selbst und für das Kind langfristig hilfreich ist. Diese Punkte werden erneut am Flipchart gesammelt.

Hausaufgabe. Die Teilnehmerinnen sollen in der folgenden Woche Infoblatt 9 »Die Bedeutung des Körpers in der Kindererziehung« lesen und Arbeitsblatt 9 »Die Bedeutung des Körpers im Umgang mit Kindern« bearbeiten. Es sollte darauf hingewiesen werden, dass die in der Sitzung besprochenen Situationen Konfliktsituationen sind und der Körper ebenso in allen anderen Interaktionen mit dem Kind eine Rolle spielt, so z. B. beim Tragen, Kuscheln oder Trösten. Aufgabe ist es, sich in der körperlichen Interaktion mit dem Kind selbst zu beobachten und gleichzeitig auch die Körperreaktionen des Kindes wahrzunehmen.

Anspannung. Jede Teilnehmerin gibt ihre momentane Anspannung auf einer Skala von 0–100 an. Sollte eine Teilnehmerin eine Anspannung über 70 angeben, sollte nach gewünschter Unterstützung gefragt werden.

Take-Home-Message. Jede Mutter formuliert eine individuelle Take-Home-Message und notiert diese auf dem Bogen der Sitzung.

Zusammenfassung • Sitzung 9: Die Bedeutung des Körpers in der Kindererziehung

Es ist hilfreich, sich bewusst zu machen, was der eigene Körper ausdrückt. Wichtig ist es, die Wirkung des eigenen Körpers auf das Kind zu berücksichtigen. Die Körpersprache des Kindes zeigt oft, was das Kind will und was es sprachlich noch nicht vermitteln kann.

Übersicht • Materialien

- Infoblatt 9: Die Bedeutung des Körpers in der Kindererziehung
- Arbeitsblatt 9: Die Bedeutung des Körpers im Umgang mit Kindern
- Aufkleber
- Flipchart

2.4.10 Sitzung 10: Grundannahmen in der Kindererziehung

Ziele der Sitzung

- dysfunktionale Einstellungen erkennen
- sich von dysfunktionalen Einstellungen distanzieren
- individuelle Einstellungen und reale Tatsachen unterscheiden
- hilfreiche Einstellungen erarbeiten

Hintergrundwissen für Trainerinnen

Hilfreiche und weniger hilfreiche Grundannahmen prägen unser Denken und Verhalten. Dysfunktionale Grundannahmen über Erziehung und Mutterschaft können einen Teil der Probleme der Mütter mit Borderline-Störung erklären. Als Mythos werden durch Erfahrung geprägte Vorstellungen oder Grundannahmen bezeichnet, in denen das Menschen- und Selbstbild einer Person, einer Familie oder eines Kulturkreises zum Ausdruck kommen. Diese Mythen werden in der Regel für wahr gehalten, sind aber keine Tatsachen und bedürfen der individuellen Überprüfung.

Nicht nur Eltern mit einer Borderline-Störung übernehmen in der Kindererziehung oft dysfunktionale Einstellungen und Haltungen ihrer frühen Bezugspersonen. Häufig fehlt es jedoch gerade traumatisierten Eltern an Rollenvorbildern und entsprechenden gesunden Einstellungen zur Kindererziehung. Besonders in Krisen- und Stresssituationen greifen Eltern auf Einstellungen und Verhaltensweisen zurück, die sie selbst als Kind erfahren haben. Gleichzeitig wollen gerade Eltern mit einer eigenen leidvollen Kindheit ihren eigenen Kindern diese Erfahrung ersparen und alles besser machen. In diesem Spannungsfeld kommt es oft zu Überforderung sowie Versagens- und Insuffizienzerleben. Oft wirkt es entlastend, eigene Ansprüche und Überzeugungen zu relativieren.

Ablauf der Sitzung

Begrüßung. Die Tagesordnung wird vorgestellt.

Anspannung. Die aktuelle Anspannung jeder Teilnehmerin wird erfragt. Sollte eine Teilnehmerin eine Anspannung über 70 berichten, sollte auf Möglichkeiten zur Spannungsreduktion hingewiesen werden (z. B. Skills).

Achtsamkeitsübung. Eine Achtsamkeits- oder Aktivierungsübung (s. INFO 0.1b) wird durchgeführt.

Hausaufgabenbesprechung. Jede Teilnehmerin stellt ihre Hausaufgaben vor (AB 9 »Die Bedeutung des Körpers im Umgang mit Kindern«). Die Wahrnehmung des eigenen Körpers sowohl in »Nähe-Geborgenheit-Situationen« als auch in Konfliktsituationen sollte positiv bestärkt werden. Hier kann herausgearbeitet werden, welche Wirkung eine veränderte oder bewusste Wahrnehmung des eigenen Körpers auf das Kind hat.

Die Aufkleber für erledigte Hausaufgaben werden verteilt.

Es folgt eine 20-minütige Pause.

Gedankenreise. Eine der Trainerinnen leitet eine Gedankenreise an:

»Stellen Sie sich eine Situation vor, in der Sie Ihren Ansprüchen nicht genügt haben. Dies kann ein Streit sein, eine Situation, in der Sie die Kontrolle verloren haben, eine ungerechte Reaktion oder etwas anderes. Fühlen Sie sich in diese Situation ein … Nun denken Sie: ›Ich bin eine schlechte Mutter‹ Konzentrieren Sie sich auf diesen Gedanken. Nehmen Sie wahr, wie sich Ihr Erleben verändert …

Nun denken Sie wieder an die gleiche Situation. Wieder taucht der Gedanke auf, dass Sie eine schlechte Mutter sind. Beschreiben Sie diesen Gedanken: ›*Im Moment* denke ich, dass ich eine schlechte Mutter bin‹ Wie ist nun Ihr Erleben? Was verändert sich im Vergleich zu vorher?«

Besprechung der Übung. Es wird ein kurzer Austausch angeregt, in dem die Teilnehmerinnen berichten, was passiert, wenn sie den Gedanken »Ich bin eine schlechte Mutter« mit etwas Abstand betrachten. Im Anschluss wird das Prinzip von Grundannahmen anhand der »Brillenmetapher« erklärt: »Einstellungen sind wie Brillengläser. Wenn ich immer eine dunkle, bunte oder rosarote Brille trage, sehe ich die Welt entsprechend. Wenn ich also immerzu denke, ich sei eine schlechte Mutter, dann sehe ich mich selbst und in Interaktion mit meinem Kind genauso.«

Einführung in das Thema Grundannahmen. Arbeitsblatt 10a »Überzeugungen zum Umgang mit Kindern« wird ausgeteilt. Am Flipchart werden die entsprechenden Grundannahmen gesammelt. Als Anregung kann Arbeitsblatt 10a »Überzeugungen zum Umgang mit Kindern« zu Hilfe genommen werden. Jede Teilnehmerin wählt die Grundannahmen aus, die für sie besonders bestimmend sind. Eine Grundannahme, die viele der Mütter nennen, wird diskutiert und alternative Sichtweisen werden gemeinsam erarbeitet. Diese Alternativen werden am Flipchart festgehalten.

Ziel dieser Übung ist es zu verdeutlichen, dass Grundannahmen keine Tatsachen sind, sondern subjektive Sichtweisen, die nicht immer hilfreich sind.

Hausaufgabe. Die Teilnehmerinnen sollen in der folgenden Woche Infoblatt 10 »Hilfreiche und hinderliche Grundannahmen zur Kindererziehung« lesen und Arbeitsblatt 10 »Überzeugungen zum Umgang mit Kindern« bearbeiten. Jede Teilnehmerin sucht sich eine oder zwei für sie relevante hinderliche Grundannahmen aus dem Arbeitsblatt aus und soll dazu hilfreiche Gedanken formulieren. Die Auswirkung der neuen Formulierung auf den Alltag und die Interaktion mit dem Kind soll beobachtet werden.

Anspannung. Jede Teilnehmerin gibt ihre momentane Anspannung auf einer Skala von 0–100 an. Sollte eine Teilnehmerin eine Anspannung über 70 angeben, sollte nach gewünschter Unterstützung gefragt werden.

Take-Home-Message. Jede Mutter formuliert eine individuelle Take-Home-Message und notiert diese auf dem Bogen der Sitzung.

Zusammenfassung • Sitzung 10: Grundannahmen in der Kindererziehung

Gedanken und Überzeugungen bestimmen, wie wir uns fühlen. Es gibt hilfreiche Gedanken und nicht-hilfreiche Gedanken. Wichtig ist es, sich selbst in seinen Annahmen zu hinterfragen und zu lernen, hilfreiche von nicht-hilfreichen Überzeugungen zu unterscheiden.

Übersicht • Materialien

- Infoblatt 10: Hilfreiche und hinderliche Grundannahmen zur Kindererziehung
- Arbeitsblatt 10: Überzeugungen zum Umgang mit Kindern
- Flipchart
- Aufkleber

2.4.11 Sitzung 11: Selbstfürsorge für Mütter

Ziele der Sitzung

- Selbstfürsorgestrategien erlernen, die langfristig zur emotionalen Stabilität und Zufriedenheit beitragen
- Balance zwischen Selbstfürsorge und Sorge für das Kind finden
- Verantwortung für die eigene Befindlichkeit übernehmen
- Parentifizierung vorbeugen

Hintergrundwissen für Trainerinnen

Mutterschaft bedeutet oftmals, eigene Bedürfnisse zugunsten der Bedürfnisse des Kindes zurückzustellen. Frauen mit einer Borderline-Störung zeichnen sich oft durch sehr hohe Ansprüche und einem Streben nach Perfektionismus bezüglich ihrer Rolle als Mutter aus. Sie verfügen gleichzeitig jedoch über wenig soziale Unterstützung. Schnell stellt sich daher das Gefühl der Überforderung ein, verbunden mit dem Erleben, »nur noch zu funktionieren«. In Verbindung mit eingeschränkten Möglichkeiten der emotionalen Regulation kommt es leicht zu Dekompensation und/oder Parentifizierung.

Umso wichtiger ist es, die vorhandenen Möglichkeiten und Freiräume so zu nutzen, dass das Frustrationserleben verringert und die Zufriedenheit erhöht wird. Viele Frauen verstehen unter Selbstfürsorge überwiegend kurzfristig wirksame angenehme Aktivitäten, wie fernsehen, schlafen, shoppen, Kino, sich am Computer beschäftigen oder ausgehen. Diese Formen der Regeneration und Ablenkung sind berechtigt und wichtig, sollten jedoch durch langfristig wirksame Strategien der Selbstfürsorge ergänzt werden.

Neben Achtsamkeit (Selbstakzeptanz) und basalen Maßnahmen zur körperlichen Gesundheit (essen, schlafen, Bewegung, Drogenabstinenz) gehören dazu Aktivitäten, die kurzfristig Disziplin und Planung erfordern, die aber notwendig sind, um langfristige Ziele zu erreichen und das Wohlbefinden nachhaltig zu steigern. Die Teilnehmerinnen sollen in dieser Sitzung mehr Bewusstheit darüber erlangen, wie sie kurz- und langfristig wirksame Strategien der Selbstfürsorge sinnvoll anwenden und damit mehr Verantwortung für das eigene Wohlbefinden übernehmen können.

Ablauf der Sitzung

Begrüßung. Die Tagesordnung wird vorgestellt.

Anspannung. Die aktuelle Anspannung jeder Teilnehmerin wird erfragt. Sollte eine Teilnehmerin eine Anspannung über 70 berichten, sollte auf Möglichkeiten zur Spannungsreduktion hingewiesen werden (z. B. Skills).

Achtsamkeitsübung. Eine Achtsamkeits- oder Aktivierungsübung (s. INFO 0.1b) wird durchgeführt.

Hausaufgabenbesprechung. Jede Teilnehmerin stellt ihre Hausaufgaben vor (AB 10a »Überzeugungen zum Umgang mit Kindern«). Sollten Teilnehmerinnen Schwierigkeiten gehabt haben, hilfreiche Annahmen zu formulieren, kann die Gruppe dabei helfen. Die hilfreichen Annahmen werden auf besondere Erinnerungskarten geschrieben.

Das Pro und Kontra der Grundannahmen wird mit Hilfe zweier Handpuppen (z. B. Teufel und Prinzessin) erörtert. Zwei Teilnehmerinnen bekommen jeweils eine Handpuppe. Eine Puppe verteidigt die Grundannahme der jeweiligen Teilnehmerin, die an-

dere argumentiert für eine alternative Sichtweise. Die Puppe, die dagegen argumentiert, kann in der Gruppe weitergegeben werden, wenn einer Teilnehmerin ein neues Argument einfällt. Ziel ist es, eine hilfreichere bzw. distanziertere Formulierung für die Grundannahme zu entwickeln. Diese soll auf dem Flipchart notiert werden.

Die Aufkleber für erledigte Hausaufgaben werden verteilt.

Es folgt eine 20-minütige Pause.

Imaginationsübung. Eine der Trainerinnen leitet die Imaginationsübung an:

»Stellen Sie sich vor, Sie könnten heute nach der Gruppe den Rest des Tages all das tun, wonach Ihnen ist. Sie verlassen die Gruppe. Was machen Sie als Erstes?«

Besprechung der Übung. Am Flipchart werden die Ideen der Teilnehmerinnen gesammelt und besprochen. Anschließend sollte dazu übergeleitet werden, den Teilnehmerinnen zu erklären, was wichtig ist an Selbstfürsorge und wer davon profitiert (die Mutter selbst *und* das Kind). Umsetzungsstrategien und -möglichkeiten sollen individuell abgeklärt werden. Die kurz- und langfristigen Wirkungen der vorgestellten Selbstfürsorgestrategien werden diskutiert. Dabei kann die Tabelle aus dem Infoblatt 11 »Selbstfürsorge« zu Hilfe genommen werden.

Hausaufgabe. Das Infoblatt 11 »Selbstfürsorge« soll gelesen werden. Das Arbeitsblatt 11 »Selbstfürsorge« wird in der Gruppe besprochen. Die Teilnehmerinnen sollen sich in der Sitzung überlegen, was sie sich für die folgende Woche vornehmen (Strategien), und dabei mögliche innere und äußere Hindernisse einbeziehen. Kurz- und langfristige Konsequenzen sollen zu Hause notiert werden.

Anspannung. Jede Teilnehmerin gibt ihre momentane Anspannung auf einer Skala von 0–100 an. Sollte eine Teilnehmerin eine Anspannung über 70 angeben, sollte nach gewünschter Unterstützung gefragt werden.

Take-Home-Message. Jede Mutter formuliert eine individuelle Take-Home-Message und notiert diese auf dem Bogen der Sitzung.

Zusammenfassung • Sitzung 11: Selbstfürsorge für Mütter

Als Mutter ist man häufig damit beschäftigt, die Grundbedürfnisse des Kindes zu befriedigen. Die eigenen Bedürfnisse bleiben dabei oft auf der Strecke. Es ist wichtig, auch für sich selbst Sorge zu tragen. So ist es auch wieder möglich, sich mit mehr Kraft und unter Umständen auch mit mehr Ruhe um das Kind zu kümmern.

Übersicht • Materialien

- Infoblatt 11: Selbstfürsorge
- Arbeitsblatt 11: Selbstfürsorge
- Karteikarten zum Notieren der hilfreichen Annahmen
- Flipchart
- Aufkleber
- Handpuppen

2.4.12 Sitzung 12: Abschluss

Ziele der Sitzung

- ▶ Lernschritte verankern und verstärken
- ▶ für die Zeit nach dem Training orientieren

Hintergrundwissen für Trainerinnen

Die letzte Sitzung sollte auf Ressourcen und positive Entwicklung fokussieren. Bei den meisten Teilnehmerinnen wird nach Abschluss des Trainings weiterer Unterstützungsbedarf bestehen. In dem Fall können die betreffenden Teilnehmerinnen ihren konkreten Bedarf formulieren und entsprechende Pläne und Schritte in Richtung ihrer Ziele entwickeln (z. B. Elterntraining, Erziehungsberatung, Kinderbetreuung, DBT-Skillsgruppe).

Es kann sein, dass einige Teilnehmerinnen Schwierigkeiten haben werden, sich auf die in dieser Sitzung durchzuführende Imaginationsübung einzulassen. Es geht dann darum zu erarbeiten, was den Teilnehmerinnen als hilfreich erscheint, was für sie wichtig war und was sie gelernt haben.

Ablauf der Sitzung

Begrüßung. Die Tagesordnung wird vorgestellt.

Anspannung. Die aktuelle Anspannung jeder Teilnehmerin wird erfragt. Sollte eine Teilnehmerin eine Anspannung über 70 berichten, sollte auf Möglichkeiten zur Spannungsreduktion hingewiesen werden (z. B. Skills).

Achtsamkeitsübung. Eine Achtsamkeits- oder Aktivierungsübung (s. INFO 0.1b) wird durchgeführt.

Hausaufgabenbesprechung. Jede Teilnehmerin stellt ihre Hausaufgaben vor (AB 11 »Selbstfürsorge«). Es sollte herausgearbeitet werden, welche Strategien der Selbstfürsorge gut funktioniert haben und welche Hindernisse der Ausführung im Weg standen. Alternativstrategien können in der Gruppe erarbeitet und diskutiert werden. Kurz- und langfristige Folgen der Selbstfürsorge werden analysiert und unterschieden.

Die Aufkleber für erledigte Hausaufgaben werden verteilt.

Es folgt eine 20-minütige Pause.

Imaginationsübung. Eine der Trainerinnen leitet die folgende Imaginationsübung an:

»Stellen Sie sich vor, Sie befinden sich auf einer Reise. Wir sind ein Stück zusammen gereist. Gehen Sie mit Ihrer Erinnerung zum Beginn unserer gemeinsamen Zeit in der Gruppe. Wie sind Sie gestartet? Was hatten Sie im Gepäck? … Vergegenwärtigen Sie sich den Weg, den Sie zurückgelegt haben – was waren für Sie Hindernisse, was haben Sie erlebt? … Wir sind nun am Ende der gemeinsamen Reise angelangt. Was möchten Sie mitnehmen? … Was möchten Sie zurücklassen?«

Auswertung der Übung. Die Teilnehmerinnen schildern ihre eigene Imagination und erklären die von ihnen verwendeten Bilder. Die Trainerinnen achten darauf, dass jede Teilnehmerin erläutert, was sie mitnehmen wird und was sie zurücklassen möchte. Die Teilnehmerinnen schreiben auf Erinnerungskarten, was sie mitnehmen möchten.

Wechselseitiges Feedback. Die Teilnehmerinnen sollen einander Feedback zu folgenden Fragen geben:

- ▶ Welche positiven Veränderungen habe ich an der anderen Mutter bemerkt?
- ▶ Was möchte ich ihr mitgeben?

Wichtig ist es, dass die Trainerinnen darauf achten, dass keine abwertenden Aussagen gemacht werden (s. INFO 1c). Im Anschluss geben auch die Trainerinnen Feedback an die Teilnehmerinnen.

AB 3b »Wünsche und Ziele für das eigene Kind« wird rausgeholt und besprochen.

Einlösen der Bonuspunkte. Die Trainerinnen sollten sich im Vorhinein überlegen, mit welcher Aufmerksamkeit sie die Teilnehmerinnen für das regelmäßige Durchführen der Hausaufgaben belohnen können. Jede Teilnehmerin bekommt eine kleine Aufmerksamkeit (z. B. Tee, ein kleines Buch o. Ä.).

Verabschiedung. Als Letztes verabschieden sich die Teilnehmerinnen und die Trainerinnen voneinander.

Anspannung. Jede Teilnehmerin gibt ihre momentane Anspannung auf einer Skala von 0–100 an. Sollte eine Teilnehmerin eine Anspannung über 70 angeben, sollte nach gewünschter Unterstützung gefragt werden.

Übersicht • Materialien

- ▶ Erinnerungskarten
- ▶ Aufkleber
- ▶ Bonusprämien

3 Die Durchführung des Trainings in verschiedenen Settings

Das Training wurde zunächst als ambulantes Angebot konzipiert und evaluiert. In der Praxis wird es jedoch inzwischen in verschiedenen Settings umgesetzt und für diese entsprechend angepasst. In diesem Kapitel gehen wir exemplarisch auf Anwendungsmöglichkeiten in stationären Einrichtungen der Erwachsenenhilfe sowie in Mutter-Kind-Einrichtungen ein. Der Abschnitt zum Thema Einzeltherapie geht darauf ein, wie bei einem fehlenden Gruppenangebot das Manual in der Einzeltherapie mit betroffenen Müttern genutzt werden kann.

3.1 Das Gruppentraining im stationären Setting

Da Mütter mit einer schweren Borderline-Symptomausprägung häufig stationär behandelt werden, ist eine Adaptation des Gruppentrainings für ein solches Behandlungssetting naheliegend und notwendig. Im Folgenden werden die Änderungen hinsichtlich der Rahmenbedingungen sowie allgemeine Empfehlungen dargestellt. Diese Anpassungen wurden aus den Rückmeldungen von Therapeutinnen sowie eigenen Erfahrungen mit der Durchführung des Trainings im stationären Kontext abgeleitet.

3.1.1 Rahmenbedingungen und allgemeine Empfehlungen

In seiner Konzeption für das stationäre Setting beinhaltet das Gruppentraining ebenfalls zwölf Sitzungen à 90 Minuten und behandelt 12 Module. Die Gruppe ist jedoch als offene Gruppe konzipiert: Bis einschließlich Modul 9 können neu aufgenommene Mütter zu der laufenden Gruppe hinzukommen. In diesem Fall werden zu Beginn der jeweiligen Sitzung wichtige Inhalte der vorhergehenden Sitzungen durch die Teilnehmerinnen kurz rekapituliert. Diese können die Zusammenfassung als Wiederholung nutzen und sich gleichzeitig als Expertinnen im Umgang mit ihrer Erkrankung und den Erziehungsfragen erleben. Bei Bedarf können die Informationsblätter der vorherigen Sitzungen an die neu dazugekommenen Mütter zum Nachlesen verteilt werden. Dies sollte im Einzelfall entschieden und besprochen werden, da eine mögliche Überforderung der neuen Teilnehmerinnen durch zu viel theoretischen Input in jedem Fall zu vermeiden ist. So-

fern in einer Sitzung deutlich wird, dass eine Mutter bei dem behandelten Thema Unterstützung braucht, sollte nach der jeweiligen Sitzung individuell erarbeitet werden, wie diese aussehen kann und was dafür nötig ist. Gegebenenfalls kann dies in Kooperation mit der Sozialarbeiterin auf der Station geschehen. In jedem Fall sollten die Mütter dazu ermutigt werden, sich zwischen den Sitzungen in Kleingruppen zu treffen. So können sich die Teilnehmerinnen nicht nur gegenseitig unterstützen und austauschen, sondern auch die Hausaufgaben gemeinsam bearbeiten. Im Idealfall besteht für die Mütter die Möglichkeit, das Gruppentraining nach ihrer Entlassung als ambulante Teilnehmerin abzuschließen.

Vorbereitung und Aufnahmevoraussetzungen

Die wesentliche Voraussetzung für die Gruppenteilnahme ist die primäre Diagnose einer Borderline-Persönlichkeitsstörung. Eine weitere notwendige Bedingung stellt die Abwesenheit akuter Kindeswohlgefährdung dar. Im Unterschied zur ambulanten Durchführung des Trainings ist diese Teilnahmevoraussetzung im stationären Setting i. d. R. erfüllt: Auch wenn eine Mutter ihr gefährdendes Verhalten noch nicht vollständig zu kontrollieren vermag, befindet sie sich für den Zeitraum des Trainings in einer geschützten Einrichtung und hat nur unregelmäßigen Kontakt zu ihrem Kind. Wichtig ist, dass vor der Teilnahme am Gruppenprogramm die Diagnostik der Borderline-Störung sowie die Aufklärung darüber erfolgen. Dies ist insbesondere auch dann zu berücksichtigen, wenn die Diagnose der BPS im Rahmen des stationären Aufenthaltes erstmalig gestellt wird. Um bei stationärer Anwendung des Gruppentrainings einen Transfer in den Erziehungsalltag zu gewährleisten, ist es nötig, dass die Mütter Möglichkeiten der Interaktion mit ihrem Kind haben. Daher wird empfohlen, dass die Mütter ihre Kinder für die Dauer des Trainings mindestens alle 14 Tage sehen. Allerdings stellt dies keine Voraussetzung für die Aufnahme dar, die Übungen können auch untereinander bzw. in Rollenspielen durchgeführt werden (s. u.).

Vorgespräch

Wie im ambulanten sollte auch im stationären Setting das Vorgespräch dazu genutzt werden, die familiäre Konstellation und die Schwierigkeiten der Teilnehmerin in der Kindererziehung zu explorieren sowie das Training vorzustellen. Auch sollte geklärt werden, wie häufig und in welcher Form die Mutter in Kontakt zu ihrem Kind steht. Bezüglich des Ablaufs des Trainings sollen die Mütter – abhängig davon, in welcher Sitzung sie einsteigen –über die Möglichkeit einer ambulanten Fortführung des Gruppentrainings informiert werden. Auch sollte später einsteigenden Müttern die Gruppenregeln (Grundannahmen, Feedback-Regeln, Hausaufgaben, Rollenspiele) erläutert werden. Weitere Informationen über den zeitlichen Aufwand, die Rahmenbedingungen und Kosten sind nicht notwendig, sofern sie den allgemeinen Bedingungen der stationären Gruppentherapien entsprechen und der Teilnehmerin bei der Aufnahme erklärt wurden.

3.1.2 Aufbau des Trainings

Im Weiteren werden die wesentlichen modulübergreifenden Änderungen des Trainings für den stationären Bereich dargestellt.

Struktur der Sitzungen

Die grundsätzlich praktische Ausrichtung des Trainings ist bei stationärer Anwendung noch bedeutender als im ambulanten Setting. Daher werden der theoretische Input und die psychoedukativen Inhalte im Vergleich zur ambulanten Durchführung gekürzt (z. B. kann in Sitzung 2 die Rosinenübung weggelassen werden und direkt Übungen ausprobiert werden, die im Alltag mit Kindern angewandt werden können). Nicht nur sind die einzelnen Sitzungen dadurch zeitlich kürzer, auch eine Überforderung der teils sehr belasteten Teilnehmerinnen wird so vermieden. Analog zum ambulanten Setting werden nach einer kurzen Begrüßung und einer Achtsamkeitsübung zunächst die Hausaufgaben der letzten Sitzung besprochen. Die Pause ist im stationären Setting auf 10 Minuten ausgelegt. Nach der Pause beginnt die Einführung in das neue Thema, indem – im Unterschied zur ambulanten Durchführung – direkt mit einer praktischen Übung begonnen wird. Hinsichtlich der Besprechung bzw. Auswertung der jeweiligen Übung sollen die theoretischen Erklärungen kurz ausfallen. Der Fokus soll darauf liegen, die betroffenen Mütter zur Reflektion ihrer persönlichen Erfahrungen anzuregen und zur individuellen Umsetzung des Neugelernten zu motivieren. Als Hilfestellung für einen direkten Bezug zum eigenen Erleben sollen Fragen seitens der Trainerinnen dienen (z. B. »Was bedeutet das konkret für Sie?«, »Wie können Sie das im Umgang mit Ihrem Kind umsetzen?«). Daran anknüpfend folgt jeweils die individuelle Take-Home Message am Ende der Sitzung, welche das Vorhaben für diese praktische Umsetzung explizit aufgreift.

Hausaufgaben

Den Hausaufgaben kommt auch im stationären Behandlungssetting eine zentrale Rolle zu, wenngleich z. T. der Umfang der Aufgabenstellung gekürzt bzw. deren Komplexität verringert wird. Im Sinne der praktischen Ausrichtung des Trainings sollen die Mütter die Arbeits- und Informationsblätter selbstständig zwischen den Sitzungen und nicht bereits in der Gruppe lesen. Fragen diesbezüglich können ggf. untereinander in den Hausaufgaben-Gruppen geklärt werden. Die meisten Hausaufgaben lassen sich am besten in der direkten Interaktion mit dem Kind durchführen. Alternativ sind auch Imaginations- und Reflexionsübungen möglich. Die Teilnehmerinnen sollten auch dazu ermuntert werden, die Hausaufgaben in Rollenspielen miteinander durchzuführen (eine Teilnehmerin spielt sich selbst, eine andere das Kind). Grundsätzlich sollten die Trainerinnen deutlich machen, dass das praktische Erproben favorisiert wird und die Mütter dahingehend motivieren.

Transfer in den Alltag

Bei der praktischen Umsetzung der neugelernten Inhalte – zunächst unter den aktuellen stationären und später unter Alltagsbedingungen – sollen die Mütter im Rahmen

der Take-Home-Message unterstützt werden (z. B. aus Sitzung 6 »Die Struktur hier auf Station hilft mir, den Alltag unter Kontrolle zu halten. Zu Hause werde ich mehr feste Strukturen einführen«). Eine hilfreiche Frage seitens der Trainerinnen könnte sein: »Wie können Sie das im Rahmen Ihrer aktuellen Kontaktmöglichkeiten mit Ihrem Kind bis zur nächsten Sitzung umsetzen?« Weiterhin sollte der Transfer in den Alltag für die Zeit nach der Entlassung ein zentraler Bestandteil jeder Hausaufgabenbesprechung sein. Die Trainerinnen leiten die Mütter dabei durch gezielte Fragen an (z. B. »Was bedeutet das für Ihren Alltag mit dem Kind, so wie er normalerweise ist?«, »Welche besonderen Schwierigkeiten/Herausforderungen könnten sich im Alltag zeigen?«). Im stationären Behandlungssetting ist davon auszugehen, dass nicht alle Mütter zwischen den Sitzungen persönlichen Kontakt zu und entsprechende Übungsmöglichkeiten mit ihrem Kind haben. Folglich sind die anleitenden Fragen der Trainerinnen an das Thema der Sitzung, die individuellen Herausforderungen der Mütter und vor allem an die Kontaktsituation mit dem Kind anzupassen. Sofern während der stationären Behandlung Kontakt zum Kind besteht, findet dieser unter besonderen Bedingungen statt. Daher sollten sowohl bei der Take Home Message als auch beim Transfer im Zuge der Hausaufgabenbesprechung abweichende und erschwerende Alltagsbedingungen thematisiert und individuell abgeklärt werden.

3.2 Anwendungsbereich Mutter-Kind-Einrichtung

Die Idee zu dem Manual entstand ausgehend von den Erfahrungen in einer Mutter-Kind-Einrichtung. Das Programm wird dort seitdem erfolgreich angewendet und wurde inzwischen in weiteren ähnlichen Einrichtungen implementiert. In diesem Abschnitt wird auf Besonderheiten und Unterschiede zu dem rein ambulanten Setting und stationären Einrichtungen der Erwachsenenpsychiatrie eingegangen. Für Mitarbeiterinnen einer Mutter-Kind-Einrichtung stellt sich die besondere Herausforderung, einerseits eine emotionale Nähe zu den Müttern und ihren Kindern aufzubauen, zugleich jedoch professionell handeln zu müssen. Häufig ist es hier schwierig, Distanz zu bewahren und dennoch die Bedürfnisse und Anforderungen von Müttern und Kindern im Auge zu behalten.

Mutter-Kind-Einrichtungen sind Einrichtungen der Jugendhilfe nach § 19 SGB VIII, die sich in der Regel in freier Trägerschaft befinden. Die Zielgruppe ist vielfältig. Wir möchten hier auf Einrichtungen eingehen, die ein Angebot für psychisch erkrankte erwachsene Schwangere und Mütter kleiner Kinder bereitstellen.

Es gibt je nach Bedarf sowohl vollstationäre Einrichtungen als auch Wohngruppen mit geringerer Betreuung. Oft sind die Angebote auch Teil eines Betreuungsverbundes, der den Übergang von sehr intensiv zu weniger intensiv betreuten Wohnformen bis hin zum Betreuten Einzelwohnen ermöglicht. Die Frauen kommen teilweise eigenmotiviert, oft aber auch auf Veranlassung des Jugendamtes als Auflage oder mit einem Clearingauftrag, um zu klären, ob sie weiter mit dem Kind zusammenleben können. Die Verweil-

dauer in der Einrichtung beträgt je nach Bedarf in der Regel einige Monate bis zwei Jahre, in Einzelfällen auch länger.

Die Betreuung erfolgt üblicherweise durch ein multiprofessionelles Team aus Erzieherinnen und Sozialpädagoginnen, ergänzt durch andere Berufsgruppen wie z. B. Psychologinnen, Ergotherapeutinnen und Hauswirtschafterinnen. Angeboten werden Gruppen- und Einzelaktivitäten für die Eltern und Kinder, Hilfe bei der Erziehung und Alltagsbewältigung sowie Unterstützung bei individuellen Problemlagen. Je nach Auftrag und personeller Ausstattung gibt es auch spezifische therapeutische Angebote für Mütter und Kinder.

Einrichtungsbezogene Voraussetzungen, um eine BPS-Müttergruppe anzubieten

In den Wohneinrichtungen ist es häufig nicht leicht, zusätzliches Personal zur Verfügung zu stellen. Dennoch sollte die Gruppe von zwei Anleiterinnen durchgeführt werden. Zusätzlich ist es oft notwendig, eine Kinderbetreuung für die Zeit der Gruppe anzubieten.

Die Mutter sollte die Gelegenheit zu regelmäßigen begleitenden Einzelgesprächen haben (vgl. Abschn. 4.1). Diese können innerhalb oder auch außerhalb der Einrichtung stattfinden. Die Therapeutinnen oder Betreuerinnen sollten jedoch in der Gesprächsführung geschult und mit dem Programm vertraut sein.

Es sollte ausreichend Zeit zur Verfügung stehen: für Fortbildung und Schulung im Manual der Kolleginnen, für die Vor- und Nachbereitung der Gruppe und ggf. für den Austausch mit Bezugsbetreuerinnen oder Einzeltherapeutinnen.

Besonders in der Anfangsphase und bei unerfahrenen Gruppenleiterinnen ist eine regelmäßige Supervision durch eine in dem Programm oder ersatzweise in DBT erfahrene Supervisorin erforderlich.

Einschlusskriterien für die Teilnahme an der Gruppe

Das Manual wurde speziell für Mütter mit Borderline-Störungen entwickelt. Die Besonderheit in Mutter-Kind-Einrichtungen ist jedoch, dass zunächst die kindeswohlgefährdende, oft sehr akute Problemkonstellationen der Frauen und ihrer Kinder im Mittelpunkt stehen und eine gründliche klinisch-psychologische Diagnostik im Betreuungsalltag dabei nur eine untergeordnete Rolle spielt oder gar nicht stattfindet.

Die Zuordnung zu der Gruppe erfolgt daher meistens nach pragmatischen Kriterien wie: Kann die Mutter von dem Programm profitieren? Gibt es noch freie Plätze? Wie kriegen wir die Gruppe voll?

Die exemplarisch befragten Einrichtungen berichten bei einem solchen Vorgehen grundsätzlich über gute Erfahrungen. Es entstehe in der Regel eine starke Gruppenkohäsion aufgrund der gemeinsamen Problembereiche »psychische Erkrankung« und »Mutterschaft«. Entscheidend ist, dass es gelingt, eine offene und akzeptierende Gruppenkultur zu etablieren, in der die häufig stark belasteten und stigmatisierten Frauen sich angenommen und unterstützt fühlen, Zuversicht in eigene Bewältigungskompetenzen entwickeln und auf dieser Basis an der Verbesserung ihrer mütterlichen Fertigkeiten arbeiten können. Insofern spricht aus bisheriger Sicht einiges dafür, die diagnostischen Kriterien für eine Gruppenteilnahme in diesem Rahmen etwas weiter zu fassen. Es sollte

allerdings darauf geachtet werden, dass die Teilnehmenden über ein ausreichendes Maß an Gruppenfähigkeit verfügen. Ausschlusskriterien wären beispielsweise akute Psychosen oder dauerhaft und massiv gruppenstörenden Verhaltens. Entscheidend ist darüber hinaus das Commitment für die Gruppenregeln (s. Kap 2.1).

Verpflichtende vs. freiwillige Gruppenteilnahme

Während die Teilnehmerinnen an ambulanten Gruppen in der Regel über ein gutes Funktionsniveau verfügen und meistens eine hohe Eigenmotivation mitbringen, muss diese bei Bewohnerinnen, die nicht (ganz) freiwillig in der jeweiligen Einrichtung sind, oft erst aufgebaut werden. Dies gelingt am besten durch die Haltung in der Einrichtung, dass das Gruppenangebot als eine Chance zu Unterstützung und Hilfe angesehen wird. Gleichzeitig sollte vermittelt werden, dass es sich um ein Angebot handelt, für das auch ein entsprechendes Engagement und Verbindlichkeit erwartet werden. Es sollte immer sichergestellt werden, dass die Teilnehmerinnen ein Minimum an Problembewusstsein und Veränderungsmotivation zeigen. Die Entscheidung für einen neuen Weg, die die Frauen treffen und immer wieder erneuern müssen, wird als entscheidender Wirkfaktor für eine erfolgreiche Teilnahme an dem Training angesehen.

Besonderheiten für die Gruppendurchführung

Ähnlich wie im stationären Setting überwiegen auch in den Mutter-Kind-Einrichtungen Frauen mit schwereren psychischen und teilweise auch intellektuellen Beeinträchtigungen. Sich mit eigenen Defiziten und insbesondere mit eigenen potentiell schädlichen Einflüssen auf das eigene Kind auseinanderzusetzen, fällt den Betroffenen oft sehr schwer.

Die folgenden Strategien werden in diesem Zusammenhang als besonders wichtig angesehen:

- Besonders zu Beginn den Schwerpunkt auf eine gute Gruppenkohärenz legen, im Zweifelsfall lieber auf Inhalt verzichten.
- Selbstöffnung der Trainerinnen (zur Reduzierung von Schamerleben der Teilnehmerinnen)
- Klarheit beim Einhalten der inhaltlichen und zeitlichen Struktur
- Wenn nötig Inhalte reduzieren und vereinfachen, anhand von Beispielen aus dem Alltag der Teilnehmerinnen veranschaulichen
- Weniger dozieren – Inhalte stattdessen in der Gruppe in Runden und am Flipchart erarbeiten. Zu viel Input kann die Passivität in der Gruppe fördern.
- Kreativer und spielerischer Umgang mit Materialien und Metaphern (z. B. für die Einschätzung der eigenen Anspannung einen Luftballon aufpusten)

Teilnahme an mehreren Durchläufen

Immer wieder gibt es den Wunsch von Teilnehmerinnen, nach Abschuss eines Gruppendurchlaufes ein weiteres Mal teilzunehmen. Hierin liegt eine große Chance, sowohl für die Teilnehmerin als auch für die Gruppe. Zum einen können in einem Auswertungsgespräch nach dem ersten Durchlauf Hindernisse und therapiestörende Verhaltensweisen thematisiert werden (»Wenn Sie weitermachen wollen, erwarten wir, dass Sie

Ihre Hausaufgaben zuverlässiger machen – kriegen Sie das hin?«), zum anderen können neue Ziele angesteuert werden, da das Kind inzwischen älter geworden ist oder die Mutter sich weiterentwickelt hat. Oft können Mütter die Inhalte beim zweiten oder dritten Durchgang noch einmal besser verarbeiten und vertiefen. Die Gruppe wiederum kann von den Erfahrungen der Teilnehmerin profitieren: »Ich habe mich am Anfang auch nicht getraut, an den Rollenspielen teilzunehmen, inzwischen merke ich, wie sehr sie mir helfen.«

Vernetzung mit dem Betreuungsteam

In vielen Fällen wird die Gruppe von geschulten Pädagoginnen durchgeführt, die gleichzeitig in der Betreuungsarbeit vor Ort sind. Das bietet den Vorteil, dass der Transfer von der Gruppe in den Alltag der Frauen unterstützt werden kann und umgekehrt.

Hilfreich ist beispielsweise das Angebot einer Kinderbetreuung, um Zeit für die Hausaufgaben zu haben oder auch die Möglichkeit, mit einer Betreuerin über eine Aufgabe sprechen zu können.

Dabei braucht es jedoch gute Absprachen und Regeln, damit die Frauen sich nicht überwacht und bevormundet fühlen und ihr Bedürfnis nach Selbstbestimmung und Vertraulichkeit gewahrt bleibt. Die Gruppe sollte einen geschützten Raum darstellen und die Gruppenleiterinnen sollten in der Lage sein, ihre Rolle als Betreuerinnen und Gruppenleiterinnen auseinander zu halten. Das heißt z. B., dass Inhalte aus dem Betreuungsalltag nicht ohne Rücksprache mit der Betroffenen in der Gruppe thematisiert werden und umgekehrt Inhalte aus der Gruppe nicht in den Betreuungsalltag getragen werden.

Entsprechend sollte Vertraulichkeit auch unbedingt mit den Teilnehmerinnen bei dem Aufnahmegespräch vereinbart werden, damit alle möglichst ungestört von Alltagskonflikten an ihren Themen arbeiten können. Anders als in ambulanten Gruppen begegnen sich die Frauen nach der Gruppensitzung möglicherweise mit ihren Kindern in der gemeinsamen Küche und müssen dafür in der Lage sein, jeweils in einen anderen Modus umzuschalten.

Vorteilhaft ist es auch, wenn die zweite Gruppenleiterin nicht direkt in die Betreuungsarbeit involviert ist und damit etwas Abstand hat.

3.3 Das Training im Einzelsetting

3.3.1 Das Thema »Kinder« in der psychotherapeutischen Behandlung von Frauen mit einer Borderline-Störung

Häufig haben Mütter mit einer Borderline-Störung schon Erfahrungen mit Psychotherapie und/oder sie befinden sich aktuell in psychotherapeutischer Behandlung. In der Regel sind die Behandelnden psychologische oder ärztliche Psychotherapeutinnen, die in einem Richtlinienverfahren ausgebildet sind und überwiegend mit Erwachsenen arbeiten. Im günstigsten Fall haben sie ein spezialisiertes Konzept für die Behandlung ei-

ner Borderline-Störung und entsprechende Erfahrungen. Häufig steht jedoch die Mutterschaft nicht im Fokus der Behandlung. Das kann verschiedene Gründe haben:

- die Beziehung zum Kind ist unproblematisch und / oder es gibt diesbezüglich keinen Leidensdruck oder Behandlungsauftrag
- es gibt ein für Mutter und Kind ausreichend stützendes und schützendes privates oder institutionelles Netzwerk
- andere Probleme stehen im Vordergrund, das Thema Mutterschaft kommt nicht zur Sprache
- der oder die Behandelnde ist mit dem Thema nicht vertraut und / oder fühlt sich nicht zuständig

Meist liegt der Fokus bei der Behandlung der Borderline-Störung auf den aktuellen Problemen der Mutter und die Kinder werden dabei häufig nicht mitgedacht. Auch ist der Umgang mit der Thematik selten Teil der Ausbildung von Psychotherapeutinnen für Erwachsene. Aus unserer Sicht sollte das Thema Elternschaft vermehrt in der Psychotherapie berücksichtigt werden, da …

- das Kind ein wesentlicher Teil des Lebens ist, der starke Auswirkungen auf das Wohlbefinden der Mutter hat. Ist die Beziehung zum Kind gestört, leidet sowohl das Kind als auch die Mutter darunter. Umgekehrt wirken sich Verbesserungen im Mutter-Kind-Verhältnis und bei den erzieherischen Kompetenzen in der Regel nicht nur auf das Kind, sondern auch auf die psychische Gesundheit der Mutter günstig aus.
- aus ethischen und rechtlichen Gründen der Aspekt der Gefahrenabwehr für das Kind zu beachten ist, besonders wenn keine andere das Kind schützende Person oder Instanz involviert ist.
- Jugendämter oft davon ausgehen, dass Mütter, die sich in Therapie befinden, nicht so einen großen Hilfe- oder Kontrollbedarf haben bzw. davon ausgehen, dass die kindbezogenen Themen in der Psychotherapie behandelt werden.

Derzeit ist die Verfügbarkeit eines die Einzeltherapie begleitenden Gruppentrainings nach diesem Manual für betroffene Frauen leider noch sehr eingeschränkt. Auch wenn ein Gruppenangebot theoretisch verfügbar wäre, scheitert eine Teilnahme häufig an organisatorischen Hindernissen, vor allem an fehlender Kinderbetreuung und mangelnder zeitlicher Flexibilität.

Dennoch gibt es Möglichkeiten für Behandelnde, ihre Patientinnen im Umgang mit ihren Kindern zu unterstützen. Grundsätzlich empfehlen wir, die folgenden Punkte zu einem möglichst frühen Zeitpunkt der Therapievorbereitung zu thematisieren:

- Scheuen Sie sich nicht, genau nachzufragen und sich ein Bild davon zu machen, wie es der Mutter mit ihrem Kind geht. Richtlinien für eine einfühlsame Exploration finden Sie in Kapitel 4.1.1.
- Besprechen Sie mit Ihrer Patientin, inwieweit die Beziehung zum Kind Thema in der Therapie werden sollte.
- Drücken Sie offen und empathisch Ihre Sorge aus, sofern es Anlass dafür geben sollte. Unterstützen Sie Ihre Patientin aktiv dabei, sich bei entsprechenden Stellen Hilfe zu suchen.

Für die praktische Arbeit an der Mutter-Kind-Thematik kann dieses Manual an das einzeltherapeutische Setting angepasst und begleitend zur regulären Einzeltherapie durchgeführt werden. Sinnvoll ist es in diesem Fall, Aspekte des Trainings und der Therapie räumlich oder zeitlich getrennt durchzuführen.

Ansonsten ist es auch möglich, sich auf besonders relevante Themenbereiche zu konzentrieren und die entsprechenden Arbeits- und Infoblätter im Rahmen der regulären Einzeltherapie zu nutzen. 3

Inzwischen gibt es auch das Selbsthilfebuch »Sicher durch Stürme und Flauten«, dass analog zu diesem Manual aufgebaut ist (Buck-Horstkotte & Gabriel, 2019). Es stellt zusätzliche Materialien und Übungen bereit, die sich gut in die Einzeltherapie integrieren lassen und zum selbstständigen Weiterarbeiten an dem Thema für die Patientinnen geeignet sind.

Im Folgenden geben wir Anregungen und Empfehlungen, wie die Arbeit an der Mutter-Kind-Thematik in den Therapieablauf integriert werden kann und welche Besonderheiten bei der Vorbereitung und der Durchführung der Therapie zu beachten sind.

3.3.2 Relevante Aspekte für die Behandlung von Müttern mit BPS bei der Therapievorbereitung und -planung

Biografische Anamnese. Bei der biografischen Anamnese sollte das Augenmerk auf mögliche Modelle, Lernerfahrungen und Einstellungen gerichtet werden, die einen Einfluss auf die eigene Mutterschaft haben könnten (Beispiele: »Ich kam auch mit sechs Wochen in die Krippe und es hat mir nicht geschadet« oder »Geweint wurde nicht, da gab 's was hinter die Löffel«). Bei solchen Aussagen können Erinnerungen und Gefühle aktiviert werden, die mit diesen Situationen in Zusammenhang stehen, zum Beispiel: »Eigentlich habe ich mich furchtbar einsam gefühlt« Durch diese Art der Exploration entstehen erste kognitive Dissonanzen, die die Veränderungsmotivation erhöhen sowie das Einfühlungsvermögen in das eigene Kind erleichtern. Es kommt nicht selten vor, dass bei der Anamnese Schuld und Hilflosigkeit getriggert werden (Beispiel: »Es nimmt kein Ende, ich habe alles vermasselt, es wird niemals besser!«). Aus diesem Grunde ist es wichtig, auch Ressourcen und hilfreiche Bewältigungsstrategien zu explorieren (Beispiel: »Wie haben Sie es unter diesen schwierigen Bedingungen geschafft, Ihre Schule zu Ende zu machen?«).

Störungsmodell. Therapeutin und Patientin können den Leitfaden und die Materialien der ersten Sitzung (Kapitel 2.4.1 und INFO 1a im Anhang) nutzen, um das allgemeine Störungsmodell (orientiert an der biosozialen Theorie der Borderline-Störung; Linehan 1996a) durch Aspekte der Mutter-Kind-Thematik zu ergänzen. Da hier die aktuellen Schwierigkeiten vor dem Hintergrund der biologischen Ausstattung und der Lernerfahrung in der eigenen Ursprungsfamilie erklärt werden, können bereits erste Erkenntnisse zum eigenen Erziehungsverhalten gewonnen werden.

Beispiel • Aussage einer Patientin, nachdem ihr die biosoziale Theorie vermittelt wurde

»Ich durfte als Kind keine Wut zeigen und dachte immer, dass ich schlecht bin, wenn ich mich geärgert habe. Es war mir nicht klar, dass mich das krank gemacht hat. Ich habe meinen Kindern direkt nach der letzten Stunde gesagt, dass sie ruhig sagen sollen, wenn sie sich ärgern.«

Hierarchisierung der Problembereiche. Die zu bearbeitenden Problembereiche werden in Anlehnung an das Vorgehen der DBT nach Wichtigkeit bzw. Gefährlichkeit hierarchisiert (s. Kap. 2.1). Dabei werden Probleme auf der Verhaltensebene vorrangig behandelt. Neben direkten, das Kindeswohl gefährdenden Verhaltensweisen (Gewalt, Vernachlässigung) muss davon ausgegangen werden, dass auch andere dysfunktionale Verhaltensweisen der Mutter das Kind mittelbar oder unmittelbar beeinträchtigen (Suizidalität, Selbstverletzungen, depressives oder überängstliches Verhalten).

Ressourcen. Neben den Defiziten und Problemen sollte ebenso auf Ressourcen und Werte geachtet werden. Was hat die Patientin in ihrem Leben bereits erfolgreich bewältigt? Was sind ihre Stärken? Und was sind Ihre Wünsche für sich und ihr Kind? Hierfür kann Arbeitsblatt 3b genutzt werden.

Ambivalenz. Es kommt vor, dass Mütter ihren Kindern und der eigenen Mutterschaft gegenüber sehr ambivalent sind. Es ist wichtig, dass diese Ambivalenz ergebnisoffen thematisiert wird, auch wenn dies unter Umständen (z. B. aufgrund von Scham, Schuld, sozialen oder finanziellen Drucks) erst in einer späteren Phase der Therapie möglich ist. Das heißt, man sollte auch die Möglichkeit einer Trennung von Mutter und Kind miteinbeziehen. Es kann eine Erleichterung für eine Mutter bedeuten, auch über diese Option offen sprechen zu können.

Therapievereinbarung. Auf die Bedeutung eines stabilen Commitments gehen wir an verschiedenen Stellen ein (vgl. Kap. 4.1.2). Es kann jedoch nicht oft genug betont werden, dass die Beschäftigung mit ihrer Mutterschaft für viele Frauen mit starken Schuld- und Schamgefühlen verbunden ist und die Neigung, entsprechende Themen zu meiden, entsprechend hoch ist. Hier ist eine einfühlsame Balance von validierenden und konfrontierenden Strategien erforderlich, um den Frauen die Entscheidung für einen neuen Weg zu erleichtern.

Mit der Mutter wird vereinbart, eine Tagebuchkarte (s. AB 13 »Tagebuchkarte Mutter – Kind« im Anhang) zu führen, in der selbst- und fremdgefährdende Verhaltensweisen aber auch positive Ereignisse und Erfolge aufgeführt werden. Die Tagebuchkarte dient zum einen der Selbstbeobachtung im Alltag und damit der Bewusstwerdung eigener Verhaltensweisen, zum anderen der Dokumentation für die Therapie. Diese Verhaltensweisen werden, sofern sie auftreten, mithilfe von Verhaltensanalysen mit dem Ziel betrachtet, das Verhalten besser zu verstehen und zu verändern.

Abschließend wird ein Vertrag für die Einzeltherapie erstellt, in dem die Therapieziele und Regeln der gemeinsamen Arbeit erfasst werden. Als Vorlage kann ein Thera-

pievertrag dienen, wie er in der DBT eingesetzt wird, alternativ kann auch der Gruppenvertrag angepasst werden (s. »Mustervertrag Gruppentraining« im Anhang).

3.3.3 Therapeutische Strategien und die Integration von Trainingselementen im Therapieverlauf

Die Rückmeldungen von Teilnehmerinnen haben ergeben, dass Verhaltensanalysen und Rollenspiele zu den besonders wirksamen Strategien für das Verständnis und die Veränderung problematischer Verhaltensweisen im Umgang mit Kindern gehören. Beide lassen sich sehr gut in die Einzeltherapie integrieren und mit allen Elementen des Gruppentrainings kombinieren.

Verhaltensanalysen dienen dem genauen Verständnis problematischer Verhaltensweisen (anschreien, grobes Verhalten, inkonsequentes Verhalten) und sind geeignet, sehr fein abgestimmte individualisierte Lösungsansätze zu erarbeiten. Sie stehen somit an der Schnittstelle von Diagnostik und Veränderung (vgl. Kap. 4.1.1.).

Im Anschluss an eine Verhaltensanalyse können Lösungsmöglichkeiten anhand entsprechender Trainingsmodule erarbeitet werden. Dabei können unterschiedlichen Elemente der Verhaltensanalyse aufgegriffen werden, z. B. impulsive Verhaltensweisen (vgl. Sitzung 4 und 5: Stress und Stressbewältigung) oder problematische Grundannahmen (Sitzung 10: Grundannahmen in der Kindererziehung).

Gleiches gilt in allen problematischen Situationen, in denen offenbar mangelnde emotionale oder verhaltensbezogene Fertigkeiten oder fehlende Informationen eine Lösung erschweren.

Rollenspiele zu schwierigen Situationen können analog zu Kapitel 5 und 7 (Stress, Konflikte) gestaltet werden.

Die Therapeutin fungiert hierbei als Rollenspielpartnerin. Sie und die Patientin wechseln die Rolle, so dass beide sowohl die Mutter als auch das Kind spielen. Videoaufnahmen sind dabei hilfreich, vor allem wenn im Anschluss neue Verhaltensweisen geübt werden.

Rollenspiele helfen beim Perspektivwechsel, der Einfühlung in das Kind und beim Einüben funktionaler Erziehungsstrategien.

Beispiel

Eine Mutter ist hilflos und verärgert, weil ihre einjährige Tochter sich jedes Mal abwendet und weint, wenn sie das Zimmer betritt. In der Rolle des Kindes spürt sie, wie bedrohlich sie allein durch Haltung und Mimik auf ihr Kind wirkt. In der Videoaufnahmen kann sie sich von außen sehen und überlegen, was sie Neues ausprobieren will.

Flexibilität. Es gibt sehr gut organisierte Mütter mit BPS, die über ein gutes Unterstützungssystem verfügen und äußerst zuverlässig bei der Wahrnehmung der Termine sind. Es kommt jedoch auch bei sehr motivierten Frauen immer wieder zu Fehlzeiten, die auf Erkrankungen der Kinder, eigene Erkrankungen und fehlende Kinderbetreuung zurückzuführen sind. Viele von ihnen verfügen über kein ausreichend unterstützendes soziales Netz oder scheuen sich, um Hilfe zu bitten.

Hier sollte nach praktikablen Lösungen gesucht werden.

Die Patientin kann zum Beispiel ermutigt werden, vorhandene soziale Netze zu pflegen und zu nutzen, adäquat um Hilfe zu bitten und Unterstützung anzunehmen. Sie kann mit Einverständnis der Therapeutin das Kind in Ausnahmesituationen zur Therapiesitzung mitbringen. Denkbar sind auch gemeinsame Spaziergänge mit Kinderwagen. Die Therapeutin kann der Patientin auch dadurch entgegenkommen, indem sie Onlinesitzungen ermöglicht und kulante und flexible Absageregelungen getroffen werden.

Dabei sollten Therapeutinnen jedoch auf ihre Grenzen achten, die Selbsthilfemöglichkeiten der Patientin fördern und ihr nicht zu viel Verantwortung abnehmen.

4 Der soziale und institutionelle Kontext

4.1 Begleitende Einzelgespräche

Das Gruppentraining ist entwickelt worden, um Müttern mit einer Borderline-Störung im Umgang mit ihren Kindern eine Hilfestellung zu bieten.

Sollte eine Mutter bereits über gute Ressourcen verfügen (z. B. nach erfolgreich abgeschlossener Psychotherapie) und durch die Geburt des Kindes erneut an ihre Grenzen geraten oder in alte Verhaltensmuster zurückfallen, ist eine Durchführung des Gruppentrainings auch ohne zusätzliche Einzelgespräche möglich.

In der Regel ist eine zusätzliche Begleitung des Trainings sehr hilfreich oder sogar notwendig, um beim Umgang mit belastenden Gefühlen und Krisen zu helfen und die Anwendung der gelernten Fertigkeiten im Alltag zu unterstützen.

In diesem Kapitel geht es darum, wie psychotherapeutische oder auch sozialpädagogische Einzelgespräche das Gruppentraining unterstützen können. Die folgenden Vorschläge können an unterschiedliche Behandlungs- und Betreuungssettings angepasst werden wie z. B. sozialpädagogische Einzelfall- oder Familienhilfe, Einzelpsychotherapie oder Bezugsbetreuung im Kontext einer Mutter-Kind-Einrichtung.

Die Einzelgespräche sollten je nach Behandlungssetting nach Bedarf oder regelmäßig begleitend zur Gruppe stattfinden. Therapeutinnen oder Betreuerinnen brauchen einen unterstützenden kollegialen Rahmen, die Möglichkeit zu Supervision und / oder Intervision und nach Bedarf Austausch mit den Gruppenleiterinnen.

4.1.1 Kennenlernphase und Exploration

Vertrauen schaffen. In der ersten Phase des Kennenlernens sollte vor allem eine validierende und offene Atmosphäre geschaffen werden, in der die Frauen von ihrer Situation und den Schwierigkeiten erzählen können, ohne Verurteilungen oder Belehrungen befürchten zu müssen. Gerade in Fällen von Kindesmisshandlung oder -vernachlässigung, in denen die Mutter zunächst keine Einsicht über die Destruktivität ihres Verhaltens zeigt, ist dies manchmal nicht so einfach, gleichzeitig aber besonders wichtig.

Es ist zu bedenken, dass viele Mütter in ihrer Lebensgeschichte eher Erfahrungen mit Vorwürfen, Misstrauen, Belehrungen, Entmündigung und Zwangsmaßnahmen als mit

Zutrauen und Unterstützung gemacht haben. Defensives und misstrauisches Verhalten kann also eine nachvollziehbare Reaktion auf Hilfsangebote sein.

Beispiel • Vertrauen schaffen durch eine annehmende Grundhaltung

»Was auch immer Sie tun oder getan haben, ich gehe davon aus, dass es gute Gründe für Ihr Verhalten gibt, auch wenn viele das nicht verstehen oder Sie dafür verurteilen. Ich bin sicher, Sie möchten Ihrem Kind im Grunde nicht schaden. Ich würde gerne erst mal genau verstehen, was bei Ihnen los ist, und dann mit Ihnen besprechen, was es für Möglichkeiten gibt, Sie zu unterstützen.«

Mögliche Kindeswohlgefährdung ansprechen. Bei akuter Gefährdung des Kindeswohls hat die Sicherheit des Kindes Priorität. Dies sollte mit der Frau offen angesprochen werden:

- Im Einzelgespräch: »Sie sagen, dass Sie sich im Moment nicht unter Kontrolle haben, wenn Ihr Baby schreit, und dass Sie befürchten, ihm etwas anzutun. Es ist sehr gut, dass Sie mir das so ehrlich sagen, denn das zeigt, dass Sie Ihr Baby schützen wollen. Ich schlage vor, dass wir zu allererst überlegen, was Sie tun können, damit Ihrem Kind nichts passiert. Sind Sie einverstanden?«
- Zu Beginn in einer Mutter-Kind-Einrichtung: »In dem Bericht des Jugendamtes steht, dass Sie Ihre kleine Tochter nicht ausreichend versorgt haben, sodass sie Zeichen von Vernachlässigung zeigt. Ich kann mir vorstellen, dass Sie die Sache anders sehen. Da wir Sie jedoch noch nicht kennen und sicherstellen müssen, dass Ihre Tochter gut versorgt wird, werden Sie eine Weile hier in unserer Einrichtung unter Beobachtung mit ihr leben.«

Nachfragen sollten so konkret und sachlich wie möglich erfolgen.

- »Sie sagen, es gibt manchmal ›ein bisschen Stress‹ mit Ihrem Partner, wenn Ihr Sohn nicht macht, was Ihr Partner will. Können Sie das genauer beschreiben?«

Übergriffe auf das Kind sollten nicht nur beschrieben, sondern möglichst auch gezeigt bzw. nachgespielt werden. Dies ist bereits eine Form der Konfrontation und eine erste Möglichkeit, den Fakten ins Auge zu sehen (vgl. Strategie »matter of fact« der DBT; Stiglmayr & Gunia, 2017).

- »Können Sie mir an der Puppe/an dem Kissen mal zeigen, wie Sie Ihre Tochter angefasst haben, damit ich mir das besser vorstellen kann?«

Kindeswohlgefährdende Verhaltensweisen sollten gezielt nachgefragt (körperliche und psychische Gewalt und Vernachlässigung) sowie die Beziehungsqualität exploriert werden.

Übersicht • Fragen zur Orientierung bei Kindeswohlgefährdung

- In welchen Situationen fühlen Sie sich wohl mit Ihrem Kind?
- In welchen Situationen werden Sie wütend auf Ihr Kind?
- Was machen Sie dann und was sagen Sie in solchen Situationen zu Ihrem Kind?
- Wie setzen Sie sich durch?
- Wie bestrafen Sie Ihr Kind?
- Wie belohnen Sie Ihr Kind?
- Haben Sie sich Ihrem Kind gegenüber schon mal so verhalten, dass es Ihnen hinterher leidtat?
- Sind Sie zufrieden mit Ihrem Verhalten als Mutter?
- Sind Sie zufrieden mit Ihrem Kind/Ihren Kindern?
- Gibt es Unterschiede zwischen den Kindern und darin, wie Sie Ihre Kinder behandeln?
- Beschreiben Sie einen typischen Morgen.

Beispiel

Neben den Verhaltensweisen können auch erste Annahmen und Bewertungen erfragt werden:

Frau A.	Das ist doch normal, dass man auch mal ein bisschen lauter wird.
Tr:	Was meinen Sie, wie das jemand anderes erleben würde, der neben Ihnen steht, ich zum Beispiel?
Frau A.	Na ja, manchmal sind meine Ausraster schon ein bisschen krass.
Tr:	Was bedeutet für Sie »krass«?

Erfahrungsgemäß kommen wichtige Informationen häufig erst im Verlauf der Behandlung zur Sprache, wenn die Frau sich sicherer fühlt. Umso wichtiger ist es, in dieser ersten Phase eine nicht-wertende, offene Haltung gegenüber der Mutter und dem, was sie berichtet, einzunehmen.

Verhaltensanalyse

In der Verhaltensanalyse zu einer problematischen Situation mit dem Kind wird mit der Mutter eine konkrete Situation genau betrachtet, in der sich ihr Problemverhalten zeigt, z. B. impulsiv-aggressives Verhalten gegenüber dem Kind.

Beispiel • Verhaltensanalyse

»Sie sagen, dass Ihnen manchmal die Hand ausrutscht, wenn Ihre Tochter nicht reagiert. Auch wenn Ihnen das jetzt vielleicht nicht so leichtfällt, können wir uns so eine Situation einmal genauer anschauen? Ich möchte genau verstehen, was da passiert.«

Situation: nach dem Aufstehen am Morgen, Zeitdruck, das Kind reagiert nicht auf die Aufforderung, sich anzuziehen und spielt weiter

Grundannahme / Verletzlichkeit: »Ich bin nicht wichtig« / wenig geschlafen, Müdigkeit und hohe Anspannung

Reaktion

- kognitiv: »Nicht mal mein Kind nimmt mich ernst, es ist genauso wie sein Vater«
- emotional: Hilflosigkeit, Wut
- körperlich: Anspannung
- Verhalten: das Kind anbrüllen, beschimpfen und einen Klaps auf den Po geben

Konsequenz

- kurzfristig: Gefühl von Kontrolle und Macht, Kind schreit, Spannung nimmt ab, Kind lässt sich weinend anziehen
- langfristig: Das Kind reagiert immer weniger auf normale Aufforderungen. Die Annahme, für das Kind nicht wichtig zu sein, verfestigt sich; die Beziehung verschlechtert sich.

Die Verhaltensanalyse dient dem Verständnis der eigenen Reaktion in bestimmten Situationen und stellt einen Ansatz zu Lösungsmöglichkeiten dar.

4.1.2 Gemeinsame Ziele finden – Vereinbarungen treffen

Vor Beginn und während des Gruppentrainings geht es darum, die Mutter in ihrer Motivation für die Behandlung und Mitarbeit in der Gruppe zu stärken. Voraussetzung dafür ist, dass die Patientin zu der Überzeugung kommt, dass sie durch die Teilnahme an der Gruppe bei der Verwirklichung eigener bedeutsamer Ziele und Werte unterstützt wird. Auch wenn eine Mutter für sich selbst oft keine Ziele benennen kann, wird ihr auf die Frage nach den Wünschen für ihr Kind in der Regel etwas einfallen (z. B. »Mein Kind soll es einmal besser haben als ich!«).

Allerdings sind betroffene Mütter zu Beginn der Therapie oft nicht sehr optimistisch in Bezug auf die eigenen Möglichkeiten, etwas in ihrem Leben zu verändern. Um Lebensziele zu entwickeln und zu verfolgen, brauchen sie ausreichend Zutrauen, auftretende Hindernisse bewältigen zu können. Hindernisse, an Einzelgesprächen oder Gruppensitzungen teilzunehmen, können organisatorischer Natur sein (fehlende Kinderbetreuung) oder auch emotionaler Art (Angst vor Gruppen, Angst vor der Konfron-

tation mit schmerzlichen Themen, Angst vor Versagen). Die Mütter sollten daher so genau wie möglich über das informiert werden, was auf sie zukommt, was von ihnen erwartet wird und mit welcher Form der Unterstützung sie rechnen können.

Auch bei Frauen, die eine Therapie- oder Betreuungsauflage haben, ist es wichtig, die bestehenden Handlungsalternativen aufzuzeigen, damit die Frauen mit den möglichen Konsequenzen umgehen können.

- »Ich weiß, dass Sie nicht freiwillig hier sind. Sie haben jedoch die Freiheit zu entscheiden, ob Sie wirklich mitmachen und das Beste daraus machen wollen. Natürlich müssen Sie mit den Konsequenzen leben, wenn Sie sich dagegen entscheiden, dennoch haben Sie eine Wahl. Es ist mir wichtig, dass Sie wirklich mit im Boot sind.«

4.1.3 Inhalt und Struktur der begleitenden Einzelgespräche

Die folgenden Punkte können als Gesprächsleitfaden dienen. Hierfür kann auch die Tagebuchkarte genutzt werden (vgl. »Tagebuchkarte Mutter – Kind« im Anhang).

- Welche Fertigkeiten wurden angewendet oder ausprobiert? Oft bagatellisieren oder verschweigen Patientinnen / Klientinnen ihre Erfolge.
- Gab es besonderes Problemverhalten, wie z. B. selbstschädigende oder das Kindeswohl gefährdende Verhaltensweisen? Wenn ja, sollte besprochen werden, wie genau es dazu kam (z. B. eine Verhaltensanalyse durchführen, wie oben beschrieben) und wie die Mutter künftig gegensteuern kann.
- Gibt es Fragen zu den Inhalten der Gruppensitzung?
- Gibt es Probleme oder auch Erfolgserlebnisse bei den Hausaufgaben oder bei der Umsetzung des Gelernten?
- Berichtet die Mutter über Probleme in ihrem Alltag mit Kind, sollte sie darin unterstützt werden, die in der Gruppe gelernte Fertigkeiten anzuwenden.

Zusätzlich kann die Mutter in den Einzelgesprächen bei Problemen mit der Gruppe (Gruppenteilnehmerinnen, Gruppenleiterinnen) oder in Krisensituationen unterstützt werden.

Typische Problemsituationen

Probleme bei Anwendung der Skills. Es kommt vor, dass die Patientin / Klientin nichts ausprobiert hat, weil sie nicht glaubt, dass die Übung etwas bewirkt, oder weil sie nicht genau verstanden hat, was sie tun soll. In diesem Fall sollte die Übung bei Bedarf noch einmal erklärt oder die Patientin ermutigt werden (z. B. »Sie haben nichts zu verlieren, wenn Sie es versuchen«).

Beispiel

Frau A.:	Die Skills funktionieren nicht, es bringt alles nichts.
Tr:	Was genau haben Sie versucht?

Oft ist der erste Versuch nicht erfolgreich, die Übungssituation war zu schwierig oder das Ergebnis enttäuschend bzw. anders als erwartet. In diesem Fall sollten die Hindernisse identifiziert, eine einfachere Übungssituation gewählt oder die Erwartungen an die Realität angepasst werden (z. B. »Es ist normal und sogar ein gutes Zeichen, dass Ihr Kind eine Weile etwas frecher ist, wenn Sie aufhören, es anzuschreien und etwas freundlicher sind. Sie brauchen ein bisschen Geduld, um einen guten Mittelweg zu finden«).

Blockierung durch zu starke Gefühle. Die Patientin sagt: »Ich habe solche Panik, dass meine Tochter erstickt, wenn sie die Luft anhält. Das halte ich nicht mehr aus, ich schaffe es dann erst recht nicht, sie zu beruhigen« oder »Wenn ich ohnehin schon so sauer bin, dann quengelt er auch noch die ganze Zeit, dann kann ich einfach nicht ruhig bleiben«. In diesem Fall sollten zunächst einige wenige konkrete Strategien zum Umgang mit extrem belastenden Situationen und Emotionen erarbeitet und eingeübt werden (vgl. Sitzung 5 zu Stressbewältigung).

Starke Aversion gegen eine Gruppenteilnehmerin. Der Patientin sollten konkrete Hilfen an die Hand gegeben werden, um mit ihren Aversionen besser umgehen zu können. Wesentlich ist die Orientierung auf die eigenen Ziele.

Beispiel

»Sie werden sicherlich immer mal wieder Menschen wie Frau X. begegnen, mit denen Sie nicht so gut klarkommen und denen Sie nicht ausweichen können – zum Beispiel bei der Arbeit oder bei Elternabenden. Ich nehme an, das kennen Sie auch schon. Wenn Sie lernen könnten, gelassener zu bleiben und sich auf Ihre Ziele zu konzentrieren, könnte das vielleicht hilfreich sein. Was halten Sie davon, die Gruppe dabei als Übungsfeld zu nutzen? Wie können Sie es schaffen, sich etwas weniger zu ärgern?«

Traumatische Erinnerungen. Oft findet durch die Beschäftigung mit dem Thema Mutterschaft eine Neubewertung der eigenen Biografie statt. Dies kann heilsam, aber auch belastend sein, wenn Erinnerungen an eigene Misshandlung und Vernachlässigung aktualisiert werden. Je nach therapeutischem Rahmen, Lebenssituation und Symptombelastung der Patientin kann eine Traumabearbeitung zu diesem oder einem späteren Zeitpunkt sinnvoll sein. Dies sollte mit der Patientin im Einzelgespräch – und nicht in der Gruppe – besprochen werden.

4.1.4 Abschlussphase

Je nach Behandlungssetting werden die Einzelgespräche nach Abschluss der Gruppe fortgeführt oder enden zeitgleich. In jedem Fall sollte gegen Ende der Gespräche eine Bilanzierung stattfinden. Lernerfolge sollten gewürdigt und benannt werden, noch vorhandene Schwierigkeiten ebenfalls. Es ist ein guter Zeitpunkt, um sich gemeinsam mit

der Patientin / Klientin noch einmal ihre Grundannahmen und Wertvorstellungen zu vergegenwärtigen und auf diesem Hintergrund Pläne und Perspektiven für die Zeit nach der Therapie zu konkretisieren. Berufliche Pläne, Ideen für das familiäre Zusammenleben und Unterstützungssysteme für schwierige Zeiten (z. B. professionelle und private Ansprechpartnerinnen, Erziehungsberatung, Familienhilfe, weitere Therapie) können thematisiert werden.

4.2 Angehörige, Väter, Partner, Partnerinnen und Freundeskreise

Neben der Mutter können im sozialen Umfeld des Kindes oft auch Angehörige, Freundeskreise und Menschen aus der Nachbarschaft wichtige nicht-professionelle Bezugspersonen für das Kind sein.

Väter und Partner. Auch wenn viele der betroffenen Frauen alleinerziehend sind oder nicht mehr mit dem Kindesvater zusammenleben, können sowohl die Väter der Kinder als auch neue Partner eine wichtige Rolle bei der Erziehung und der Unterstützung der Kinder und der Mütter spielen. Es ist nicht die Regel, dass es einen zuverlässigen, unterstützenden und kompetenten Vater und Partner im Leben der Frauen mit einer Borderline-Störung gibt. Wenn aber Väter bzw. Lebenspartner aktiver Teil der Familie sind, sollte ihre Rolle in der Partnerschaft und bei der Erziehung der Kinder in der Therapie berücksichtigt werden. Gegebenenfalls sollten sie in Paargesprächen miteinbezogen werden. In der Gruppe jedoch sollten die Themen »Partnerschaft« und »Konflikte in der Partnerschaft« nicht allzu viel Raum einnehmen, da sonst die Aufmerksamkeit vom Kind genommen wird und es zu sehr um die Paarbeziehung geht.

Mit Eltern bzw. Großeltern verhält es sich ähnlich. Liebevolle, engagierte und verlässliche Großeltern können ein wichtiger Halt für Mutter und Kind sein. Großeltern haben durch die familiäre Bindung und die gemeinsame Lebensgeschichte oft eine hohe Motivation, für ihre Enkelkinder da zu sein. Auf der anderen Seite kann eben diese enge Bindung auch zu Verstrickungen und Konflikten beitragen, in denen alte Verletzungen immer wieder aktualisiert werden. Ähnlich wie bei Partnern kann es auch sehr sinnvoll sein, Großeltern in die Behandlung mit einzubeziehen.

Im Folgenden werden kurz einige häufig vorkommende Konstellationen sowie mögliche Interventionen für die Angehörigengespräche beschrieben. Eine Familien- oder Paartherapie ersetzen solche Gespräche jedoch nicht. Viele der Charakteristiken lassen sich auch auf die Beziehungen zu Freundinnen übertragen

Engagierte, aber überforderte Angehörige

Handelt es sich um prinzipiell engagierte, aber überforderte Angehörige, können oft schon ein oder mehrere gemeinsame Gespräche im Rahmen einer Einzeltherapie oder Erziehungsberatung hilfreich sein. Die Gespräche sollten dabei die Vermittlung eines Erklärungsmodells für die aktuellen Probleme, die Exploration von Verhaltensweisen und Einstellungen, die zu Beziehungsproblemen führen sowie die Vermittlung von Strategien im Umgang mit schwierigen Situationen beinhalten. Häufig steigt das Entlastungsbedürfnis und damit einhergehend die Erwartung der Frauen an eine Part-

nerschaft bzw. an die Großeltern in Situationen eigener Überforderung. Mit der Verantwortung für ein kleines Kind kann sich die Situation zuspitzen, da bisherige Möglichkeiten der Spannungs- und Emotionsregulation nicht mehr greifen (einfach weggehen, sich zurückziehen, sich trennen, die Wohnung verlassen, Freunde treffen). Ist der oder die Angehörige in solchen Situationen jedoch selbst überfordert und reagiert inadäquat, kann die Situation schnell eskalieren. Dabei gilt es, Verständnis dafür zu entwickeln, wie solche Situationen entstehen und gemeinsam Bewältigungsstrategien zu vereinbaren.

Psychisch erkrankte Angehörige

Wenn die Mütter Hilfe suchen und versuchen, ihr Verhalten zu verändern, entsteht nach einer Weile häufig die Frage: »Soll ich hier die ganze Arbeit allein machen und versuchen, mich zu verändern, und mein Partner / meine Eltern ändert/ändern an sich nichts?«

Dieser Gedanke ist sehr nachvollziehbar, doch wenn Angehörige nicht behandlungs- und veränderungsmotiviert sind, gibt es keine Möglichkeit, das zu erzwingen. Die einzige Möglichkeit ist, eine Situation herzustellen, in der es für Angehörige möglicherweise vorteilhaft ist, sich zu verändern. Meistens muss sich dafür jedoch erst die Mutter verändern (z. B. eigene dysfunktionale Verhaltensweisen einstellen, angemessene Kommunikationsstrategien erlernen und Abhängigkeit von Partnern oder von den Eltern überwinden). Das Problem dabei kann sein, dass die Mutter für funktionales Verhalten von ihren Angehörigen nicht verstärkt, sondern eher bestraft wird. Diese Dynamik sollte mit der Mutter besprochen werden und es sollte nach anderen Verstärkungs- und Motivationsquellen für eine Verhaltensänderung gesucht werden (z. B. »Wenn Sie die Kontrolle verlieren und Ihren Partner anschreien, bestärkt ihn das in der Annahme, dass Sie die Verrückte sind. Wenn Sie sich dagegen angemessen verhalten und ihm ruhig vermitteln, was Ihre Wünsche oder Schwierigkeiten sind, wird er mit der Zeit möglicherweise merken, dass mit ihm etwas nicht stimmt. In jedem Fall würde das Ihrer Selbstachtung zu Gute kommen. Was ist Ihnen lieber?«).

Gleichzeitig fühlen sich die Mütter oft verantwortlich für psychisch erkrankte Eltern oder Partner und fühlen sich schuldig, wenn sie Grenzen setzen. Dem liegen meistens früh erworbene dysfunktionale Grundannahmen zugrunde (»Ich bin nicht wichtig«, »Ich muss es anderen recht machen«). Sich aus solcherart verstrickten Beziehungen zu lösen, ist nicht einfach. Ziel für die Mütter ist es, immer wieder zu hinterfragen: »Ist diese Art der Beziehung hilfreich und förderlich für mich und mein Kind? Bin ich meinem Kind ein gutes Vorbild in meiner Art, Beziehungen zu pflegen?«

Gewalttätige Angehörige

Oberste Priorität hat im Fall gewalttätiger Angehöriger, den notwendigen Schutz von Kind und Mutter sicherzustellen. Die Mutter sollte dabei unterstützt werden, notfalls das Jugendamt oder die Polizei einzuschalten. Nur wenn die Mutter durch motivierende Gespräche nicht dazu in die Lage versetzt werden kann und die Gefahr als akut einzuschätzen ist, sollten Helfende direkt eingreifen und das Jugendamt bzw. die Polizei informieren.

Alleinerziehende Mutter

Väter oder andere Männer kommen im Alltag von Mutter und Kind nicht vor, weil die Mutter oder der Vater den Kontakt abgebrochen hat oder der Vater unbekannt ist. In diesem Fall neigen Therapeutinnen und Beraterinnen gelegentlich dazu, erleichtert aufzuatmen und sich anderen Themen zuzuwenden. Dennoch sollte das Thema »Vaterschaft« und »Partnerschaft« angesprochen werden. Zum einen hat jedes Kind ein Recht zu erfahren, wo es herkommt und wer sein Vater ist. Mütter sollten auf entsprechende Fragen eine kindgerechte Antwort haben (das heißt, erklären, beschreiben und versuchen, eine erwachsene Perspektive zu behalten; s. Beispiel unten) und dabei darauf achten, den biologischen Vater weder zu entwerten noch zu idealisieren. Nicht zuletzt haben viele Frauen weiterhin das Bedürfnis nach einer vollständigen Familie und leiden selbst unter dem Verlust der Partnerschaft oder der Partnerlosigkeit. Dieses Thema ist häufig sehr wichtig für die Mütter und sollte in der Einzeltherapie angesprochen werden.

Ähnliches gilt, wenn der Kontakt zu den Eltern / Großeltern oder auch zu anderen nahen Bezugspersonen abgebrochen wurde. Auch hier sind nicht nur die Mütter, sondern auch die Kinder von den Trennungen betroffen.

Beispiel • Eine kindgerechte Antwort auf den Verbleib des Vaters

Kind: Wieso haben alle einen Papa, nur ich nicht?

Mutter: Du hast auch einen Papa, der lebt nur nicht bei uns.

Kind: Warum nicht?

Mutter: Das hat nichts mit dir zu tun. Papa und ich haben uns nicht mehr verstanden.

Kind: Warum darf ich meinen Papa nicht sehen/besuchen?

Mutter: Weil ich glaube, dass dir das im Moment nicht guttut. *Oder:* Ich weiß es leider nicht, finde es aber auch schade. *(je nach Umstand)*

Häufig wechselnde Beziehungen der Mutter

Wenn die Mütter sehr häufig ihre Partner oder Freundeskreise wechseln, sollte auf möglicherweise kindeswohlschädliches Verhalten geachtet werden. Es ist davon auszugehen, dass häufige Beziehungsabbrüche für die kindliche Entwicklung insbesondere dann, wenn jeder Partner als »Papa« eingeführt wird, ungünstig sind. Ein weiteres Risiko besteht darin, dass Kinder während der Phase der Partnersuche und »frischen Liebe« häufig sich selbst überlassen sind oder zu sehr in die emotionalen Schwankungen der Mutter mit einbezogen werden.

Mütter sollten deutlich mit ihrer Verantwortung für das Kind konfrontiert werden. Hilfreich kann dabei sein, dass sie sich in die Situation ihres Kindes hineinversetzen (Perspektivwechsel).

Weiterführende Literatur

Als weiterführende Lektüre zu Partnerschaften bei Borderline-Störung ist Fruzzetti (2006) zu empfehlen. Ein hilfreicher Ratgeber zum Thema Partnerschaft bei Borderline-Störung ist das Buch von Manning (2011).

4.3 Das Hilfesystem

> Es braucht ein ganzes Dorf, um ein Kind zu erziehen.
>
> *Afrikanisches Sprichwort*

»Jeder junge Mensch hat ein Recht auf Förderung seiner Entwicklung und auf Erziehung zu einer selbstbestimmten, eigenverantwortlichen und gemeinschaftsfähigen Persönlichkeit.« (§ 1 Abs. 1 Sozialgesetzbuch VIII – Kinder-und Jugendhilfe).

Um gesund aufzuwachsen, sind intakte soziale Beziehungen und Strukturen ebenso wichtig wie kompetente Eltern. Soziale Zugehörigkeit, Werte und Anerkennung sowie Förderung von Interessen und Begabungen werden oft nicht allein in der direkten Herkunftsfamilie vermittelt, sondern in größeren Sozialverbänden.

In diesem Sinne ist ein soziales Netz aus Angehörigen, Freunden, Nachbarn, Kita, Schule und Vereinen wichtig für die gesunde Entwicklung eines Kindes. Bedeutsame Dritte können familiäre Probleme kompensieren, indem sie Eltern im Krankheitsfall, bei Krisen oder Zeitmangel entlasten. Sie schaffen Entwicklungsräume, Identifikations- und Zufluchtsmöglichkeiten für das Kind. Zudem ist eine funktionierende soziale Kontrolle für den Schutz des Kindes nicht zu unterschätzen.

In dem Maße, in dem zu der psychischen Erkrankung eines (häufig alleinerziehenden) Elternteils oder beider Elternteile soziale Isolation oder ein schädigendes soziales Umfeld kommen, haben Institutionen die Aufgabe, kompensatorisch einzugreifen, um das Kind zu schützen, in seiner Entwicklung zu fördern und die Familie zu entlasten.

Komplexe Bedingungen

Wenn eine Frau mit der Diagnose einer Borderline-Störung ein Kind bekommt, reagieren die Mitarbeiterinnen des zuständigen Jugendamtes meistens alarmiert und sehen schnell die Notwendigkeit, Hilfen einzusetzen und das Kind zu schützen, da die psychische Erkrankung eines Elternteils als Risikofaktor für eine Kindeswohlgefährdung gilt. Sehr häufig sind mehrere Einrichtungen und Helfende aus Jugend- und Eingliederungshilfe sowie aus dem Gesundheitssystem involviert, wenn eine Mutter unter einer Borderline-Störung leidet. Nicht zu unterschätzen ist daneben die Bedeutung von Kindertagesstätten und Schulen.

In Abbildung 4.1 findet sich eine Übersicht über mögliche beteiligte Institutionen.

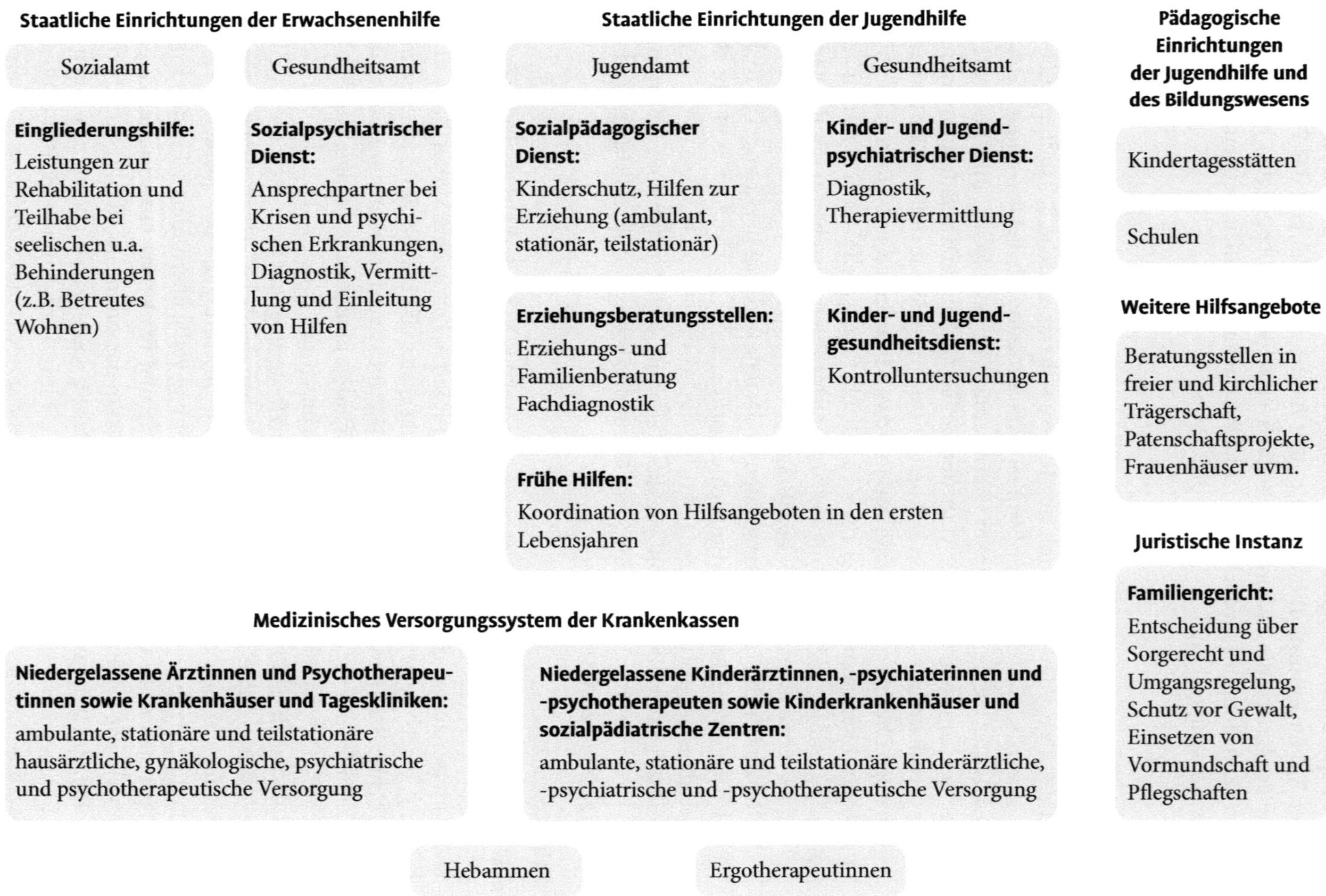

Abbildung 4.1 Beteiligte Institutionen

Drei Fallbeispiele sollen mögliche Konstellationen einer Mutter mit Borderline-Störung und ihrer Kinder im institutionellen Kontext illustrieren. Während das Fallbeispiel 1 zeigt, wie erfolgreich die Zusammenarbeit der verschiedenen beteiligten Institutionen verlaufen kann, kommt es jedoch auch zu schwierigeren Verläufen, bei denen die Hilfsangebote erst sehr spät greifen (Fallbeispiele 2 und 3).

Fallbeispiel 1

Frau S. bekam nach ihrer stationären Behandlung aufgrund ihrer Borderline-Störung die Auflage vom Jugendamt, sich in psychotherapeutische Behandlung zu begeben. Zusätzlich wurde ihr eine Familienhilfe zur Seite gestellt. Über einen psychosozialen Träger nahm sie an einem Elterntraining für psychisch kranke Mütter teil. Die Tochter kam aufgrund ihrer Verhaltensauffälligkeiten nach Begutachtung durch ein sozialpädiatrisches Zentrum in kindertherapeutische Behandlung, dort fanden regelmäßige Elterngespräche statt. Aufgrund von Beziehungsproblemen gab es immer wieder Elterngespräche bei einer Familienberatungsstelle. Nach der Trennung des Paares wurde zur Feststellung des Sorgerechtes eine Gutachterin mit der Beurteilung der Erziehungsfähigkeit beauftragt.

Mutter und Tochter haben inzwischen eine stabile und gute Beziehung. Die Tochter hat nach zwei Jahren ihre Entwicklungsrückstände überwunden und lebt abwechselnd bei Mutter und Vater.

In diesem Fall griffen sowohl für die Mutter als auch für das Kind Hilfen und Maßnahmen aus der Jugendhilfe, dem Gesundheitswesen und schließlich der Familiengerichtsbarkeit.

Fallbeispiel 2

Frau L. bekam mit 25 Jahren (ungeplant) ihr erstes Kind. Auf Druck des Jugendamtes, das von der Entbindungsklinik auf die psychisch instabile Patientin aufmerksam gemacht wurde, zog sie zunächst für kurze Zeit in eine Mutter-Kind-Einrichtung, brach die Maßnahme jedoch wenig später ab. Anschließend lebte sie mit ihrer Tochter bei ihren Eltern, mit zusätzlicher intensiver Unterstützung durch eine Familienhilfe und sozialpädiatrischer Begleitung. Eine Psychotherapie wurde abgebrochen. Die Familienhilfe wurde auf Wunsch der Patientin beendet. Sie kam daraufhin zunehmend in Zustände von Überforderung und beantragte erneut Hilfe. Die Tochter zeigte mit drei Jahren inzwischen deutliche Verhaltensauffälligkeiten. Das Jugendamt empfahl schließlich eine Unterbringung der Tochter in einer Pflegefamilie, da die Patientin mit der Erziehung völlig überfordert sei und es trotz Hilfsangeboten nicht schaffe, die Versorgung und Förderung ihrer Tochter zu gewährleisten. Die Patientin stimmte zu und nahm daraufhin eine störungsspezifische Psychotherapie auf, um ihre Tochter mittelfristig wieder zu sich holen zu können.

Im Rahmen der Psychotherapie konnte sie ihre Verhaltensfertigkeiten deutlich verbessern. Allerdings durfte sie ihre Tochter nur noch einmal im Monat im Beisein der Pflegemutter sehen, da sie das Jugendamt nicht von ihrem therapeutischen Fortschritt überzeugen konnte.

Ein Jahr später wurde sie erneut schwanger, konnte nach dem Wechsel des Wohnortes eine gute Beziehung zu der dort zuständigen Mitarbeiterin des Jugendamtes aufbauen und geeignete Hilfe finden, sodass sie – inzwischen in stabiler Beziehung – mit ihrer jüngsten Tochter zusammenlebt und regelmäßigen Kontakt zu dem anderen Kind hat.

Fallbeispiel 3

Nach der Geburt ihres Sohnes kam es bei der 29-jährigen Frau W. immer wieder zu gewalttätigen Eskalationen mit dem Kindesvater und schließlich zur Trennung. Die Patientin war allein mit der Versorgung ihres Kindes völlig überfordert und nicht in der Lage, sich vor dem Kindesvater zu schützen. Sie kam auf eigenen Wunsch in eine Mutter-Kind-Einrichtung, welche durch das Jugendamt finanziert wurde. Gleichzeitig wurde sie psychiatrisch behandelt und regelmäßig durch eine Hebamme unterstützt. Aufgrund ihrer Borderline-Störung begann sie zusätzlich eine Psychotherapie und eine DBT-Skillsgruppe. Der Sohn besuchte eine Kita und war aufgrund von Hyperaktivität in ergotherapeutischer Behandlung. Zur Unterstützung bei den Konflikten mit dem Kindesvater kam es regelmäßig zu Elterngesprächen im Rahmen einer Familienberatungsstelle. Seit ihrem Umzug aus der Mutter-Kind-Einrichtung in eine eigene Wohnung wird Frau W. durch eine Familienhelferin unterstützt.

In diesem Fall waren also insgesamt mindestens neun Fachkräfte aus ebenso vielen unterschiedlichen Kontexten involviert (Mitarbeiterinnen der Mutter-Kind-Einrichtung, Psychiaterin, Psychotherapeutin, Mitarbeiterinnen der Erziehungsberatungsstelle, Skillstrainerin, Kita-Erzieherinnen, Ergotherapeutin und Familienhilfe sowie die fallzuständige Fachkraft des Jugendamtes).

4

4.3.1 Faktoren, die für gelingende Hilfeprozesse wichtig sind

Kooperation und Austausch im Hilfesystem

Häufig bestehen innerhalb eines Hilfesystems unterschiedliche Einschätzungen der Kompetenzen und Defizite der Mütter einerseits und einer möglichen Kindeswohlgefährdung andererseits. Unterschiedlich ist oft auch die Einschätzung darüber, welche Maßnahmen angemessen sind (z. B. Herausnahme des Kindes, Auflagen). Im ungünstigen Fall kann dies zu Konflikten zwischen den Helfenden führen, die nicht selten zum Scheitern der Hilfe beitragen.

Beispielsweise entwickelt eine Patientin in der Einzelpsychotherapie eine vertrauensvolle Beziehung zu der Therapeutin. Die Therapeutin zeigt Einfühlungsvermögen und Verständnis für ihre Situation und die Problematik. Die Patientin fühlt sich in diesem Kontext verstanden und unterstützt und arbeitet gut mit. Die zuständige Mitarbeiterin vom Jugendamt hingegen erhält Informationen von der Familienhelferin, die Patientin kooperiere nicht und halte sich nicht an Absprachen, während das Kind bereits verhaltensauffällig sei. Mit diesen Informationen konfrontiert, reagiert die Mutter aufgeregt und aggressiv, sie erhebt Vorwürfe gegenüber der Familienhelferin, bezeichnet diese als

»inkompetent« und zeigt sich vollkommen uneinsichtig hinsichtlich der Anschuldigungen.

Es ist wichtig zu wissen, dass eine betroffene Mutter in unterschiedlichen Zusammenhängen auch verschiedene Seiten zeigen kann. Ebenso wichtig zu wissen ist, dass Helferinnen, die enger mit dem Kind befasst sind und die Interaktionen zwischen Mutter und Kind im Alltag erleben, in der Regel eine andere Sicht der Situation entwickeln als Therapeutinnen, die nur mit der Mutter arbeiten. Für das Gelingen eines Hilfeprozesses ist es entscheidend, dass alle Beteiligten ihre unterschiedlichen Aufgabenbereiche und Rollen anerkennen und in einen entsprechenden Austausch miteinander treten. Durch die unterschiedlichen Verantwortungsbereiche sind Konflikte oft vorprogrammiert. Das Jugendamt muss in erster Linie Garant und Wächter für das Kindeswohl sein. Dieses ist damit allen anderen Interessen und Bedürfnissen hierarchisch übergeordnet (z. B. der Frage, ob eine Trennung von Mutter und Kind der Frau schadet). Dennoch kann ein wertschätzender Umgang mit unterschiedlichen Sichtweisen dabei helfen, die verschiedenen Aspekte eines Falls zu integrieren, das eigene Bild zu vervollständigen und Polarisierungen zu überwinden.

In dem oben erwähnten Fall gilt es, Fragen wie die folgenden zu klären:

- Wie kann – aus Sicht der Einzeltherapeutin – die Familienhelferin hilfreich und unterstützend für die Patientin und ihr Kind tätig werden?
- Welche problematischen Verhaltensweisen sollten – aus Sicht der Familienhelferin – in der Einzeltherapie bearbeitet werden?
- Was wird von der betroffenen Mutter – aus Sicht der Mitarbeiterin des Jugendamtes – an Kooperation und Veränderung erwartet, mit welchen Konsequenzen hat sie zu rechnen und wie können Familienhelferin, Einzeltherapeutin und ggf. weitere Hilfesysteme diesen Prozess unterstützen?

Sollten verschiedene Helfende oder Institutionen beteiligt sein, ist es sinnvoll, dass Aufgaben und Kompetenzen klar verteilt sind. Es sollte auch – gemeinsam mit der betroffenen Mutter – immer wieder überprüft werden, ob es eine Entwicklung in Richtung der gewünschten und angestrebten Ziele gibt. Optimal sind dafür regelmäßig durchgeführte Fallkonferenzen mit den wichtigsten Beteiligten, an denen die Mutter teilnehmen sollte. Dabei sollte klar sein, wer die Verantwortung für die Koordination der Hilfen übernimmt. Dies ist in der Regel die zuständige Mitarbeiterin des Jugendamtes. Gleichzeitig sollten alle am Hilfeprozess Beteiligten im Rahmen ihrer Aufgaben und Möglichkeiten Verantwortung übernehmen, wobei klare Zuständigkeiten festgelegt werden sollten. Besonders bei einer vermuteten Kindeswohlgefährdung besteht sonst die Gefahr, dass die Verantwortung hin- und hergeschoben wird, wenn die Beteiligten wissen, dass noch andere Helfer einbezogen sind.

Beispielsweise kann es sein, dass Psychotherapeutinnen kindeswohlgefährdendes Verhalten nicht thematisieren (»Dafür ist die Familienhilfe zuständig«) oder Jugendämter ihr Engagement bei der Aufnahme einer Psychotherapie reduzieren (»Die Mutter macht jetzt eine Psychotherapie, dann ist ja alles gut!«). In einem Kontext, in dem es viele verschiedene Beteiligte gibt, ist das Thema Schweigepflicht von besonderer Relevanz.

4

Wichtig • Schweigepflicht

Die Zusammenarbeit und Weitergabe von Informationen zwischen verschiedenen Helfenden und Institutionen erfordert eine wechselseitige Entbindung von der Schweigepflicht durch die betroffene Mutter und ist immer dann wichtig, wenn der Schutz des Kindes potenziell gefährdet ist. Voraussetzung ist jedoch, dass die Mutter genug Vertrauen hat, dass ihr oder ihrem Kind dadurch keine Nachteile entstehen können bzw. dass sie einen Gewinn in der potenziellen Kooperation ihres Hilfesystems sieht. Hier muss möglicherweise Überzeugungsarbeit geleistet werden. Insbesondere bei diesem sensiblen Thema sind Transparenz und Offenheit für die Vertrauensbildung unabdingbar.

Grundregeln zur Schweigepflicht. Gemeinsam mit der betroffenen Mutter ist zu klären, was – z. B. in der Psychotherapie – vertraulich bleibt und was ggf. weitergegeben werden kann und soll. Keine wichtigen Informationen werden ohne Wissen der Betroffenen hinter ihrem Rücken weitergegeben. Liegen gewichtige Anhaltspunkt für die Gefährdung des Kindeswohls vor und sind die Helfenden nicht in der Lage, diese abzuwenden, so endet die Schweigepflicht und auch Geheimnisträger sind befugt, dem Jugendamt die erforderlichen Informationen mitzuteilen (s. § 4 Absatz 3 KKG).

Auch wenn bei individuellen Leistungen der Kinder- und Jugendhilfe im Rahmen der Hilfeplanung nach § 36 SGB VIII regelmäßige Hilfeplangespräche durchgeführt werden, wirken ungünstige Rahmenbedingungen häufig einer kollegialen Zusammenarbeit entgegen. Bereits innerhalb von Institutionen (betreute Wohneinrichtungen, Kliniken) sind die zeitlichen und personellen Ressourcen für den Austausch z. B. zwischen Sozialpädagoginnen, Ärztinnen und Psychotherapeutinnen oft knapp. Wenn erst verschiedene Institutionen beteiligt sind, wird die Situation oft unüberschaubar. Besonders solche Berufsgruppen, die täglich mit den Kindern zu tun haben, wie Erzieherinnen oder Lehrerinnen, werden oft nicht in die Hilfeplanung mit einbezogen. Dennoch rechnet sich der Aufwand, wenn dadurch verhindert werden kann, dass viele Kräfte mit viel Energie in unterschiedliche Richtungen ziehen und insgesamt ein unbefriedigendes Ergebnis erzielt wird.

Fundierte Fachkenntnisse und Entscheidungskriterien

Häufig fehlen fundiertes Wissen über die Borderline-Störung auf der einen Seite oder Kenntnisse über kindliche Entwicklung und Kriterien für eine Kindeswohlgefährdung auf der anderen Seite. Dies kann dazu führen, dass die Borderline-Störung in ihrer Auswirkung auf das Kindeswohl entweder dramatisiert (zum Beispiel: »Mütter mit einer Borderline-Störung sollten auf keinen Fall Kinder haben«) oder unterschätzt wird.

Jugendämter und Familienhelferinnen reagieren häufig hilflos oder mit ungeeigneten Maßnahmen auf Familien mit psychisch erkrankten Elternteilen. In der Erwachsenenhilfe dagegen werden Kinder als Leidtragende oft übersehen, besonders wenn diese sich unauffällig und angepasst verhalten.

Ziele der Kooperation. Es ist notwendig, dass Institutionen und Helfende über Fachkompetenz verfügen oder mit entsprechenden Fachleuten zusammenarbeiten, die zu fundierten Einschätzungen gelangen können:

- zur Beurteilung der kindlichen Entwicklung und Kindeswohlgefährdung
- zur Einschätzung der Ressourcen und Defizite bei der Mutter
- zur Entwicklung eines angemessenen Hilfeplans

Die Entwicklung von Netzwerken mit spezialisierten Fachleuten aus unterschiedlichen Berufsgruppen – von der Familienhebamme bis zur Psychiaterin – ist eine Möglichkeit, Kompetenzen aus verschiedenen Bereichen in Verbindung mit dem Mehr-Augen-Prinzip zu nutzen. Zusätzlich zu Arbeitsteilung und Vernetzung ist es sinnvoll, regelmäßige Fortbildungen durchzuführen, die neue Handlungsspielräume und Sichtweisen eröffnen und Burnout-Symptomen in diesem komplexen und herausfordernden Aufgabengebiet vorbeugen.

Transparenz und Kommunikation

Für die betroffenen Frauen ist oft nicht klar, was von ihnen erwartet wird und was sie konkret tun müssen, um Hilfe zu bekommen bzw. ihr Ziel zu erreichen. Das Ergebnis ist Verunsicherung, die sich oft in problematischem oder inadäquatem Verhalten ausdrückt. Es hat sich bewährt, sehr direkt und transparent mit betroffenen Müttern zu kommunizieren und diese an allen Entscheidungsprozessen so weit wie möglich zu beteiligen. Sollte es Zweifel an ihrer Erziehungsfähigkeit geben, ist es wünschenswert, dies der betroffenen Mutter nachvollziehbar mitzuteilen, z. B. anhand des im Jugendamt genutzten Einschätzungsbogens zum Kindeswohl (Handlungsleitfaden zum Berliner Kinderschutzverfahren, abrufbar unter https://www.berlin.de/politik-und-verwaltung/rundschreiben/download.php/4322659; Stuttgarter Kinderschutzbogen, zu beziehen über das Landesjugendamt Stuttgart), entsprechende Erwartungen konkret und nachprüfbar zu formulieren und mit ihr gemeinsam geeignete Unterstützungsformen zu suchen.

Beispiel • Die Verwendung des Kinderschutzbogens

»Sie haben bei unserem letzten Gespräch nicht genau verstanden, warum wir uns Sorgen um Ihr Kind machen. Sie meinten, Sie schlagen es nicht und lassen es auch nicht verhungern … Ich würde gerne mit Ihnen gemeinsam einige Punkte durchgehen, die aus meiner Erfahrung und nach Meinung von Fachleuten wichtig sind für die gesunde Entwicklung von Kindern.

Sie haben recht, die Ernährung und körperliche Pflege bekommen Sie gut hin. Ihr Kind ist gepflegt und bekommt regelmäßige Mahlzeiten. Ich würde nun gerne die Tabelle »emotionale Zuwendung« des Berliner Kinderschutzbogens mit Ihnen durchgehen. Vielleicht können Sie sich anhand der Beispiele erst einmal selbst einschätzen …

Ich habe beobachtet, dass Sie Ihr Kind selten anschauen und sich meistens nur mit ihm beschäftigen, wenn es sich auffällig benimmt. Oft reden sie abfällig über Ihren Sohn, als wäre er Ihnen lästig und würde alles falsch machen. Das ist für Sie jetzt bestimmt nicht leicht zu hören und sicher ist es nicht Ihre Absicht, Ihrem Sohn zu schaden. Ich möchte jedoch offen zu Ihnen sein, denn nur so können Sie etwas ändern ... Wären Sie bereit, im Bereich der emotionalen Zuwendung Ihrem Sohn gegenüber noch etwas Neues zu lernen? Ich bin sicher, dass Sie beide davon profitieren könnten. Wir können gern besprechen, welche Unterstützung ich Ihnen dabei anbieten kann.«

Ein weiteres Beispiel für eine Kommunikation mit der Mutter könnte sein:

»Wir haben von der Kita die Information, dass Sie Ihr Kind in letzter Zeit unregelmäßig und oft zu spät bringen und dass das Kind oft nicht der Jahreszeit entsprechend gekleidet ist. Ich gehe davon aus, dass Sie auch daran interessiert sind, dass Ihr Kind optimal gefördert wird. Ich wüsste gerne, wie Ihre Sicht der Dinge ist. Sie wissen, dass das mit der wettergerechten Kleidung und dem Kitabesuch eine der Bedingungen ist, damit Sie das Sorgerecht für Ihre Tochter behalten können. Ich würde Sie gerne dabei unterstützen, dass Sie diese Bedingungen einhalten können, weil ich weiß, dass das Wohl Ihrer Tochter Ihnen wichtig ist.«

Erfahrungsgemäß sind Betroffene häufig in der Lage, konstruktiv geäußerte Kritik und Veränderungsvorschläge anzunehmen und umzusetzen, wenn sie auf Basis einer wertschätzenden Kommunikation erfolgen. Betroffene Frauen sollten auf regelmäßigen Fallkonferenzen entsprechende Rückmeldungen erhalten und auch geben können.

Das Gelingen des Hilfeprozesses hängt auch von den Müttern ab

Mütter mit einer Borderline-Störung gelten als schwierig. Aus Sicht vieler professionell Helfender sind sie schwer zur Zusammenarbeit zu bewegen, stellen durch ihre Impulsivität eine Gefahr für das Kind dar, halten sich nicht an Vereinbarungen, sind unberechenbar, häufig aggressiv und egozentrisch. Gleichzeitig ist das Maß an sozialen und kommunikativen Fertigkeiten, welche eine Mutter mitbringt, oft entscheidend dafür, wie sich ein Hilfeprozess entwickelt. Frauen, die ihren Helfenden gegenüber feindselig, widerständig, misstrauisch oder sehr impulsiv auftreten, treffen seltener auf eine wohlwollende und unterstützende Haltung als sozial kompetente und kooperative Frauen.

Wichtig

Es ist wichtig zu wissen, dass Menschen mit einer Borderline-Störung in der Regel empfindlicher als andere Menschen auf wirkliche oder vermeintliche Anzeichen von sozialem Ausschluss oder Zurückweisung reagieren (Rosenbach & Renneberg, 2011). Gleichzeitig tragen sie durch ungeeignete Verhaltensweisen und Kommunikationsstrategien oft mit dazu bei, dass Missverständnisse und Konflikte entstehen und ungeklärt bleiben.

Treffen sie dazu noch auf ein latent abwertendes, misstrauisches oder feindseliges Hilfesystem, welches sich hinter dem Rücken der Frau nach wenig transparenten Regeln verhält, kann das die Schwierigkeiten der betroffenen Frau extrem verstärken, sich ruhig und kooperativ zu verhalten.

Helferinnen sollten einerseits ein Modell für die Kommunikation auf Augenhöhe bieten und Verständnis für die Gefühle der Frauen zeigen, die sich oft in extremen und existentiellen Notlagen befinden. Andererseits ist es auch wichtig, eigene Grenzen offen zu kommunizieren, wenn Frauen sich unangemessen abwertend oder aggressiv verhalten.

Etwa so:

- »Ich bin nicht Ihre Feindin. Wenn Sie mich jedes Mal anschreien, wenn Ihnen etwas nicht gefällt, fällt es mir schwer, Ihnen Respekt entgegenzubringen und normal mit Ihnen zu reden oder zusammenzuarbeiten.«

Oder so:

- »Ich kann nachvollziehen, dass Sie sich ärgern, da Sie einerseits von Ihrer Therapeutin die Rückmeldung bekommen, dass Sie Fortschritte machen und sich auch sehr viel Mühe geben, andererseits immer noch keine Lockerung der Auflagen bekommen. Wie mit Ihnen vereinbart, habe ich mit Ihrer Therapeutin und auch mit den Betreuerinnen gesprochen und sie davon in Kenntnis gesetzt, welche Bedingungen Sie erfüllen müssen, um die betreute Einrichtung zu verlassen. Im Wesentlichen geht es darum, ruhiger und konsequenter mit Ihrer Tochter umzugehen und Ihre Wutausbrüche in Gegenwart des Kindes noch besser in den Griff zu bekommen.«

Betroffene Mütter, die ihre Anliegen ruhig, kompetent, kooperativ und eigenverantwortlich vertreten, machen es den Helfenden leichter und damit oft auch sich selbst.

Faustregeln für betroffene Frauen im Umgang mit professionellen Helfenden und Ämtern

Es ist hilfreich, gut vorbereitet zu den Treffen zu gehen, sich vorher also folgende Fragen zu beantworten: Um was geht es? Was erwarte ich von anderen? Was erwarten andere von mir?

Einige wichtige Regeln können sein:

- Bleiben Sie ruhig, egal was kommt!
- Konzentrieren Sie sich auf den Inhalt und Ihr Ziel!
- Fragen Sie nach, wenn etwas unklar ist.
- Versuchen Sie, Nägel mit Köpfen zu machen, treffen Sie konkrete Vereinbarungen – im Zweifelsfall auch schriftlich.
- Wenn alles zu schwierig oder gar unlösbar erscheint, suchen Sie sich geeignete Unterstützung!

In einzel- und gruppentherapeutischen Sitzungen können Patientinnen Fertigkeiten einüben, die ihnen helfen, in emotional belastenden Situationen, wie es Termine bei Jugendämtern oder bei Gericht meistens sind, die Kontrolle zu bewahren und sich angemessen und strategisch klug zu verhalten.

4.3.2 Aufgaben einzelner Berufsgruppen und Einrichtungen

Im Folgenden werden Aufgabenbereiche einzelner Berufsgruppen und Einrichtungen skizziert. Es werden allgemeine Empfehlungen für eine Zusammenarbeit bei der Arbeit mit Müttern mit Borderline-Störung und mit ihren Kindern gegeben.

Jugendämter sind meistens die ersten Ansprechpartner für Kinderschutzmeldungen. Sie sind verpflichtet, gewichtigen Anhaltspunkten für die Gefährdung des Kindeswohls nachzugehen und geeignete Maßnahmen zum Schutz des Kindes einzuleiten (§ 8a SGB VIII). Gleichzeitig sind sie präventiv tätig und haben den Auftrag, Familien bei der Erziehung ihrer Kinder zu beraten und zu unterstützen sowie entsprechende Hilfen anzubieten, diese zu koordinieren und zu finanzieren.

Je stärker der Kontroll- und Schutzauftrag gegenüber dem Kind in den Vordergrund rückt, desto schwieriger wird es, eine vertrauensvolle Beziehung zu der Mutter aufzubauen. Das Zusammenwirken mit Psychotherapeutinnen und Ärztinnen sowie anderen Einrichtungen der Erwachsenenhilfe kann an dieser Stelle fruchtbar für alle Beteiligten sein. Die Arbeitsteilung besteht in diesem Falle darin, dass das Jugendamt primär für Kontrolle und Kinderschutz verantwortlich ist und z. B. die Psychotherapeutin auf Seiten der Mutter steht. Gleichzeitig muss eine solche Aufgabenteilung immer wieder reflektiert und besprochen werden, auch – soweit möglich – mit den betroffenen Müttern. Alle Parteien müssen immer auch die ganze Familie (zumindest Kind und Mutter) im Blick haben. Entscheidend ist dabei der wechselseitige Respekt vor den jeweiligen Aufgabenbereichen und Rollen. Sowohl Mutter als auch Kind können dann auch von einem Austausch beider Systeme profitieren.

Psychotherapeutinnen haben die Aufgabe, psychische Störungen zu behandeln. Eine erfolgreiche Behandlung kann nur auf freiwilliger Basis funktionieren. Je überzeugter eine Patientin ist, dass die Therapeutin auf ihrer Seite steht und mit ihr gemeinsam ihre Ziele verfolgt, desto eher wird sie auch zu unangenehmen oder schmerzlichen Veränderungsschritten bereit sein.

Therapeutinnen sollten beachten, dass das Thema Kinder ebenso wie Partnerschaft oder Arbeit zu den gesundheitsrelevanten Faktoren in einer Psychotherapie gehört. Zudem sind Kinder oft direkt betroffen von den Problemen ihrer Eltern. Psychotherapeutinnen sollten sich unbedingt einen Überblick darüber verschaffen, ob weitere Hilfesysteme involviert sind, und wenn ja, welche und mit welcher Aufgabenstellung. Sie sollten sich nicht scheuen, im Zweifelsfall – natürlich nur nach Rücksprache und mit Einwilligung der Patientin – Kontakt zu den anderen Helfenden aufzunehmen.

Lehrerinnen und Erzieherinnen haben den Auftrag, Bildung zu vermitteln und Kinder zu fördern, zu erziehen und zu beaufsichtigen. Dazu kommen immer mehr gesellschaftli-

che Erwartungen, die darauf abzielen, Fehlentwicklungen zu korrigieren und familiäre Defizite zu kompensieren. Pädagoginnen sehen sich dabei häufig mit Problemen konfrontiert, deren Bearbeitung nicht zu ihrem eigentlichen Aufgabenbereich gehört und für die sie auch nicht ausgebildet sind. Von allen professionellen Beteiligten sind sie jedoch die meiste Zeit mit dem Kind zusammen und merken oft als erste, wenn etwas nicht stimmt. Wenn offensichtlich eine problematische Familienkonstellation mit Auswirkungen auf das Kindeswohl vorliegt, sollten sich Erzieherinnen/Lehrerinnen einen Überblick darüber verschaffen, ob das Kind Hilfe bekommt. Wenn dies nicht der Fall ist, sollten sie – nach fachlich-kollegialer Beratung und ggf. anonymer Beratung beim Jugendamt – den Eltern nahelegen, sich an Kinderärztinnen, Kinderpsychotherapeutinnen oder das Jugendamt zu wenden. Wenn dies nicht erfolgt, sollten sie von sich aus das Jugendamt informieren.

Betreute Wohneinrichtungen im Rahmen der Jugendhilfe werden von den Jugendämtern beauftragt, die Mutter-Kind-Beziehung zu stärken, das Kind zu schützen und die Entwicklung von Mutter und Kind einzuschätzen. Sie haben damit den doppelten Auftrag, sowohl mit der Mutter als auch mit dem Kind zu arbeiten. Erzieherinnen und Sozialpädagoginnen arbeiten dabei im Team zusammen. Psychologinnen sind meistens dann beteiligt, wenn explizit Mütter mit psychischen Erkrankungen die Zielgruppe der Maßnahme sind. Je nach Bedarf reichen die Hilfen von intensiven Rund-um-die-Uhr-Angeboten bis hin zu stundenweise aufzusuchenden Hilfen oder Gruppenangeboten.

Die Arbeit mit Frauen, die unter einer Borderline-Störung leiden, erfordert eine gute Zusammenarbeit im Team und ein fachlich gut strukturiertes, störungsspezifisches Betreuungskonzept. Je nach fachlicher Ausrichtung und personeller Ausstattung ist es sinnvoll und notwendig, mit externen Fachkräften (Psychotherapie, Ergotherapie) zusammenzuarbeiten und sich entsprechend fortzubilden.

Psychiatrische Kliniken haben den Auftrag, Patientinnen zu behandeln, wenn ambulante Therapien nicht ausreichen oder wenn Selbst- oder Fremdgefährdung vorliegt. Häufig arbeiten ambulante Helferinnen und Einrichtungen schon länger mit der Patientin. Es ist meistens sinnvoll, wenn auch mit einigem Aufwand verbunden, sich mit den wichtigsten Beteiligten auszutauschen und die verschiedenen Perspektiven bei der Behandlungsplanung zu berücksichtigen, z.B. bei der Frage, ob und wie eine Mutter dazu ermutigt werden sollte, während des stationären Aufenthaltes Zeit mit ihrem Kind zu verbringen, und bei der Entscheidung, wie lange der Klinikaufenthalt dauern soll.

Ärztinnen haben die Aufgabe, Krankheiten zu behandeln. Niedergelassenen Kinder- und Hausärztinnen kommt dabei eine wichtige Steuerungsfunktion zu, da sie oft die ersten Ansprechpartnerinnen für die Eltern sind, wenn es Probleme gibt. Gynäkologinnen können – ebenso wie Hebammen (s.u.) – Probleme bereits in der Schwangerschaft und kurz nach der Geburt erkennen. In Behörden wie dem Sozialpsychiatrischen Dienst erfüllen sie auch diagnostische und begutachtende Funktionen, wenn es darum geht, die Behandlungsbedürftigkeit einer psychischen Auffälligkeit zu beurteilen und entsprechende Maßnahmen einzuleiten. Besonders bei Kinderärztinnen gibt es inzwischen eine zunehmende Sensibilisierung für das Thema Kinderschutz, begleitet von einer wachsenden Zahl von Fachtagungen und Fortbildungen. Während es in Behörden für Ärztinnen

üblich ist, mit den unterschiedlichen Berufsgruppen (Sozialpädagoginnen, Psychologinnen) zusammenzuarbeiten, ist dies bei den niedergelassenen Kolleginnen nicht die Regel. Ausnahmen bilden sozialpädiatrische Zentren.

Ärztinnen sollten vor Ort betroffene Eltern oder Patientinnen ansprechen, ob sie Hilfe benötigen, wenn sie Anzeichen einer psychischen Erkrankung eines Elternteils bzw. einer Entwicklungsstörung, Misshandlung oder Vernachlässigung beim Kind beobachten. Sie sollten einen Überblick über Hilfsmöglichkeiten haben und die Telefonnummern der Ansprechpartnerinnen weitergeben.

Hebammen haben die Aufgaben, Mütter während der Geburt, im Wochenbett und während der Säuglingsphase zu unterstützen. Sie sind oft in der Lage, mögliche Risiken für das Kindeswohl bereits in einer sehr frühen Phase der Mutter-Kind-Beziehung abzuschätzen. Es gibt in vielen Bundesländern Modellprojekte, Initiativen und entsprechende Leitlinien, bei denen Hebammen als »Familienhebammen« belastete Familien über einen längeren Zeitraum unterstützen und mit Kinderärztinnen und Jugendhilfe strukturiert zusammenarbeiten, um in Fällen von Kindeswohlgefährdung frühe Hilfen leisten zu können. Neben der Zusammenarbeit mit Kinderärztinnen und Jugendhilfeeinrichtungen kann es sinnvoll sein, sich auch mit Psychiaterinnen (z. B. beim Thema Psychopharmaka während Schwangerschaft und Stillzeit) sowie Psychotherapeutinnen auszutauschen.

Frühe Hilfen. An dieser Stelle sei auch auf das Nationale Zentrum »Frühe Hilfen« (NZFH) verwiesen (www.fruehehilfen.de). Es wurde 2007 vom Bundesministerium für Familie, Senioren, Frauen und Jugend (BMFSFJ) gegründet. Das NZFH trägt dazu bei, die Rechte von Kindern auf Schutz, Förderung und gesellschaftliche Teilhabe zu verbessern. Träger des NZFH sind die Bundeszentrale für gesundheitliche Aufklärung (BZgA) in Köln und das Deutsche Jugendinstitut (DJI) in München. »Frühe Hilfen« sind regional organisiert und koordinieren Hilfsangebote für Eltern und ihre Kinder ab Beginn der Schwangerschaft bis zum 3. Lebensjahr. Ziel ist es, Entwicklungsmöglichkeiten von Kindern und Eltern in Familie und Gesellschaft frühzeitig und nachhaltig zu verbessern. Insbesondere soll die Beziehungs- und Erziehungskompetenz von (werdenden) Müttern und Vätern gefördert werden (https://www.fruehehilfen.de/grundlagen-und-fachthemen/grundlagen-der-fruehen-hilfen/was-sind-fruehe-hilfen/).

Nachwort

Seit der Veröffentlichung des Manuals im Jahr 2015 wurden viele Gruppen in unterschiedlichen Kontexten durchgeführt. Die Gruppen bestanden in der Regel aus vier Teilnehmerinnen und wurden immer von zwei Trainerinnen geleitet. Einige Therapeutinnen arbeiteten auch im Einzelsetting mit Materialien aus dem Manual. Im Folgenden werden die Rückmeldungen der Teilnehmerinnen und der Trainerinnen zusammengefasst.

Rückmeldungen der Teilnehmerinnen
Ein Teil der Teilnehmerinnen wurde nach Ende des Gruppentrainings befragt, wie ihnen die Gruppe gefallen hat, was sie gut fanden und was aus ihrer Sicht verbessert werden sollte (Renneberg & Rosenbach, 2016).

Insgesamt zeigt sich ein sehr heterogenes Bild der Teilnehmerinnen. Gut die Hälfte der Frauen leben in festen Partnerschaften, die Anzahl der Kinder variiert von einem bis fünf Kinder. Viele der Frauen befinden sich in Teil-/Vollzeitbeschäftigung, wenige sind nicht berufstätig. Die meisten Teilnehmerinnen befinden sich in einer begleitenden Einzeltherapie oder haben bereits eine therapeutische Behandlung abgeschlossen. Etwa die Hälfte der Mütter hatte bereits Kontakt zur Kinder- und Jugendhilfe. Die Teilnehmerinnen, die ein klares Commitment und genug Eigenmotivation für das Training zeigen, nehmen regelmäßig und bis zum Schluss an den Gruppen teil. Die Mütter sind in der Regel sehr motiviert und bringen ihre Anliegen aktiv in die Gruppensitzungen ein. Besonders hervorzuheben ist die große Bereitschaft der Mütter, sich gegenseitig Tipps und Hilfestellung zu geben.

Positive Rückmeldungen. Nach der Teilnahme am Gruppentraining berichteten die Mütter, weniger angespannt, gestresst oder genervt zu sein und einzelne Konfliktsituationen besser erkennen und lösen zu können.

Beispiele für ihre Rückmeldungen waren:

- »Ich habe weniger Ausraster, wenn meine Tochter abhaut.«
- »Ich bin ruhiger und entspannter. Hab teilweise sogar Spaß mit meinem Kind.«
- »Zahnputzsituation ist besser gelöst.«
- »Manchmal gelingt es mir, Luft zu holen, bevor ich ausflippe, oder ich verlasse einfach die Situation.«

Auch die Fähigkeiten, auf die Bedürfnisse des Kindes einzugehen und dessen Perspektive einzunehmen, wurden als verbessert angesehen:

- »Ich versuche, mich in das Kind hineinzuversetzen und die Dinge aus seiner Sicht zu sehen.«
- »Die Struktur im Alltag ist besser geworden, es gibt mehr regelmäßige Abläufe und feste Zeiten.«

Bezüglich der dysfunktionalen Grundannahmen gelang es den Teilnehmerinnen, alternative Formulierungen zu verinnerlichen:

- »Ich dachte bislang ›Ich bin keine Mutter‹ – jetzt kann ich sehen, dass ich mir Mühe gebe, eine Mutter zu sein.«
- »Ich konnte die Traurigkeit meiner Tochter nicht aushalten. Jetzt sage ich mir ›Es ist wichtig, dass mein Kind lernt, dass auch negative Gefühle zum Leben dazu gehören‹.«

Als besonders hilfreich werden immer wieder die Rollenspiele und der offene und vertrauensvolle Umgang in der Gruppe bewertet. Bei einer Follow-up-Befragung nach einem Jahr (Sellin, 2014) berichteten die Frauen, insgesamt ruhiger geworden zu sein und mit den Bedürfnissen ihrer Kinder sowie den eigenen Bedürfnissen besser umgehen zu können: »Ich achte mehr auf meine eigenen Bedürfnisse, wodurch ich entspannter bin.«

Psychische Belastung der Teilnehmerinnen. In einer Teilstichprobe füllten die Teilnehmerinnen das Beck-Depressionsinventar (BDI II; Hautzinger et al., 2006), den Fragebogen für Gedanken und Gefühle (FGG, ein Screening-Instrument für borderlinespezifisches Denken; Renneberg & Seehausen, 2010) und das Brief-Symptom-Inventory (BSI; Derogatis, 1993) aus. Auf allen Maßen verbesserte sich die Symptomatik, auch wenn sie nach dem Ende des Trainings nicht im Bereich von gesunden Frauen lag (Renneberg & Rosenbach, 2016). Ein positiver Effekt des Trainings auf die psychische Belastung der Mütter ist kein direktes Ziel der Gruppen; umso ermutigender werden diese Ergebnisse bewertet.

Das Gruppentraining aus Sicht der Trainerinnen

Das Training wurde paarweise in zum Teil unterschiedlichen Zusammensetzungen durchgeführt. Die meisten Trainerinnen waren Psychologische Psychotherapeutinnen (Verhaltenstherapie). Einige hatten Erfahrungen in der Leitung von DBT-Skillsgruppen, etwa die Hälfte der Trainerinnen hatte selbst Kinder.

Struktur des Trainings. Es ist sehr hilfreich, sich stets an der Sitzungsstruktur zu orientieren, um den roten Faden zu behalten. Eine Vertiefung individueller Themen und Abweichung von der Struktur wirken sich nach Einschätzung der Trainerinnen ungünstig auf den Sitzungsverlauf aus. Nicht nur die Trainerinnen, sondern auch die Teilnehmerinnen verlieren schnell die Orientierung und die Sitzungen werden inhaltlich diffuser. Auch kann es zu einer ungleichen Verteilung der Aufmerksamkeit für die Teilnehmerinnen führen. Für individuelle Anliegen und besondere Probleme oder Fragestellungen ist es daher wichtig, auf die Einzeltherapie verweisen zu können bzw. in Einzelfällen mit der betroffenen Mutter im Anschluss an die jeweilige Sitzung zu sprechen.

Die Pause in der Mitte jeder Sitzung wird für den Austausch der Trainerinnen genutzt und als notwendig eingeschätzt, um Gruppenprozesse zu besprechen und sich auf den zweiten Teil der Sitzung vorzubereiten (z. B. Vorbereiten der Übungen). Auch die Mütter schätzen die informellen Gespräche in der Pause.

Haltung der Trainerinnen. Die Haltung der Trainerinnen wird als wesentlich für den Erfolg der Gruppe angesehen. Dabei ist neben der grundsätzlich positiven, wertschätzenden Einstellung die begrenzte Selbstöffnung der Trainerinnen wichtig. Ein typisches Beispiel für die begrenzte Selbstöffnung ist, von eigenen Erfahrungen und Schwierig-

keiten als Mutter zu berichten. Diese kurzen Beiträge der Trainerinnen helfen, Hürden beim Ansprechen peinlicher und unangenehmer Themen zu überwinden. Eine dialektische und annehmende Grundhaltung (»Alles hat zwei Seiten, auch wenn ein Verhalten nicht akzeptabel ist, ist es doch oft nachvollziehbar«) fördert die Selbstöffnung und das Vertrauen, besonders beim Ansprechen tabuisierter Themen. Ein punktuell humorvoller Umgang mit der Thematik lockert die Atmosphäre auf und schafft gleichzeitig neue Perspektiven sowie hilfreiche Distanz zu emotional belastenden Themen.

Zwei Trainerinnen. Den Trainerinnen ist es besonders wichtig, die Gruppe zu zweit durchzuführen. Auch im regulären DBT-Skillstraining hat sich diese Aufteilung bewährt, um zum Beispiel das Verhältnis von Validieren und Konfrontieren, Offenheit und Struktur sowie den Fokus auf die Gruppe und den Fokus auf die einzelne Teilnehmerin besser ausbalancieren zu können. Neben den eben genannten Aufgaben, der Wissensvermittlung und der Beachtung jeder einzelnen Teilnehmerin kommt in diesem Training noch die Notwendigkeit hinzu, auch die oft spannungsreiche Mutter-Kind-Dyade im Blick zu behalten und ggf. ungünstige Vergleiche der Mütter untereinander zu thematisieren oder zu begrenzen. Das sind sehr viele Aufgaben, bei denen es von allen Trainerinnen als notwendig erachtet wird, zusammenzuarbeiten und sich auszutauschen. Auch wenn man berücksichtigt, dass in den schwierigen Konfliktsituationen zwischen Müttern und Kindern der einzig richtige oder goldene Weg nicht vorgezeichnet ist, hilft der Austausch der Trainerinnen untereinander sehr. Die zahlreichen Informationen zu verarbeiten und die Diskussion um »richtig« oder »falsch« fallen ebenfalls viel leichter, wenn man sich unter den Trainerinnen austauschen kann und gemeinsam reflektiert.

Herausforderungen und Grenzen. Besonders herausfordernd, wenn auch nicht sehr häufig, sind Situationen mit aggressiv auftretenden Teilnehmerinnen, die ihren Kindern gegenüber feindselig und negativ-bewertend eingestellt sind. Die Schwierigkeit besteht dann insbesondere darin, nicht selbst hilflos oder feindselig zu reagieren. Hilfreich dabei sind Klarheit bei der Zielvereinbarung, der Austausch und auch hier die Zusammenarbeit mit der Trainerkollegin, die Orientierung an der Struktur und der Verweis auf die Einzeltherapie. Auch sollte sich in der Gruppe auf eine gemeinsame nicht-wertende Sprache geeinigt werden.

Die Trainerinnen machen die Erfahrung, dass die Selbstbeschreibungen der Frauen, auch was die eigenen Fortschritte angeht, nicht immer mit der Fremdwahrnehmung (z. B. der Betreuerinnen in einer Einrichtung) oder den in der Gruppe deutlich werdenden Verhaltensweisen übereinstimmen. Wenn dies deutlich wird, geht es vor allem darum, diese Diskrepanzen dialektisch zu integrieren, das heißt, zu besprechen, welche Aspekte der divergierenden Einschätzung die Teilnehmerinnen annehmen können, und welche nicht. Bei Verdacht auf solche Diskrepanzen geben die Trainerinnen dazu auch eigene Beispiele, um für das Thema zu sensibilisieren (z. B. »Es ist völlig normal, dass man sich oft nur von seiner besten Seite zeigen will und dazu neigt, unangenehme Erkenntnisse auszublenden«). Außerhalb der Gruppe gilt es, die Prinzipien für die Kooperation und den Austausch im Hilfesystem zu beachten (vgl. Abschn. 4.3).

Es ist immer wieder zu beobachten, dass die Teilnehmerinnen erst nach einigen Sitzungen offener über ihre Probleme und ungünstigen Verhaltensweisen berichten. Gerade zu Beginn des Trainings versuchen einige Teilnehmerinnen, sich als besonders kompetent darzustellen (»Ich habe damit keine Probleme. Ich habe das alles im Griff«). Wichtig ist es hier, das Gleichgewicht zwischen Validieren und kritischem Hinterfragen zu halten und die Mütter nach und nach zu animieren, mehr über ihre Schwierigkeiten preiszugeben. Auch muss darauf geachtet werden, dass die vermeintlichen »Expertinnen« die anderen Teilnehmerinnen nicht zu sehr einschüchtern.

Erfahrung mit Teilnehmerinnen, die die Gruppe zweimal durchlaufen haben. Viele Mütter fanden das Training zu kurz. Einige Teilnehmerinnen aus der Mutter-Kind-Einrichtung nahmen zweimal am Training teil. Bei allen wurde die folgende Beobachtung gemacht: Während der erste Durchlauf einem ersten Kennenlernen der Inhalte diente, konnten sich die Übungsinhalte beim zweiten Durchgang nach einer »Übungspause« besser stabilisieren. Insbesondere die Konzepte und Bedeutung der Achtsamkeit wurden erst im zweiten Durchgang besser verstanden. Auf Grund der Erfahrungen dieser Teilnehmerinnen ist ein zweiter Durchlauf nach einer kurzen Pause sehr zu empfehlen.

Es gab in der Mutter-Kind-Einrichtung eine Teilnehmerin, die zusätzlich zu einigen Symptomen der Borderline-Störung auch die Kriterien für eine paranoide Persönlichkeitsstörung erfüllte. Diese Teilnehmerin profitierte im Vergleich zu den Frauen mit einer Borderline-Störung weniger von der Gruppenteilnahme.

Fazit der Trainerinnen. Allen Trainerinnen bereiteten die Gruppen Freude und sie lernten selbst viel dabei. Es war beeindruckend und schön zu sehen, dass die Frauen überwiegend sehr motiviert, engagiert und dankbar an den Gruppen teilnahmen und vor allem auch, dass sie teilweise schon nach kurzer Zeit sichtbare Fortschritte zeigten. Die Atmosphäre in den Gruppen war meistens lebhaft, offen und konstruktiv, es wurde bei den Übungen auch oft gelacht und die Zeit verging immer sehr schnell.

Die Trainerinnen hatten den Eindruck, sehr nah am Alltag der Frauen zu arbeiten und sowohl aktuelle, kritische Situationen mit dem Kind zu thematisieren – besonders in den Rollenspielen – als auch an grundlegenderen Einstellungen zu Erziehung und zum Muttersein zu arbeiten.

Wir als Autorinnen des Buches haben das Projekt »Borderline und Mutter sein« mit Begeisterung fortgesetzt und diese Begeisterung und Freude an der Arbeit mit den Müttern sind über die Zeit noch gewachsen. Die steigende Dissemination des Trainings im deutschsprachigen und nun auch englischsprachigen Raum freut uns sehr.

Die Rückmeldungen von Einrichtungen und Therapeutinnen, die mit dem Manual arbeiten, sind durchweg positiv. Wir möchten potenzielle Trainerinnen sehr dazu ermutigen, das Manual anzuwenden und freuen uns auf weitere Rückmeldungen.

Anhang

Verzeichnis der Arbeits- und Infoblätter

Hinweise zur Arbeit mit dem Arbeitsmaterial

Literatur

Weiterführende Literatur

Sachwortverzeichnis

Verzeichnis der Arbeits- und Infoblätter

Hinweise zur Arbeit mit dem Arbeitsmaterial

Icons zur Orientierung
Um sich schnell und effektiv auf allen Arbeits- und Informationsblättern zurechtfinden zu können, sind darauf verschiedene Icons abgebildet. Anhand dieser Icons können Sie direkt sehen, für wen das vorliegende Informations- oder Arbeitsblatt gedacht ist und wie es eingesetzt werden kann. Die folgenden Icons werden Ihnen auf den verschiedenen Arbeitsmateriealien begegnen:

T **Trainer:in:** Dieses Icon kennzeichnet Informations- oder Arbeitsblätter, die für die Trainerin bzw. den Trainer selbst gedacht sind.

P **Patientin:** Informations- oder Arbeitsblätter mit diesem Icon werden der Patientin zur Bearbeitung ausgehändigt.

Ran an den Stift: Dieses Icon fordert dazu auf, einen Stift zur Hand zu nehmen und Antworten und Überlegungen direkt auf dem Arbeitsblatt oder auch separat zu notieren.

Input fürs Köpfchen: Auf diese Weise markierte Abschnitte beinhalten Hintergrundinformationen für eine vertiefte Auseinandersetzung mit den Inhalten der Therapie.

Hier passiert etwas: An dieser Stelle werden Handlungsanweisungen gegeben.

AB Arbeitsblätter stellen in der Regel Grundlagen für Übungen dar.

INFO Informationsblätter fassen Informationen zu einem bestimmten Thema zusammen.

Sitzungsstruktur

(1) Einführung
- Kennenlernen
- Organisatorisches; Informationen über Mutterschaft mit BPS und die Folgen für die Kinder

(2) Achtsamkeit
- Einführung: Achtsamkeit in der Kindererziehung
- Förderung der Selbstwahrnehmung
- Erlernen von Achtsamkeitsübungen mit Kind

(3) Kindliche Grundbedürfnisse
- Was braucht ein Kind?
- Welche Grundbedürfnisse sind für die Teilnehmerinnen leicht, welche eher schwierig zu erfüllen?

(4) Stress
- Was ist Stress?
- Wie sieht Stress individuell aus?
- Woran kann man Stress erkennen und wie vermeiden?

(5) Stressbewältigung
- Welche Skills/Fertigkeiten gibt es, um mit Stress besser umgehen zu können?

(6) Struktur und Flexibilität
- Kinder brauchen Halt und Struktur, zugleich muss häufig in Situationen flexibel gehandelt werden.
- Wie sieht das bei den Teilnehmerinnen aus? Wofür sind Struktur und Flexibilität gut? Was kann verbessert werden?

(7) Umgang mit Konflikten mit Kindern
- Konflikte kennt jede Frau/Mutter; Konflikte sind ganz normal und wichtig.
- Wie gehe ich mit Konflikten konstruktiv um?

(8) Umgang mit kindlichen und eigenen Gefühlen
- Welche Gefühle gibt es und wie hängen Gefühle mit Verhalten zusammen?
- Förderung einer angemessenen Wahrnehmung eigener Gefühle und der des Kindes und Erlernen von angemessenen Reaktionsweisen

(9) Körperkontakt und Körperausdruck
- Welche Bedeutung hat der Körper in der Kindererziehung?
- Wie wirkt der Körper auf das Kind und wie kann er eingesetzt werden?

Sitzungsstruktur

(10) Grundannahmen über Erziehung

- Es gibt günstige und ungünstige grundlegende Annahmen über das Muttersein.
- Welche Annahmen sind hilfreich? Welche sind nicht hilfreich?

(11) Selbstfürsorge

- Es ist in der Kindererziehung nicht nur wichtig, sich um die Kinder zu kümmern, sondern auch, sich um sich selbst zu kümmern.
- Was können Mütter für sich tun?

(12) Abschluss

- Die Inhalte der einzelnen Sitzungen werden zusammengefasst.
- Was konnten die Teilnehmerinnen aus dem Training Nützliches mitnehmen und was wollen sie evtl. noch verändern?

Achtsamkeits- und Aktivierungsübungen

Bei allen Übungen geht es darum, dass die Teilnehmerinnen darauf achten, *was* sie tun (wahrnehmen, beschreiben, teilnehmen) und *wie* sie es tun (konzentriert, wirkungsvoll, annehmend/nicht wertend). Es geht nicht um eine Bewertung oder darum, etwas zu können, zu schaffen oder besonders gut zu machen.

Während die Teilnehmerinnen bei Achtsamkeitsübungen lernen, die eignen Aufmerksamkeits- und Wahrnehmungsprozesse selbst zu steuern, gibt es bei den Aktivierungsübungen zusätzlich Feedback durch äußere Reize (Interaktion mit Gegenständen oder Personen). Beide Arten von Übungen haben unterschiedliche Effekte und können entsprechend eingesetzt werden.

Mögliche Achtsamkeits- und Aktivierungsübungen für die Gruppe

- zwei Minuten nur hören/auf Geräusche achten
- mit geschlossenen Augen Gegenstände ertasten lassen
- atmen und jeden einzelnen Atemzug zählen, nach 10 Atemzügen wieder zu 1 zurückkehren
- Farbe eines Gegenstandes im Raum benennen und die anderen Teilnehmerinnen den dazugehörigen Gegenstand erraten lassen (»Ich sehe was, was du nicht siehst«)
- Walter-Wimmel-Bücher (Handford, 2010) ansehen und beschreiben lassen
- Grimasse weitergeben: Eine Teilnehmerin schneidet eine Grimasse, die nächste Teilnehmerin versucht, diese zu imitieren und an die folgende Teilnehmerin weiterzugeben.
- Sandsäckchen auf Schulter/Hand/Kopf balancieren lassen
- schnelles Gehen im Raum, ohne andere Teilnehmerinnen anzustoßen
- zuzwinkern: Die Teilnehmerinnen bilden zwei Kreise, einen inneren und einen äußeren. Die Teilnehmerinnen im inneren Kreis sitzen oder hocken, die Teilnehmerinnen im äußeren Kreis stehen dahinter. Eine Person steht allein im inneren Kreis und versucht durch Zuzwinkern eine andere Teilnehmerin zu sich zu locken. Die dahinter stehende Person versucht, die fliehende Person durch Festhalten aufzuhalten.
- Plumpsack spielen
- imaginären Gegenstand weitergeben (heiß, kalt, schwer, eklig, leicht, stinkend, klebrig, faszinierend, glitschig etc.) und dabei diese Eigenschaft pantomimisch darstellen
- Zeitungen langsam zerreißen und auf das Geräusch hören
- rohes Ei zum Stehen bringen
- »Ich packe meinen Koffer und nehme mit …« spielen

Achtsamkeits- und Aktivierungsübungen

- Die Teilnehmerinnen stehen in einem Kreis hinter Stühlen, die sie mit einer Hand gekippt halten. Eine Person gibt durch Klatschen den Takt an. Einmal klopfen bedeutet, dass alle Teilnehmerinnen einen Stuhl weiter im Uhrzeigersinn zum nächsten Stuhl gehen und den gekippten Stuhl der Vorgängerin übernehmen. Zweimal klopfen bedeutet, dass sich die Richtung ändert. Ziel ist es, dass die Stühle nicht umfallen.
- Alle Teilnehmerinnen halten ein gespanntes Tuch und lassen einen Ball darauf im Kreis rollen.
- Zweierübung: Zwei Teilnehmerinnen stehen sich gegenüber, jede hält ihre Handflächen aneinandergelegt. Die Teilnehmerinnen versuchen abwechselnd, die zusammengelegten Hände der anderen zu erwischen/einzufangen.

INFO 0.1c • T

Anspannung/Spannungskurve

Menschen mit einer Borderline-Störung leiden unter einer signifikant höheren aversiven Anspannung als gesunde Menschen oder Menschen mit anderen Störungsbildern. Diese Anspannung geht einher mit der Schwierigkeit, Gefühle wahrzunehmen und zu regulieren, komplexe Informationen aus dem sozialen Umfeld aufzunehmen und zu verarbeiten sowie planvoll zu handeln. Mit wachsender Anspannung steigt auch die Dissoziationsneigung. Frauen mit einer Borderline-Störung spüren sich oft weniger als andere Menschen (»Robotergefühl«). Wenn sie etwas spüren, ist das häufig so heftig und unangenehm, dass sie das Gefühl oder die Empfindung nur noch loswerden wollen, z. B. indem sie sich ablenken, noch mehr anspannen oder impulsiv verhalten.

Sie haben häufig keine gute Meinung von sich und bewerten das, was sie bei sich wahrnehmen, sehr negativ oder zweifeln daran, ob es überhaupt berechtigt ist (»Ich habe keinen Grund, mich so zu fühlen«). Diese Bewertungen tragen zu weiterer Anspannung bei.

Untersuchungen zeigen, dass Menschen ab einem subjektiven Grad der Anspannung von 70 (auf einer Skala von 0–100) beginnen, die Kontrolle über ihr Handeln zu verlieren. Da ein Anstieg der Spannung bei Menschen mit einer Borderline-Störung sehr schnell ausgelöst werden kann, ist es extrem wichtig, dass die Betroffenen lernen, Frühwarnzeichen für diesen beginnenden Kontrollverlust zu erkennen und mittels geeigneter Fertigkeiten (Skills) gegenzusteuern. In der Dialektisch-Behavioralen Therapie (DBT) wird davon ausgegangen, dass der Einsatz unterschiedlicher Skills (z. B. aus den Bereichen Achtsamkeit, Umgang mit Gefühlen und Stresstoleranz) in Abhängigkeit vom Grad der Anspannung möglich und nützlich ist. Bei starker Dissoziation, in Krisen und bei akuter Gefahr von Kontrollverlust helfen Notfall-Skills, die Anspannung soweit zu reduzieren, dass planvolles Denken und Handeln wieder möglich ist (s. Skills-Sammlung/Notfallkoffer in Bohus & Wolf-Arehult, 2013). Je besser diese Skills geübt werden, desto leichter können die Betroffenen in schwierigen Situationen auf sie zurückgreifen.

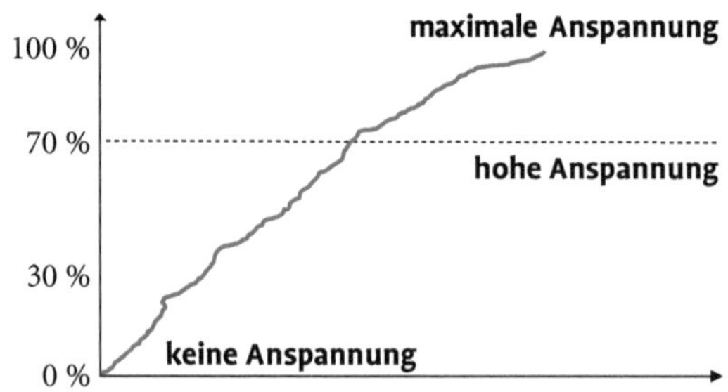

Spannungskurve nach Bohus & Wolf-Arehult (2013)

Schwierigkeiten und Risiken

Fallbeispiel

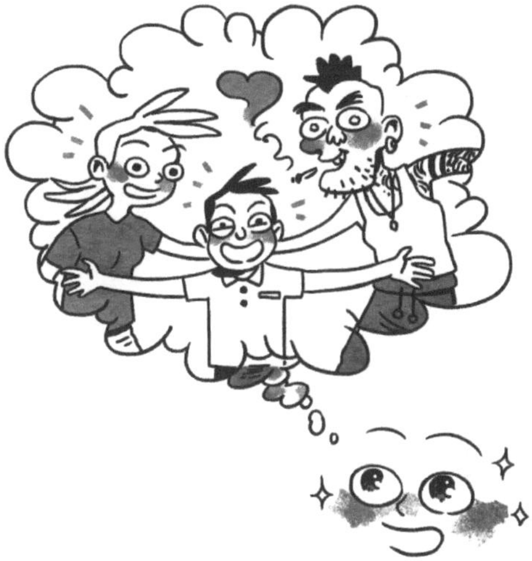

Anja bekam mit 19 ihr erstes Kind. Sie selbst war bei einer Pflegefamilie aufgewachsen, da beide Eltern an einer Alkoholabhängigkeit litten und ihre Tochter nicht angemessen versorgen konnten. Anja fühlte sich von ihrer Pflegefamilie nicht wirklich geliebt, sie war ein »anstrengendes Kind« und hatte viele Probleme. Nach ihrem zweiten Suizidversuch lernte sie in der Klinik Martin kennen und verliebte sich Hals über Kopf in ihn. Drei Wochen nach dem ersten Kuss war sie schwanger; das Kind war nicht geplant, doch beide freuten sich sehr. Der Traum von der eigenen heilen Familie schien zum Greifen nah. Sie wollten alles anders machen als ihre eigenen Eltern.

Entstehungsmodell der Borderline-Störung

Biologische Faktoren. Für Kinder von Müttern mit einer Borderline-Störung besteht ein erhöhtes Risiko, ebenfalls an einer Borderline-Störung zu erkranken. Die Grundlagen für eine Borderline-Störung werden zum Teil vererbt. Das bedeutet, dass die Kinder – wie ihre Eltern – oft sehr sensibel und empfindlich sind und dazu neigen, schnell unter Anspannung zu geraten und sich nur schwer wieder zu beruhigen. Eine solche Veranlagung alleine ist zunächst noch kein Drama. Eltern und Kinder können lernen, damit umzugehen.

Selbstreflexion

Haben Sie Hinweise darauf, dass Sie oder Ihr Kind sensibler sind als andere Menschen?

Schwierigkeiten und Risiken

Invalidierendes Umfeld. Macht das Kind die Erfahrung, dass es erwünscht ist und so geliebt wird, wie es ist, und wächst es in einem sicheren Umfeld auf, in dem seine Bedürfnisse beachtet werden, dann kann das Kind trotz seiner Veranlagung gesund aufwachsen und lernen, mit seiner Sensibilität und Feinfühligkeit umzugehen und Gewinn daraus zu ziehen. Das wäre ein validierendes Umfeld.

Manche Kinder lernen jedoch, dass sie so, wie sie sind, falsch sind: Dem Kind wird immer wieder gesagt, dass seine Gedanken, Gefühle oder sein Verhalten nicht richtig sind. Zusätzlich erfahren die Kinder wenig Interesse von ihren Bezugspersonen und sie bekommen keine Hilfe, wenn sie diese brauchen. Diese Kinder entwickeln das Gefühl, nicht beschützt und ernst genommen zu werden bzw. nicht verstanden zu werden.

Wenn das Kind das in seinem Umfeld immer wieder erlebt, nennt man das ein invalidierendes Umfeld.

Ein solches Umfeld ist neben den biologischen Faktoren ein zweiter Risikofaktor für die Entstehung einer Borderline-Störung. Es führt dazu, dass Empfindlichkeit und Sensibilität zunehmen und die Fähigkeit, mit Stress und Problemen umzugehen, abnimmt.

Eltern mit einer Borderline-Störung, die selbst als Kind in einem invalidierenden Umfeld aufgewachsen sind, haben es besonders schwer, ihren Kindern ein validierendes Umfeld bereitzustellen. Sie können es jedoch lernen.

Selbstreflexion

Können Sie sich an Situationen erinnern, in denen Sie selber »invalidiert« wurden, also zum Beispiel das Gefühl hatten, nicht dazu zu gehören oder »falsch« zu sein?

Kennen Sie Situationen, in denen Sie sich ihrem Kind gegenüber invalidierend verhalten?

Schwierigkeiten und Risiken

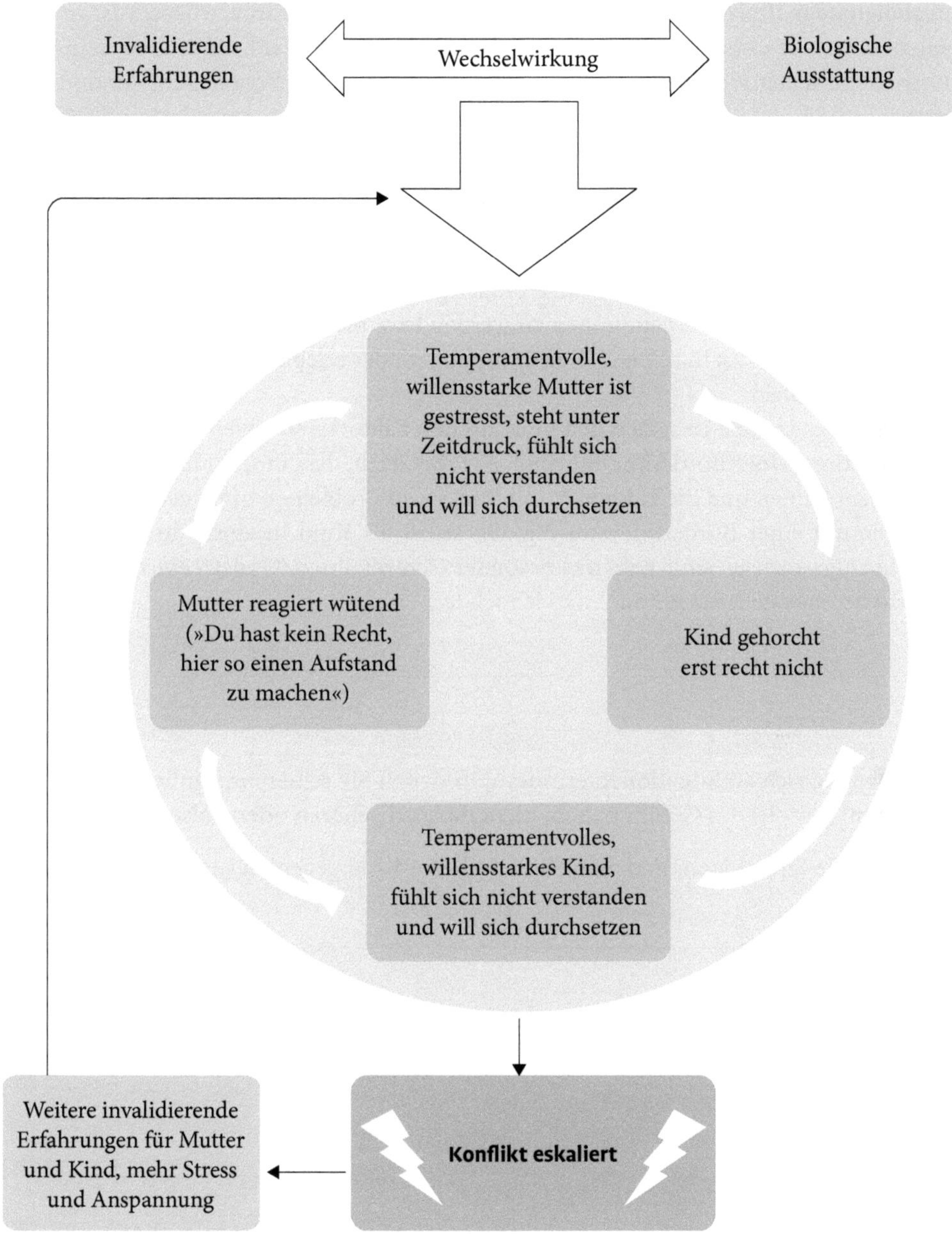

Konflikt zwischen Mutter und Kind (Mutter will gehen, Kind will sich nicht die Schuhe anziehen)

Schwierigkeiten und Risiken

Besondere Schwierigkeiten und Herausforderungen der Mütter

Im Vergleich zu »durchschnittlichen« Müttern sind Mütter mit einer Borderline-Störung unzufriedener, sie fühlen sich häufiger unzulänglich und gestresst im Umgang mit ihren Kindern. Sie wechseln öfter Wohnort, Partner/Partnerin oder Job. Zudem erleben die Mütter oft für sie selbst unerklärliche, extreme und schnell wechselnde Gefühle. Gleichzeitig haben sie oft Kinder, die besonders verletzlich und/oder temperamentvoll sind und besondere Anforderungen stellen. Es ist daher eine besondere Herausforderung für die Mütter, auf das Kind einzugehen, wenn sie schon mit den eigenen Gefühlen überfordert sind.

Verschiedene Untersuchungen haben gezeigt, dass Kinder von Müttern mit einer Borderline-Störung häufiger unter verschiedenen Problemen leiden. Dazu zählen bei Babys häufiges und andauerndes Schreien, Schwierigkeiten, sich selbst zu beruhigen, und ein abwesender Blick. Klein- und Kindergartenkinder haben große Angst, verlassen zu werden, rechnen bei Begegnungen mit nahen Bezugspersonen mit Gefahr und zeigen ein schamhaftes Selbstbild (»Ich bin schlecht«). Oft verhalten sich Kinder von Müttern mit einer Borderline-Störung ihren Eltern gegenüber selbst wie Eltern (Rollenumkehr). Das kann bedeuten, dass sie sich übermäßig verantwortlich für das Wohlergehen ihrer Eltern fühlen und/oder deren Aufgaben übernehmen (z. B. die Mutter aufheitern, beschützen, trösten oder sich um die Geschwister kümmern und dabei eigene Bedürfnisse zurückstellen, wie z. B. mit Freunden zu spielen). Insgesamt gibt es ein hohes Risiko für emotionale und Verhaltensprobleme vom Säuglingsalter bis zum Jugendalter.

All diese Verhaltensauffälligkeiten tragen dazu bei, dass die Beziehung zwischen Mutter und Kind immer schlechter wird: Die Mutter reagiert immer hilfloser, aggressiver und gestresster, das Kind fühlt sich immer mehr abgelehnt und ungeliebt. Ein Teufelskreis entsteht. Ziel des Trainings ist es, diesen Teufelskreis zu durchbrechen.

Selbstreflexion

Fällt Ihnen etwas auf, das Sie bei Ihrem Kind/Ihren Kindern beobachten können, oder gibt es andere Verhaltensweisen, die Ihnen Sorgen machen?

Schwierigkeiten und Risiken

Lernziele des Trainings

Ziel des Trainings ist es, Mütter bei der Erziehung ihrer Kinder zu unterstützen. Jede Mutter hat in anderen Bereichen Schwierigkeiten. In diesem Training können Mütter in den unterschiedlichen Bereichen der Erziehung ihre eigenen Kompetenzen und Schwachstellen erkennen und neue Umgangsformen erlernen.

(1) Kindliches Verhalten und der Umgang damit. Oft wissen Mütter nicht, wie sie auf unterwartete oder unangenehme Verhaltensweisen des Kindes reagieren sollen, zum Beispiel wenn das Kind weint, nicht gehorcht oder sagt, dass es Angst hat. Das führt oft zu Ärger, Verunsicherung, Problemen und Frust – auf beiden Seiten.

Haben Sie ein eigenes Beispiel?

....

....

....

Ziel: Kindliche Bedürfnisse, Verhaltens- und Ausdrucksformen richtig einschätzen lernen; Entwicklung von positiven und gewaltfreien Erziehungsstrategien

(2) Die Bedeutung von Regeln und Struktur. Frauen mit einer unbehandelten Borderline-Störung fällt es oft schwer, ein stabiles und sicheres häusliches Umfeld herzustellen und aufrechtzuerhalten. Sie wechseln öfter die Wohnung, haben Probleme in ihren Partnerschaften und oft keine Struktur und Routine im Tagesablauf. Auch haben sie Schwierigkeiten, ein System von Regeln und Grenzen durchzusetzen, das für das Kind klar und vorhersehbar ist.

Kennen Sie das aus Ihrem eigenen Leben? Schreiben Sie hier ein Beispiel auf.

....

....

....

Ziel: Aufbau von Tagesstruktur und vorhersehbaren Regeln, Konsequenzen und Ritualen; somit auch Abbau von Stress für Mutter und Kind

(3) Umgang mit Stress. Die Stressanfälligkeit und das allgemeine Anspannungsniveau der betroffenen Mütter sind oft hoch und die Neigung zu impulsivem Verhalten wie z. B. Anschreien und Schlagen kann stark ausgeprägt sein.

Schwierigkeiten und Risiken

Diese Neigung bezieht sich nicht nur auf aggressive Reaktionen dem Kind gegenüber, sondern auch auf Streit z. B. mit dem Partner / der Partnerin. Das Kind kann oft nicht verstehen oder vorhersehen, warum bzw. wann es zu gereizten oder gewalttätigen Reaktionen der Mutter kommt.

Kennen Sie das von sich? Schreiben Sie hier ein Beispiel auf.

....

....

....

Ziel: Erlernen eines besseren Umgangs mit Stress

(4) Umgang mit eigenen und kindlichen Gefühlen. Mütter haben teilweise Schwierigkeiten, mit ihren eigenen Gefühlen zurechtzukommen, haben es oft auch schwer, angemessen mit den Gefühlen ihrer Kinder umzugehen. Das Kind kann oft nicht vorhersehen, wie die Mutter reagiert.

Kennen Sie das von sich? Schreiben Sie hier ein Beispiel auf.

....

....

....

Ziel: Kindliche Gefühle besser erkennen und verstehen; Entwicklung vorhersehbarer und angemessener Reaktionen auf kindliche Gefühle, bessere Regulation eigener Gefühle

Welche sind Ihre Herausforderungen?

....

....

....

Take-Home-Message – Aus der heutigen Sitzung nehme ich mit …

....

....

....

INFO 1b • P

Grundannahmen für die Arbeit in der Müttergruppe

(1) Jede Mutter mit einer Borderline-Störung, die Hilfe sucht, will eine gute Mutter sein.

(2) Sie muss dafür mehr leisten, als sie glaubt, leisten zu können.

(3) Sie hat ihre Schwierigkeiten oft nicht selbst verursacht, muss sie aber aus eigener Kraft überwinden. Das ist ungerecht.

(4) Sie ist verantwortlich dafür, ihren Kindern das zu geben, was sie selbst oft nicht bekommen hat.

(5) Sie muss in vielen wichtigen Lebensbereichen neue Verhaltensweisen lernen.

(6) Sie muss nicht alles alleine machen und darf Unterstützung in Anspruch nehmen.

(7) Ihr Kind braucht oft mehr Liebe, Schutz und Förderung, als die Mutter glaubt, geben zu können.

(8) Das Kind ist in seiner Entwicklung gefährdet, wenn die Mutter nicht lernt, seinen Bedürfnissen gerecht zu werden.

(9) Das Kind profitiert unmittelbar von den Lernschritten seiner Mutter.

(10) Therapeutinnen, die mit Müttern mit einer Borderline-Störung und ihren Kindern arbeiten, brauchen ein gutes Team.

INFO 1c • P

Feedback-Regeln

Rückmeldungen (Feedback) sind ein wichtiger Aspekt der Kommunikationsregeln in Gruppen und stellen eine wesentliche Form sozialen Lernens dar. Um zu vermeiden, andere Menschen durch die Rückmeldung zu brüskieren, ist die Einhaltung von Feedback-Regeln wichtig.

> **Wichtig**
>
> Generell gilt: Gib konstruktives Feedback!

Das bedeutet, dass

- sich Feedback auf konkretes Verhalten in konkreten Situationen und nicht auf Mutmaßungen und Interpretationen, Eigenschaften oder Charaktermerkmale beziehen soll (Beispiel: »Sie sprechen gerade sehr laut und aufgeregt, sodass es mir schwerfällt, Ihnen zuzuhören« versus »Sie sind immer so aggressiv«).
- Lob und Kritik geäußert werden – Lob kommt immer zuerst!
- die eigene Perspektive als eigene Perspektive (z. B. »Ich sehe das mit dem Fernsehkonsum anders« oder »Das gefällt mir/gefällt mir nicht, wie du das machst«) vertreten wird und keine Verallgemeinerungen (z. B. »Man sollte das nicht tun«) benutzt werden.
- das Feedback für den anderen da ist und es ihm/ihr nützen sollte.
- Feedback nur dann gegeben wird, wenn der/die andere es annehmen kann.

> **Wichtig**
>
> Wenn du Feedback annimmst, höre ruhig zu – rechtfertige dich nicht!

AB 1 • P

Belohnungskarte für Mütter

Datum	Hausaufgaben: Was wurde gemacht?	Infoblatt gelesen
	....	Ja ☐ Nein ☐
	....	Ja ☐ Nein ☐
	....	Ja ☐ Nein ☐
	....	Ja ☐ Nein ☐
	....	Ja ☐ Nein ☐
	....	Ja ☐ Nein ☐
	....	Ja ☐ Nein ☐
	....	Ja ☐ Nein ☐
	....	Ja ☐ Nein ☐
	....	Ja ☐ Nein ☐
	....	Ja ☐ Nein ☐

Achtsamkeit

Fallbeispiel

Anja strengte sich sehr an, alles richtig zu machen mit ihrem Kind. Oft fühlte sie sich jedoch wie ein Roboter, der nur noch funktioniert. Besonders beunruhigte es sie, dass sie ihrem Baby gegenüber oft keine Liebe verspürte. Stattdessen war sie häufig genervt, wenn der Kleine etwas wollte, und wimmelte ihn ab. Auch wenn alles gut lief, empfand sie keine Freude. Sie konnte meistens gar nicht sagen, was mit ihr los war, außer wenn sie sehr wütend oder verzweifelt war. Wenn sie sonst etwas spürte, zum Beispiel Traurigkeit oder Erschöpfung, kam ihr das nicht richtig vor – sie hatte ja gar keinen Grund, traurig oder müde zu sein, andere stellen sich auch nicht so an, dachte sie dann.

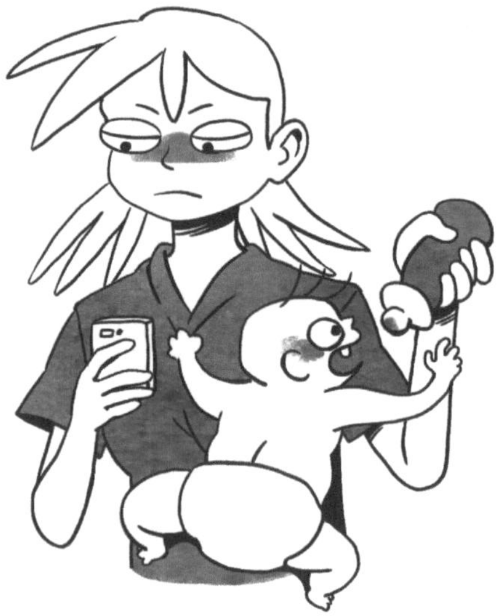

Es ist erwiesen, dass Achtsamkeit sehr gut dabei helfen kann, Stress zu bewältigen, zufriedener zu werden, sein Leben besser in den Griff zu bekommen sowie gute Beziehungen zu anderen Menschen und dem eigenen Kind zu entwickeln. Achtsamkeit ist die Basis für die Fertigkeiten, die in diesem Training vermittelt werden.

Denn nur wer merkt, was passiert, kann darauf Einfluss nehmen.

Wozu dient Achtsamkeit?

Die Übungen zur Achtsamkeit sind eine Einladung dazu, einen ganz neuen Weg einzuschlagen im Umgang mit sich und anderen Menschen. Es geht darum, …

- sich selbst zu verstehen und anzunehmen, statt sich zu verurteilen.
- zu akzeptieren, was nicht (mehr) zu ändern ist, statt zu grübeln und sich darüber zu ärgern.
- eine Atempause zu machen zwischen einem Gefühl und der daraus folgenden Handlung – um möglichen Schaden zu begrenzen.
- den Unterschied zwischen Gedanken und Tatsachen zu erkennen, anstatt all das, was man in dem Moment denkt und fühlt, für die absolute Wahrheit zu halten.

- sich auch den unangenehmen Tatsachen zuzuwenden, anstatt sie zu vermeiden.
- zu tun, was in dem Moment notwendig und möglich ist, anstatt über vergangene oder zukünftige Hindernisse und Misserfolge nachzudenken.
- das eigene Kind interessiert und liebevoll so wahrzunehmen, wie es ist, anstatt es danach zu bewerten und zu beurteilen, wie es sein sollte.

Hört sich das schwierig an? Ist es auch – vor allem am Anfang fällt es schwer, sich immer wieder zum Üben zu motivieren. Es kommen Gedanken auf wie: »Das bringt alles nichts«, »Ich kann das nicht«, »Ich habe gerade Wichtigeres zu tun«, »Ich halte das nicht aus«, »Was soll das alles? «

Diese Gedanken sind ganz normal. Doch nach einigen Wochen regelmäßigen Übens stellen sich erste Erfolge ein. Deshalb: Geduld und weiter üben!

Selbstreflexion

Fallen Ihnen Situationen ein, in denen Sie selber ein bisschen Achtsamkeit brauchen könnten?

Achtsamkeit üben

Achtsamkeit übe ich, indem ich die Aufmerksamkeit immer wieder auf Folgendes richte:

- Was geschieht in diesem Moment? Was geht mir durch den Kopf? Was fühle ich? Was würde ich am liebsten tun? Was spüre ich in meinem Körper?
- Was geschieht in meinem Innern und um mich herum? Ich akzeptiere das, was ich wahrnehme, *auch wenn es mir nicht gefällt*. Denn nur, wenn ich das Problem genau erforsche und verstehe, kann ich wirkungsvoll handeln.

Achtsame Wahrnehmung richtet sich also sowohl nach innen auf die eigenen Körperempfindungen, Gefühle, Gedanken und Verhaltensimpulse als auch nach außen auf das, was ich mit meinen fünf Sinnen wahrnehme – was ich sehe, höre, schmecke, rieche und spüre. Im Umgang mit Kindern bedeutet das: Ich bin mit meiner Aufmerksamkeit sowohl bei mir als auch bei meinem Kind. Natürlich können Sie nicht die ganze Zeit achtsam durchs Leben gehen und – wie in dem folgenden Beispiel – muss nicht jede Handlung falsch sein, die nicht achtsam ist.

Achtsamkeit

Fallbeispiel

Anjas Baby schreit nachts. Das gefällt ihr überhaupt nicht. Sie ist müde, verzweifelt, hilflos und wütend. Was auch immer Anja tut, das Baby schreit immer heftiger. Sie denkt: »Ich kann nicht mehr, sei endlich still!« Am liebsten würde sie schreien, das Kind schütteln oder in ihr Bett gehen und sich die Decke über den Kopf ziehen.

Was wäre jetzt eine achtsame Haltung? Kreuzen Sie an.

Anja geht in ihr Zimmer, lässt das Kind schreien, setzt sich ihre Kopfhörer auf und hört eine Entspannungs-CD.	☐ achtsam ☐ nicht achtsam
Anja merkt, was in ihr vorgeht und was sie am liebsten tun würde. Sie wartet ab und beobachtet, was weiter passiert, betrachtet das Kind und hört, wie es schreit. Dann sieht sie möglicherweise: Ihr Kind wendet sich ab oder es streckt die Arme aus.	☐ achtsam ☐ nicht achtsam
Anja denkt: »Es ist gut, wenn ich meine Gefühle mal so richtig rauslasse!« und haut auf ein Kissen.	☐ achtsam ☐ nicht achtsam

Achtsamkeit in Beziehungen

In Beziehungen drückt sich eine achtsame Haltung darin aus, dass ich einerseits wahrnehme, was mein Gegenüber in mir auslöst. Andererseits muss ich meinen Impulsen nicht folgen und kann mit einer offenen und ruhigen Haltung bei meinem Gegenüber sein und wirkungsvoll auf ihn reagieren. Eine achtsame Haltung trägt damit zur Verbesserung der Beziehung und des Wohlbefindens bei. Sie hilft, ungünstige Reaktionsweisen besser zu kontrollieren und gleichzeitig mich selbst und mein Gegenüber besser zu verstehen.

Achtsamkeit

Fallbeispiel

Anjas Sohn ist jetzt drei Jahre alt. Sie holt ihn von der Kita ab. Sie hat sich darauf gefreut und erwartet, dass ihr Kind sie freudig begrüßt. Er begrüßt sie jedoch nicht, schaut sie nicht an und ignoriert sie. Anja ist enttäuscht und macht sich gleichzeitig Sorgen.

Was wäre eine achtsame Reaktion? Kreuzen Sie an.

Anja ignoriert ihren Sohn und achtet auf ihren Atem.	☐ achtsam ☐ nicht achtsam
Sie erklärt ihm, dass sie enttäuscht von seinem Verhalten ist.	☐ achtsam ☐ nicht achtsam
Sie wartet erst einmal ab und beobachtet ihren Sohn. Dann fragt sie: Wie war dein Tag heute?	☐ achtsam ☐ nicht achtsam

Oft reicht es dem Kind, sich mit seinen Gedanken und Gefühlen jemandem anvertrauen zu können, um sich verstanden und angenommen zu fühlen. Es kann sich beruhigen und lernt, dass die Gefühle zum Leben gehören und vorbeigehen.

Achtsamkeit mit Kindern

Im Umgang mit Kindern ist Achtsamkeit die Basis für elterliche Feinfühligkeit. Dazu gehört die Bereitschaft, …

- wahrzunehmen, wie sich mein Kind ausdrückt und verhält (das heißt, das Kind gelegentlich aufmerksam zu betrachten, ihm zuzuhören und mit ihm zu spielen, anstatt sich mit Handy, Computer oder anderen Dingen zu beschäftigen).
- die Signale des Kindes mitzubekommen, richtig zu interpretieren und seine Bedürfnisse zu erkennen, möglichst unbeeinflusst von dem eigenen Befinden (wenn mir warm ist, kann ich mir oft nicht vorstellen, dass mein Kind frieren könnte; wenn ich satt bin, bekomme ich nicht so leicht mit, dass mein Kind vielleicht Hunger hat; wenn mir langweilig ist, denke ich schnell, dass sich auch mein Kind langweilt).
- auf die Äußerungen des Kindes unmittelbar und angemessen zu reagieren (das heißt nicht, dem Kind alles recht zu machen, sondern ihm zu zeigen, dass man mitbekommen hat, was es einem sagen will und das auch ernst nimmt).

Achtsamkeit

Wenn wir das Kind und gleichzeitig unsere eigenen Reaktionen besser verstehen, können wir ruhiger bleiben und wirkungsvoller handeln.

Achtsamkeit hilft, eigene schmerzliche Erfahrungen loszulassen, offener auf neue Situationen zu reagieren und auch das Kind seine eigenen Erfahrungen machen zu lassen.

Beispiel

Meine vierjährige Tochter wird als Einzige nicht zum Kindergeburtstag eingeladen. Ich denke daran, wie ich mich als Kind immer ausgeschlossen gefühlt habe … wie ich unbedingt dazugehören wollte, es aber nie geschafft habe. Trauer und Angst steigen in mir auf: Was ist, wenn meinem Kind dasselbe Schicksal blüht? Ich nehme diese Gefühle wahr, sage erstmal nichts und beobachte, wie mein Kind reagiert. Ich sehe, dass mein Kind kurz traurig ist, aber im nächsten Moment wieder an etwas ganz anderes denkt.

Es kann sein, dass sich mit Achtsamkeit unsere Wahrnehmung verändert und wir die Dinge auf einmal anders sehen, als wir es gewohnt sind. Das ist auf die Dauer meistens sehr befreiend, zu Beginn jedoch oft auch verunsichernd und unangenehm. Es ist wie mit allen Dingen, die langfristig guttun, kurzfristig jedoch ungewohnt oder unbequem sind: Man braucht Geduld und Entschlossenheit. Für den Moment ist es meistens einfacher, weiter den gewohnten Wegen zu folgen. Kontinuierliche Achtsamkeitspraxis hilft einem jedoch, seine Anspannung zu regulieren und zu reduzieren.

Zwischen 0 und 100, zu wieviel Prozent sind Sie gerade motiviert, Achtsamkeit zu üben?

……………………………………………………………………………………………

Take-Home-Message – Aus der heutigen Sitzung nehme ich mit …

……………………………………………………………………………………………

……………………………………………………………………………………………

……………………………………………………………………………………………

……………………………………………………………………………………………

Achtsamkeit im Wahrnehmen

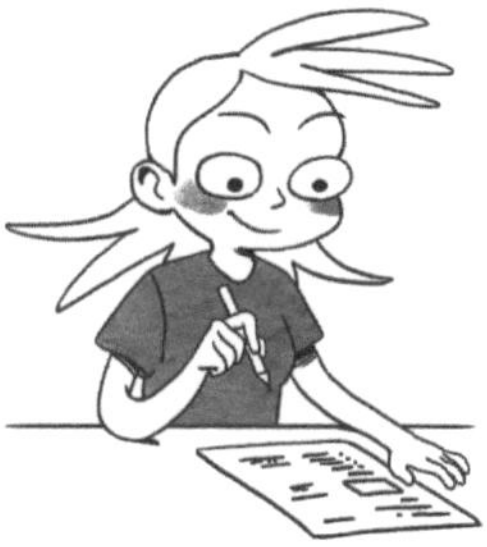

Nehmen Sie sich für jeden Tag eine Übung vor und nehmen Sie sich dafür bewusst Zeit. Zu Beginn reichen schon ein paar Minuten. Wenn Sie abschweifen, die Übung langweilig oder unangenehm finden, so ist das ganz normal. Nehmen Sie Ihre Gefühle, Gedanken und Impulse zur Kenntnis und kehren Sie mit Ihrer Aufmerksamkeit immer wieder zu der Übung zurück. Es werden sich immer wieder Bewertungen einstellen: »Mache ich die Übung richtig? Was soll das überhaupt? Das ist doch albern, ich kann das nicht usw.« Seien Sie geduldig und beharrlich und bleiben Sie bei der Aufgabe, auch wenn es nur wenige Augenblicke am Tag sind.

Bewusst wahrnehmen mit den fünf Sinnen

(1) Übungen, die Sie alleine oder mit größeren Kindern durchführen können:
- Essen Sie eine Rosine (oder Beere) ganz bewusst.
- Betrachten Sie eine Pflanze.
- Nehmen Sie Geräusche in der Natur wahr.
- Betasten Sie einen Gegenstand (z. B. einen Stein).
- Riechen Sie an einer Blume.
- Beobachten Sie Ihren Atem.
- Gehen Sie achtsam – spüren Sie Ihre Füße auf dem Boden.

(2) Übungen mit Babys:
- Betrachten Sie Ihr Baby. Nehmen Sie es in allen Einzelheiten wahr.
- Spüren Sie Ihr Baby, wenn Sie es im Arm halten oder streicheln: die Temperatur, die Haut, die Kleidung. Nehmen Sie den Geruch des Babys wahr.
- Hören Sie dem Baby zu.

(3) Übungen mit größeren Kindern:
- Schauen Sie Ihrem Kind beim Spielen zu. Registrieren Sie genau, was Ihr Kind tut, ohne zu bewerten, was es tut.
- Beschreiben Sie das, was Ihr Kind tut.
- Betrachten Sie Ihr schlafendes Kind.

Achtsamkeit im Tun

Nehmen Sie sich jeden Tag eine Aktivität für eine begrenzte Zeit vor. Versuchen Sie, so gut es Ihnen möglich ist, ganz bei der Sache zu sein. Wenn Sie durch Gedanken, Gefühle oder Außenreize abgelenkt sind, kehren Sie immer wieder zu der Aktivität zurück.

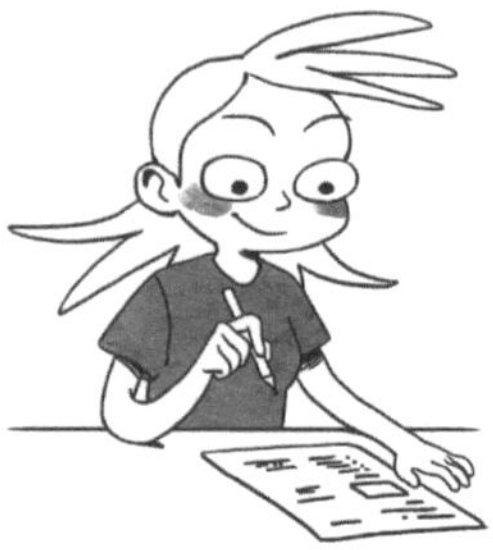

Liste von angenehmen Aktivitäten mit kleinen Kindern und/oder Babys

(1) Fingerspiele machen
(2) vorsingen oder gemeinsam singen
(3) alle Kissen auf den Boden werfen und darauf herumturnen/eine Kissenschlacht machen
(4) zusammen mit dem Kind kochen, es z. B. im Topf umrühren lassen
(5) sich vom Kind füttern lassen
(6) Dinge verstecken und suchen lassen (z. B. den Teddy) oder das Kind versteckt sich selbst
(7) auf dem Sportplatz gemeinsam rennen
(8) Zeichnungen anfertigen, die das Kind ausmalen kann, zusammen malen, gemeinsam ein Bild malen, mit Händen und Tusche malen
(9) basteln: Kerzen verzieren, Wollpüppchen basteln, mit Blättern basteln oder malen etc.
(10) sich abends zum Kind ins Bett legen, um sich Ereignisse des Tages zu erzählen
(11) zusammen aus großem Karton, Decken etc. eine Höhle bauen
(12) Seifenblasen machen
(13) auf den Kinderbauernhof gehen
(14) auf einer großen Wiese herumspringen
(15) vor dem Essen ein Tischlied singen
(16) zusammen Fahrrad fahren, eine Fahrradtour machen (mit Fahrradsitz oder -anhänger)
(17) »Hoppe, hoppe Reiter« spielen
(18) das Kind beim Spielen beobachten
(19) zusammen Musik hören
(20) schaukeln
(21) ein Eis essen gehen
(22) auf dem Spielplatz das Kind beim Spiel beobachten, mit dem Kind spielen
(23) kuscheln
(24) schmücken für Weihnachten/Ostern
(25) Drachen steigen lassen
(26) Holz- oder Papierschiffchen schwimmen lassen

Achtsamkeit im Tun

(27) Enten füttern/anschauen
(28) Schlittschuh/Inlineskates laufen
(29) Kuchen backen oder kochen – Rezepte dabei erfinden
(30) aus dem Fenster gucken
(31) baden
(32) gemeinsam in der Hängematte liegen
(33) vorlesen
(34) einen Laternenumzug machen
(35) Kastanien sammeln
(36) das Puppenhaus gemeinsam einrichten
(37) einen Eltern-Kind-Turnkurs besuchen
(38) Plätzchen verzieren
(39) zusammen Kinder-/Babyfotos vom Kind und sich selbst anschauen, Fotoalben anschauen
(40) ins Puppentheater gehen, Puppentheater spielen
(41) gemeinsam etwas einpflanzen, ein Beet anlegen und pflegen, gärtnern
(42) Memory spielen
(43) puzzeln
(44) Rollenspiele: »So tun als ob«, beispielsweise »Lieblingstier sein«
(45) gemeinsam etwas bauen: Vogelhäuschen etc.
(46) Abenteuerspielplatz besuchen
(47) Spiele erfinden
(48) Geheimsprache erfinden
(49) angeln mit selbst gebastelter Rute und Fischen/Gummientchen
(50) gemeinsam ein Kaufhaus erkunden (klappt nur dann entspannt, wenn man nicht unbedingt etwas besorgen muss, und am besten in der Kleiderabteilung, weil da nichts kaputt gehen kann): Rolltreppe fahren, Kind beim Aufzug Knopf drücken lassen, zwischen den Kleiderständern verstecken spielen
(51) Kinderschminken
(52) Klebebild, verschiedene Motive aus alten Zeitungen
(53) Popcorn und Kino selber machen
(54) Abendwanderung mit Taschenlampe
(55) herumliegen, nichts machen, Geschichten gemeinsam erfinden
(56) in den Zoo gehen
(57) ins Kindertheater/Musical gehen
(58) im Wald spazieren gehen
(59) Seilspringen
(60) Sandburgen bauen

Achtsamkeit im Tun

(61) Fotos machen
(62) verstecken spielen
(63) tanzen
(64) »Ich sehe was, was du nicht siehst« spielen
(65) Huckepack durch die Wohnung
(66) fangen spielen
(67) Mamas Hausschuhe anziehen lassen und durch die Wohnung stapfen
(68) Plastikschüsseln aus Küchenschrank ausräumen, ineinander stapeln, einräumen
(69) Eisenbahn spielen
(70) mit Spielautos wettfahren
(71) Haus aus Bausteinen bauen
(72) Musik machen (trommeln, rasseln etc.)
(73) Tierlaute nachmachen und raten
(74) wie Tiere durch die Wohnung laufen (Pinguin watschelt, Hase hüpft, Tiger schleicht etc.)
(75) kitzeln
(76) toben
(77) hopsen
(78) Ball spielen
(79) Blätter sammeln
(80) ein Buch angucken
(81) Mittagsschlaf machen
(82) Schlitten fahren

Liste von angenehmen Aktivitäten mit Babys

(1) den Körper mit Mandelöl massieren, eine Babymassage geben
(2) sich neben das Baby legen und sich mit ihm »unterhalten«
(3) dem Baby vorsingen
(4) Fingerspiele, Reime
(5) mit dem Baby tanzen
(6) mit dem Baby herumlaufen und ihm Dinge zeigen und erklären
(7) mit dem Kinderwagen einen Spaziergang machen
(8) Krabbelgruppe, Baby- und Kinderturnen
(9) Babyschwimmkurs
(10) Quatsch reden
(11) mit dem Baby in der Badewanne
(12) aus dem Fenster gucken
(13) das Baby zum Lachen bringen
(14) dem Baby Luft zufächern

AB 2c • P

Achtsamkeitsprotokoll

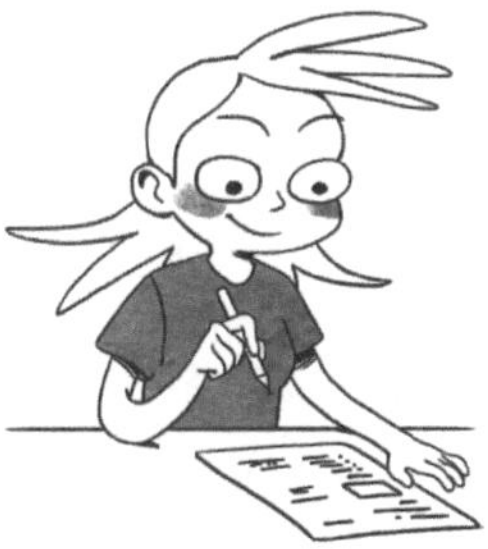

Tag/Situation	Übung/Dauer	Durchgeführt?	Hindernisse, Erfahrungen
....	....	Ja ☐ Nein ☐	....
....	....	Ja ☐ Nein ☐	....
....	....	Ja ☐ Nein ☐	....
....	....	Ja ☐ Nein ☐	....
....	....	Ja ☐ Nein ☐	....
....	....	Ja ☐ Nein ☐	....

Kindliche Grundbedürfnisse

Fallbeispiel

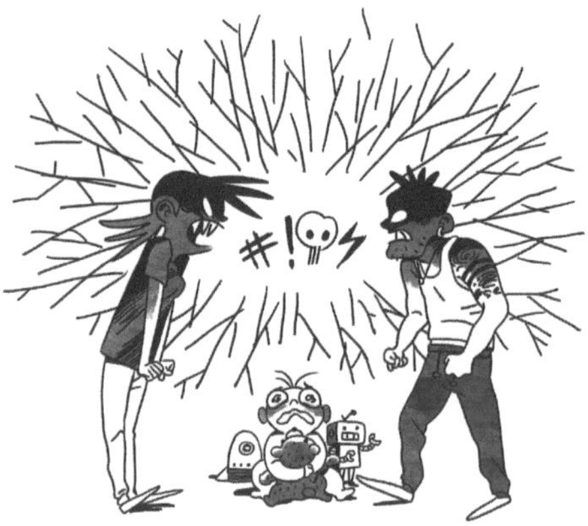

Anja war der Meinung, das Einzige, was ihr Baby braucht, sei eine trockene Windel, etwas zu essen und ein Platz zum Schlafen. Wenn sie dafür sorgt, so war sie überzeugt, hat das Baby keinen Grund zum Schreien. Aber das Baby schrie trotzdem. Deswegen dachte Anja oft, das Kind schreie absichtlich, um sie zu ärgern, oder es leide an einer schlimmen, bislang unerkannten Krankheit. Wenn ihr Kind wenig aß, glaubte sie, es würde verhungern, und stopfte ihm mit Gewalt noch ein paar Löffel Nahrung in den Mund. Manchmal stritt sie sich mit ihrem Partner in Gegenwart des Babys. Sie hatte dann ein schlechtes Gewissen, dachte aber, das sei nicht so schlimm, weil das Baby ja noch nichts versteht.

Nach der Geburt sind Kinder vollkommen abhängig von der Pflege, Versorgung, Zuwendung und dem Schutz ihrer Betreuungspersonen. Auch wenn sie älter werden, sind sie noch lange darauf angewiesen, dass wir gut für sie sorgen. Gleichzeitig sind Kinder schon sehr früh in der Lage auszudrücken, was sie brauchen. Da sie jedoch noch nicht sprechen können und auch später erst langsam lernen, sich mitzuteilen, sind sie darauf angewiesen, dass wir ihre Signale richtig verstehen.

Grundlegende Regeln für die Versorgung von Babys und Kleinkindern

Es gibt ein paar grundlegende Regeln, die unabdingbar sind für eine gesunde Entwicklung. Die meisten davon werden Ihnen bekannt sein:

Ernährung. Regelmäßige und altersgerechte Ernährung ist wichtig. Babys sollten in den ersten Monaten gestillt werden oder geeignete Fertigmilch in den empfohlenen Dosierungen bekommen. Größere Kinder erhalten im Idealfall fünf Mahlzeiten am Tag: Frühstück, Mittag, Abendessen (davon eine warme Mahlzeit) und zwei Zwischenmahlzeiten (Obst, Joghurt). Ausreichend ungesüßte Flüssigkeit sollte immer verfügbar sein. Die Mahlzeiten sollten in einer ruhigen und freundlichen Atmosphäre ohne Ablenkung (Fernseher, Handy) und möglichst gemeinsam mit den Erwachsenen eingenommen werden. Grundsatz dabei ist, dass das Kind entscheidet, wie viel es isst, und die Mutter entscheidet, was wann auf den Tisch kommt.

Schlafen. Kinder benötigen einen sicheren und sauberen Schlafplatz, der je nach Alter gegen Herausfallen gesichert sein muss. Bei 0–1-Jährigen ist ein Schlafsack sinnvoll. Die Raumluft sollte frisch, die Temperatur nicht zu kalt, aber auch nicht überheizt sein. Ob das Kind in einem eigenen Raum schläft oder im Zimmer/Bett der Eltern bzw. der Mutter hängt von vielen Faktoren ab. Ein eigener fester Schlafplatz mit regelmäßigen Schlafenszeiten hilft bei der Entwicklung einer gesunden Schlafroutine. Die Wohnung sollte kindgerecht sein und Platz zum Spielen sowie Rückzugsmöglichkeiten für das Kind bieten.
Kleidung. Die Kleidung sollte sauber, bequem und dem Wetter angemessen sein, die Schuhe passend und der Witterung entsprechend.
Körperpflege und Gesundheitsvorsorge. Bei Wickelkindern sollten volle Windeln immer gleich gewechselt werden, sodass keine Hautreizung entsteht. Es muss auf frischen Geruch geachtet werden, d. h. das Kind regelmäßig waschen (Babys) bzw. beim Waschen unterstützen und anleiten (Kleinkinder), regelmäßig Zähne putzen bzw. beim Zähneputzen anleiten und unterstützen, Süßigkeiten oder gesüßte Getränke vermeiden.

Es sollte auf das Einhalten der Termine aller Vorsorgeuntersuchungen und notwendigen Impfungen geachtet werden; in Notsituationen und bei Erkrankungen sollten unverzüglich Arztbesuche erfolgen. Ebenso wichtig ist die Gesundheitsförderung durch gesunde Ernährung, ausreichend Bewegung und frische Luft.
Schutz vor Gefahren und Aufsicht. Gefahrenquellen für Kinder können sein: Steckdosen, Giftstoffe, Müll, Scherben, ungesicherte Treppen, angeschalteter Herd, Reinigungsmittel, Medikamente, ungesicherte Fenster, verräucherte Luft und Straßenverkehr.

Nicht unmittelbar, aber langfristig schädlich ist es, wenn Kinder viel Zeit mit Fernsehen, Videos oder Computerspielen verbringen. Kleine Kinder brauchen weder Fernseher noch Computer. Sie sollten – wenn überhaupt – am Tag maximal 1–2 durch die Betreuungsperson ausgewählte, kindgerechte kurze Sendungen sehen.

Kinder lernen erst allmählich durch Erfahrung und durch das Vorbild und die Anleitung der Eltern, Gefahren zu erkennen und sich davor zu schützen. Bis sie sich selber schützen können, brauchen sie Schutz und Aufsicht durch ihre Eltern. Ein kleines Kind sollte daher nicht alleine gelassen werden, auch nicht für kurze Zeit oder solange es schläft.

Neben einer möglichen körperlichen Gefährdung besteht die Gefahr, dass das Kind seelischen Schaden nimmt, wenn es allein gelassen wird. Ein kleines Kind hat noch keine Vorstellung von Zeit und davon, dass etwas auch dann noch existiert, wenn es nicht »da« ist. Es lernt erst allmählich durch Erfahrung, dass die Mutter auch dann existiert, wenn sie abwesend ist. Eine kurze Zeit kommt dem Kind wie eine Ewigkeit vor, es fühlt sich vollkommen verlassen und hilflos, bekommt große Angst und verliert möglicherweise das Vertrauen, dass es sicher und geborgen ist.

Es muss und sollte nicht immer die Mutter sein, die das Kind beaufsichtigt, andere Aufsichtspersonen (Väter, Tagesmütter, Großeltern, Freundinnen) sind auch gut geeignet. Wenn sie mit den kindlichen Bedürfnissen angemessen umgehen, ist es für das Kind sehr förderlich, zu unterschiedlichen Menschen verlässliche Beziehungen aufzubauen.

Weitere Bedürfnisse

Während die körperlichen Grundbedürfnisse schnell erkennbar sind, gibt es andere Bedürfnisse von Kindern, die eine höhere Achtsamkeit und Aufmerksamkeit erfordern. Nicht immer gelingt es, diese Bedürfnisse richtig einzuschätzen. Es folgen einige Empfehlungen, wie man die Entwicklung eines Kindes durch das Erkennen und Befriedigen dieser Bedürfnisse fördern kann:

Bindung. Wie sicher und selbstbewusst sich ein Kind im Leben fühlen wird, wie sich sein Umgang mit Gefühlen entwickelt und wie es seine Beziehungen gestaltet, hängt von der Qualität der Bindung zu seinen wichtigsten Bezugspersonen ab. Wenn es liebevolle Zuwendung, Schutz, Vertrauen und Geborgenheit erlebt, kann es eine sichere Bindung aufbauen. Das ist dann eine gute Basis für die weitere Entwicklung.

Körperkontakt und Ruhe. Ein Kind braucht regelmäßige, altersgerechte und liebevolle Körperkontakte – nicht nur dann, wenn den Erwachsenen danach ist. Es möchte in den Arm genommen werden, wenn es traurig ist, spielerisch seine Kräfte messen und liebevoll kuscheln. Gleichzeitig braucht es auch manchmal »seine Ruhe« und zeigt das, indem es den Kopf wegdreht, unwillig oder angespannt reagiert oder wegläuft. Das ist normal, und sein Bedürfnis nach Ruhe sollte unbedingt respektiert werden.

Das Kind braucht Beachtung, wenn es mit Erwachsenen zusammen ist – regelmäßige Blickkontakte oder kurzes, freundliches Ansprechen – es muss dabei nicht die ganze Zeit im Mittelpunkt stehen, sondern spüren, dass es dazugehört und wahrgenommen wird.

Gefühle. Angenehme Gefühle wie Freude, Liebe und Stolz dem Kind gegenüber sollten überwiegen und immer wieder gezeigt werden. Doch auch andere Gefühle wie Ärger, Trauer und Enttäuschung dürfen angesprochen und gezeigt werden; dadurch lernt das Kind den angemessenen Umgang auch mit schwierigen Gefühlen.

Wertschätzung. Auch wenn es Probleme und Konflikte mit dem Kind gibt, sollte die wertschätzende Haltung die Basis sein: *Egal, was du tust, du bist okay, so wie du bist.* Das Kind sollte selbstverständlich dazugehören und in die Alltagsplanung mit einbezogen werden, indem auch seine Interessen berücksichtigt werden (kindgerechte Aktivitäten).

Autonomie, Förderung, Exploration. Mit Beginn des zweiten Lebensjahres entwickelt das Kind mehr und mehr einen eigenen Willen und erfährt dabei auch Grenzen. Das ist zunächst frustrierend – es fühlt sich wie ein König, der von seinem Thron gestoßen wird. Das Kind macht auch die für es niederschmetternde Erfahrung, dass die Mama nicht immer nur lieb ist, sondern auch Grenzen setzt und schimpft.

Mit Ende des zweiten Lebensjahres macht das Kind die überwältigende Erfahrung, dass es verschiedene Dinge »wollen« und Dinge auch selber machen kann. Es kann seine Umgebung gezielt beeinflussen. Das will es natürlich auch ausprobieren und sieht überhaupt nicht ein, warum es daran gehindert werden soll. In dieser Zeit brauchen Kinder Verständnis und Geduld, aber auch Halt, Orientierung und klare Regeln.

Um ein gesundes Selbstvertrauen zu entwickeln, braucht das Kind die Erfahrung, dass es auch dann noch geliebt und akzeptiert wird, wenn es etwas anderes will als seine Mutter. Es braucht Ermutigung und einen geregelten Freiraum für seine Versuche, die Welt zu erforschen und sich durchzusetzen.

Eine Mutter muss lernen auszuhalten, dass ihr Kind manchmal »ohne Grund« wütend wird oder die selbstverständlichsten Dinge nicht einsieht. Sie könnte auf die Idee kommen, das Kind mache das absichtlich, um ihr das Leben schwer zu machen; dem ist aber nicht so. Es ist in solchen Momenten wichtig, sich in den Körper und Geist eines zweijährigen Kindes hineinzuversetzen: Wie es ist, so klein zu sein, vieles, was man können will, noch nicht zu können, mit lauter mächtigen und großen Erwachsenen zusammen zu sein, auf die man angewiesen ist und die alles bestimmen.

Selbstreflexion

Kennen Sie Situationen, in denen es Ihnen schwerfällt zu akzeptieren, dass Ihr Kind gerade etwas anderes will als Sie selbst?

Struktur und Flexibilität – einen Rhythmus finden. Jeder Organismus folgt einem Rhythmus, um zu überleben und gesund zu bleiben. Beim Menschen zum Beispiel besteht dieser Rhythmus aus: Einatmen – Ausatmen, Schlafen – Wachen, Essen – Verdauen, Anspannung – Entspannung, Ruhe – Aktivität, Arbeit – Freizeit, allein sein – mit anderen zusammen sein, Selbstbestimmung – sich nach anderen richten. Einige dieser »rhythmischen Bedürfnisse« sind angeboren; sie können sehr stark variieren je nach biologischer Ausstattung, Lebensalter und Lebenssituation. Die kindlichen »rhythmischen Bedürfnisse« stehen oft im Widerspruch zu alltäglichen Anforderungen oder den Bedürfnissen der Erwachsenen. Daher ist es wichtig, eine Tagesstruktur zu finden, die sowohl dem kindlichen als auch dem eigenen Rhythmus entgegenkommt. Dazu gehört auch Zeit für Übergänge z. B. zwischen ruhigen und aktiven Zeiten oder zwischen verschiedenen Aktivitäten bzw. Aufgaben / Situationen. Regeln, Rituale und feste Zeiten für Schlafen, Aufstehen, Essen, Ruhe und Spielen bieten darüber hinaus Orientierung, Verlässlichkeit und Sicherheit sowohl für Erwachsene als auch für Kinder.

Kindliche Grundbedürfnisse

Schutz vor Gewalt und Misshandlung. Kinder brauchen – wie alle Lebewesen – einen gewaltfreien, wohlwollenden und liebevollen Umgang. Schläge, Schütteln, Anschreien, Drohungen, Erniedrigungen, Einschüchterungen, Liebesentzug, Beschimpfen, Einsperren, Schreien lassen, Angstmachen und alle Arten unberechenbarer Strafen sind Formen seelischer und/oder körperlicher Misshandlung, die besonders dann, wenn sie regelmäßig vorkommen und für das Kind nicht nachvollziehbar sind, ihm auf Dauer großen Schaden zufügen. Doch das Kind muss nicht nur vor Gewalt geschützt werden, die es am eigenen Leibe erlebt, es braucht auch ein möglichst gewaltfreies Umfeld. Das Erleben von Gewalt zwischen Erwachsenen oder gegenüber Geschwistern kann ähnlich verstörend wirken wie unmittelbare Gewalterfahrung am eigenen Leibe. Doch warum werden trotzdem überall auf der Welt Kinder misshandelt? Mögliche Gründe sind:

- Erziehungspersonen sind hilflos, wissen sich nicht mehr anders zu helfen. Alles, was sie bisher versucht haben (z. B. reden, ablenken), um auf das Kind Einfluss zu nehmen, hat nicht funktioniert.
- Erziehungspersonen sind der Meinung, dass die Alternative zum Bestrafen die ist, dem Kind alles durchgehen zu lassen, und dass das Kind dann nichts lernt, sich in Gefahr begibt oder verwahrlost.
- Erziehungspersonen sind wütend und haben keine Kontrolle über sich und ihr Verhalten.
- Erziehungspersonen haben selbst in ihrer Kindheit Gewalt erfahren und nicht gelernt, wie man Konflikte friedlich löst, sie sind daher überfordert und hilflos.
- Erziehungspersonen schaffen es nicht, sich und / oder das Kind vor Gewalt anderer Personen (z. B. Partner/innen) zu schützen.

Selbstreflexion

Kennen Sie davon etwas?

Kinder, die in ihrem direkten häuslichen Umfeld Gewalt erleben, lernen, dass Gewalt »normal« ist. Dadurch wächst das Risiko, dass sie entweder selbst Gewalt ausüben oder Opfer von Gewalt werden. Der beste Schutz vor Gewalt besteht in einem gewaltfreien Umfeld mit stabilen und Sicherheit gebenden Beziehungen.

Kindliche Grundbedürfnisse

Bedürfnisse und Begehrlichkeiten – der kleine Unterschied
Brauchen Kinder jedes neue Spielzeug, die neueste Technik, unbegrenzten Fernseh- oder Computerkonsum, Süßigkeiten und Markenkleidung? Kinder sind nicht anders als Erwachsene. Sie finden das interessant, was andere haben, und wollen es auch haben. Wenn sie es dann nicht bekommen, sind sie frustriert. Oft ist es nicht so leicht, zwischen dem zu unterscheiden, was ein Kind für seine gesunde Entwicklung braucht und dem, was es im Moment haben will.

Und umgekehrt wollen Kinder oft das nicht, was für sie gut ist: Gemüse, Bewegung, Zähne putzen und früh ins Bett gehen.

Ein Kriterium für die Entscheidung ist es, sich die Zukunft vorzustellen: Was ist vielleicht im Moment unangenehm, aber langfristig wichtig? Kindern fehlt die Fähigkeit, vorausschauend zu handeln. Sie folgen ihrer momentanen Laune und lernen erst allmählich – auch durch das Vorbild ihrer Eltern –, selbst mehr Verantwortung für ihr Wohlbefinden zu übernehmen.

Take-Home-Message – Aus der heutigen Sitzung nehme ich mit ...

....

....

....

....

....

Kindliche Grundbedürfnisse

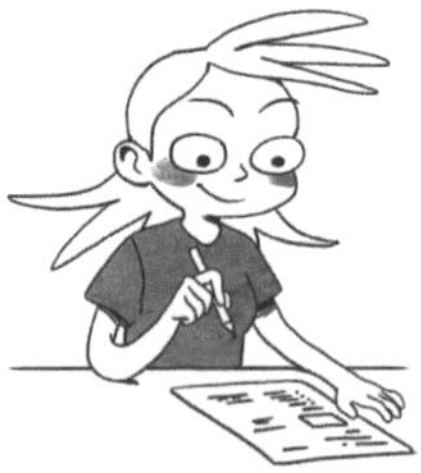

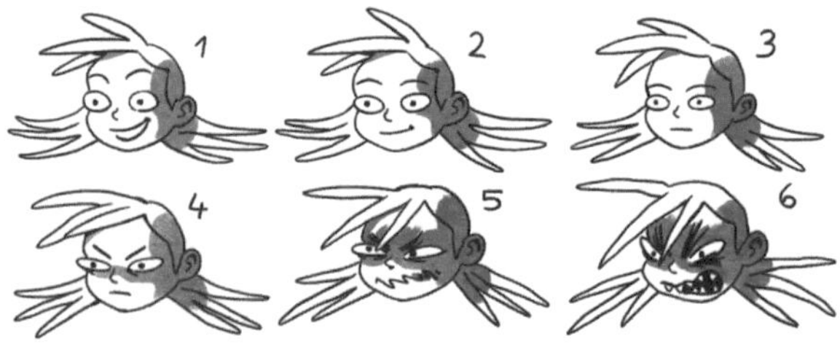

Tragen Sie ein, welche kindlichen Grundbedürfnisse Sie in welchen Bereichen gut befriedigen können. Schauen Sie dann, in welchen Bereichen es noch Schwierigkeiten gibt.

Grundbedürfnis	Was klappt gut?	Was sollte noch verbessert werden?	Selbsteinschätzung Skala 1–6
Ernährung			
Schlafplatz, kindgerechte Wohnung, Platz zum Spielen			
Kleidung und Körperpflege			
Schutz vor Gefahren und Aufsicht			
Gesundheit und medizinische Versorgung			
emotionale Zuwendung			
Rhythmus und Struktur			
Gewaltfreiheit			

Skala: 1 = sehr gut, 2 = gut, 3 = befriedigend, 4 = ausreichend, 5 = mangelhaft, 6 = ungenügend

AB 3b • P

Wünsche und Ziele für das eigene Kind

Wenn Sie daran denken, wie Ihr Kind heranwächst – was möchten Sie ihm mitgeben?

Nennen Sie Ihre wichtigsten Erziehungsziele.

Überlegen Sie, wie Sie dazu beitragen können, damit diese Ziele erreicht werden können (z. B. Vorbild sein, Förderung, Unterstützung).

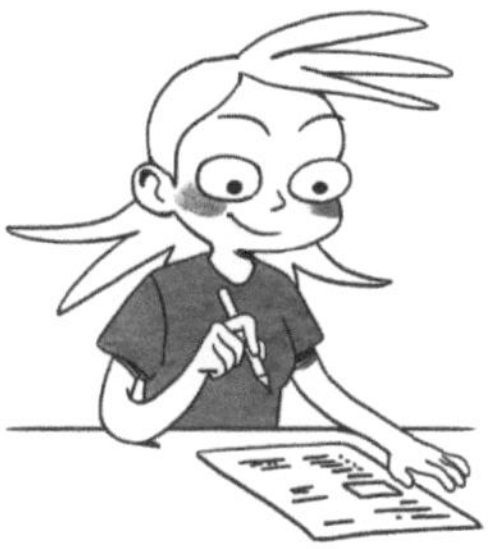

Was wünsche ich mir für mein Kind?	**Was kann *ich* dazu beitragen?**
....	....
....	....
....	....
....	....

Stressentstehung und Stresserleben

Fallbeispiel

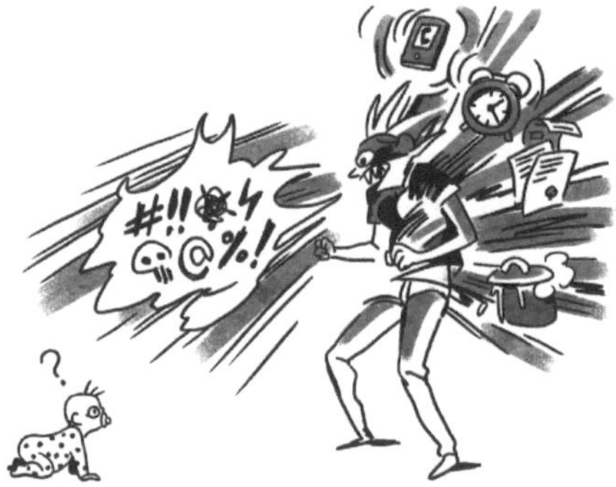

Das Leben war für Anja nicht einfach. Martin tauchte irgendwann nicht mehr auf und sie stand allein mit allem da. Ihr Sohn ging inzwischen in eine Kita; sie jobbte in einem Supermarkt. Weil sie so erschöpft war, kam sie morgens oft nicht aus dem Bett. Sie musste sich dann total beeilen, das Kind in die Kita zu bringen, um rechtzeitig zur Arbeit zu kommen. Diese Hetze setzte Anja unter Druck. Und irgendwo musste der Druck ja hin und deswegen reagierte sie ihrem Sohn gegenüber schroffer, aggressiver, als sie eigentlich wollte – manchmal war sie auch richtig gemein zu ihm.

Was ist Stress?

»Stress« bezeichnet ganz allgemein die Reaktion eines Organismus auf Belastung. Was ein Mensch als belastend erlebt, ist sehr unterschiedlich und hängt von vielen Faktoren ab. Wir stellen uns vor, dass Stressreaktionen in der Frühgeschichte des Menschen eine sinnvolle Antwort auf äußere Gefahren darstellten, wie z. B. der Angriff wilder Tiere, Überfälle feindlicher Stämme, Hunger oder Kälte. Dabei war es für das Überleben wichtig, wenn eine Mutter in solchen Situationen nicht entspannt vor der Höhle saß, sondern auf der Hut war, nach Bedarf schnell flüchten oder sich verteidigen, sich auf Gefahren vorbereiten oder die Umgebung konzentriert nach Nahrung oder geschützten Plätzen absuchen konnte. Der Organismus reagierte in solchen Momenten situationsangemessen und stellte ein Höchstmaß an Energie für die Muskeltätigkeit bereit, die das Überleben in diesem Moment erforderte.

Leider ist unser biologisches System nicht optimal auf die Neuzeit eingestellt. In unserem Alltag brauchen wir kaum noch unsere Muskeln, um Anforderungen oder bedrohliche Situationen zu meistern. Unsere Nahrung bekommen wir im Supermarkt und für die warme Wohnung sorgt die Zentralheizung. Bei einem ungerechten Chef, Computerproblemen, einem schreienden Baby oder im Stau ist es nicht hilfreich, wahrscheinlich sogar schädlich, anzugreifen oder aus der Situation zu flüchten.

Körperreaktionen. Dennoch sind die oft automatisiert ablaufenden Körperreaktionen immer noch die gleichen wie in der Steinzeit:

- Das Herz-Kreislauf-System wird aktiviert (schneller Herzschlag, stärkere Durchblutung der Muskulatur).
- Der Muskeltonus ist erhöht (muskuläre Anspannung).
- Der Zucker- und Cholesterinspiegel erhöht sich.
- Die Darmtätigkeit wird beeinflusst (Durchfall oder Verstopfung).
- Die Wahrnehmung engt sich ein und fokussiert auf Anzeichen von Gefahr oder Bedrohung (Tunnelblick).

Selbstreflexion

Welche Körperreaktionen kennen Sie, wenn Sie Stress haben?

Wie entsteht Stress?

Stress kann durch viele Umstände oder Ereignisse ausgelöst werden, z. B. durch sogenannte »kritische Lebensereignisse« (Trennung, Geburt eines Kindes) oder auch durch alltägliche Belastungen (Streit, Überforderungen). Wie stark in der jeweiligen Situation Stress erlebt wird, hängt von der Art und Weise ab, wie die Situation erlebt wird und welche persönlichen Stressverstärker (Einstellungen, Bewertungen, Ansprüche) eine Person mitbringt. Die Auslöser und die persönlichen Stressverstärker beeinflussen sich gegenseitig. Die jeweilige Reaktion auf den Stress ist stark abhängig von den persönlichen Stressverstärkern (s. Abb. Stressmodell).

Andauernder Stress

All diese Reaktionen sind unbedenklich, wenn sie kurzfristig anhalten und danach eine Erholungsphase folgt (z. B. wenn die Gefahrenquelle verschwunden, der Tiger erlegt oder das Problem gelöst ist). Es gibt jedoch Lebenssituationen, in denen der Stress chronisch wird, z. B. wenn sich ein Mensch in einer anhaltenden Überforderungssituation befindet und nicht mehr zur Ruhe kommt.

Folgen. Die Folgen können sein:

- dauerhafte Anspannung, Schmerzen, Herz-Kreislauf-Probleme, Magen-Darm-Probleme, Schlafstörungen
- Dauerbelastung und Erschöpfung durch ständige »Gefahrenbereitschaft«
- Beeinträchtigung der Immunabwehr

Stressentstehung und Stresserleben

- blockiertes Denken, Neigung zu unwillkürlichen Verhaltensweisen, die den Stress aufrechterhalten oder verstärken (z. B. impulsives Verhalten, wie Gegenstände an die Wand werfen, das Kind anbrüllen oder schlagen)
- verminderte Körperwahrnehmung (z. B. für Schmerz, Anspannung), die Selbstfürsorge verhindert und damit den Stress aufrechterhält oder verstärkt

Stressauslösende Umstände oder Ereignisse

- Mein Kind schreit
- Mein Kind macht nicht das, was ich von ihm verlange
- Mehrere Dinge müssen gleichzeitig erledigt werden
- Streit mit dem Partner
- …

↕

Persönliche Stressverstärker

- Ich muss immer alles richtig machen
- Ich muss es allen recht machen
- Ich muss immer alles unter Kontrolle haben
- Ich muss eine »perfekte Mutter« sein
- Ich kann das alles sowieso nicht
- Immer geht alles schief
- …

↓

Stressreaktionen

- Ich schreie mein Kind an
- Ich verletze mich selbst
- Ich trinke Alkohol / rauche
- Ich mache etwas kaputt
- …

Stressmodell

Selbstreflexion

Können Sie bei sich solche Anzeichen von chronischem Stress beobachten? Wenn ja, welche?

Stressentstehung und Stresserleben

Bewertung und Erwartung
Stress hat oft weniger mit einer tatsächlichen Situation zu tun als damit, wie wir eine Situation bewerten, was wir erwarten und befürchten. Dabei spielt eine große Rolle, für wie kompetent wir uns halten, mit der jeweiligen Situation umzugehen, ob in unserem Gehirn Erfolgserlebnisse gespeichert sind oder eher Erfahrungen von Hilflosigkeit und Misserfolg. Auch unsere eigenen Ansprüche sind wichtig: Was erwarte ich von mir (z. B. Perfektionismus, besondere Leistung, so zu sein wie andere)?

Natürlich ist es auch wichtig, ob ein Mensch gelernt hat, wie er sich in schwierigen Situationen verhält, also ob er das Handwerkszeug besitzt, das effektiv Probleme löst.

Menschen mit einer Borderline-Störung gehören eher zu der Gruppe derjenigen, die ständig »auf der Hut« sind, weil sie aufgrund ihrer Lebenserfahrungen und/oder ihrer besonderen biologischen Ausstattung lernen mussten, unter anhaltend schwierigen inneren und äußeren Bedingungen zu überleben. Ihr neurobiologisches System und ihre Art, die Welt zu sehen, sind auf Bedrohung eingestellt, sodass es für sie sehr schwer ist, zur Ruhe zu kommen.

Beispiel

Stellen Sie sich eine Person vor, die durch einen gefährlichen Dschungel läuft. Wenn man ihr sagen würde, sie solle sich doch entspannen und auf die schönen Blumen achten, anstatt immer nur auf das Knacken der Äste, fände sie das wahrscheinlich ziemlich absurd.
Das Dilemma beginnt erst dann, wenn sie den Dschungel längst verlassen hat und sich in einem botanischen Garten befindet, aber ihr Gehirn immer noch bei jedem Knacken »Gefahr« signalisiert. Sie ist dadurch nicht nur angespannt und kann sich nicht über die schönen Blumen freuen, sie merkt außerdem auch, dass etwas mit ihr nicht stimmt, weil alle anderen die Situation offenbar genießen können.

Man weiß inzwischen aus der Forschung, dass Menschen mit einer Borderline-Störung durchschnittlich unter höherer Anspannung leiden, schneller unter Spannung geraten und viel langsamer wieder zum Ausgangszustand zurückkehren. Was bedeutet das für Mütter wie Anja?

Stressentstehung und Stresserleben

Auswirkungen von Stress auf die Mutter. Wenn Anja unter Stress steht, hat das deutliche Auswirkungen auf ihr Verhalten und die Beziehung zu ihrem Kind:

- Sie ist schneller »genervt« und neigt dazu, die Kontrolle über ihr Verhalten zu verlieren und impulsiv zu reagieren.
- Sie erlebt das Verhalten des Kindes eher als »gegen sie gerichtet« oder feindselig.
- Sie fühlt sich eher hilflos und überfordert, reagiert dann möglicherweise hektisch (Aktivismus) oder passiv, was den Stress noch verstärkt.
- Sie neigt in sehr angespannten Zuständen dazu »abzudriften« (zu dissoziieren) und ist damit nicht mehr erreichbar für das Kind.
- Sie ist weniger in der Lage, angenehme Dinge und liebevolle Gefühle wahrzunehmen und auszudrücken, da ihre Wahrnehmung einseitig auf Unangenehmes (Bedrohung) ausgerichtet ist.

Es ist vollkommen normal, dass Eltern hin und wieder im Beisein ihrer Kinder gestresst reagieren. Kinder lernen auch in solchen Situationen und müssen nicht »in Watte gepackt« werden.

Auswirkungen von Stress auf das Kind. Werden der Stress und die Anspannung jedoch zur Normalität, können Probleme für das Kind entstehen:

- Die andauernde Spannung von Eltern überträgt sich auf das Kind. Es ist dann nicht mehr so ausgeglichen, verhält sich aggressiv oder vermeidet den Kontakt, um sich abzureagieren oder zu schützen. Es reagiert mit ähnlichen Stresssymptomen wie die Erwachsenen, hat jedoch nicht ihre Möglichkeiten, die Situation zu verstehen oder zu bewältigen.
- Das Kind lernt: »Die Welt ist ein gefährlicher Ort.« Damit lernt es vielleicht ganz gut, gefährliche Situationen zu meistern, aber nicht, wie man es schafft, sich zu freuen, sich sicher zu fühlen, neugierig und offen zu sein und anderen Menschen zu vertrauen.

Das war jetzt eine Menge Stoff. Was davon ist besonders wichtig für Sie?

....

....

Take-Home-Message – Aus der heutigen Sitzung nehme ich mit ...

....

....

....

Stresssituationen, -gedanken und -reaktionen

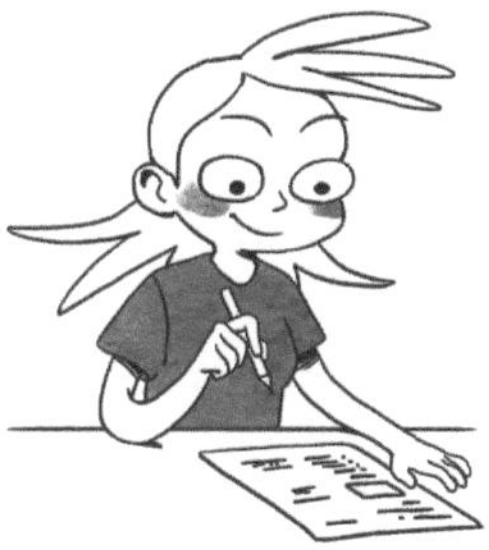

Die folgenden Beispiele sollen Ihnen helfen, sich in Stresssituationen besser einschätzen zu können. Sie können die Liste durch eigene Beispiele ergänzen.

Welche Stresssituationen kenne ich?	**Belastet mich von (0) = »gar nicht« bis (4) = »total«**
verschlafen, einen Termin mit dem Kind haben (z. B. Kita)	
Trotzanfall des Kindes in der Öffentlichkeit	
Streit mit dem Partner/der Partnerin	
Alle wollen gleichzeitig etwas von mir.	
viele unerledigte Aufgaben	
eigene Situationen: ………………………………… …………………………………	

Skala: 0 = belastet mich gar nicht, 1= belastet mich ein wenig, 2 = belastet mich »mittel«, 3 = belastet mich sehr, 4 = belastet mich total

Stresssituationen, -gedanken und -reaktionen

Welche Stressgedanken / Bewertungen kenne ich?	**Denke ich von (0) = »nie« bis (4) = »immer«**
Ich schaffe das nicht.	
Es wird mir alles zu viel.	
Immer ich …	
Ich gehe völlig unter.	
Ich halte es nicht mehr aus.	
Die wollen mich fertigmachen.	
Ich muss es allen recht machen.	
eigene Gedanken: ……………………………… ………………………………	

Skala: 0 = denke ich nie, 1 = denke ich selten, 2 = denke ich manchmal, 3 = denke ich häufig, 4 = denke ich immer

Welche Stressreaktionen kenne ich? (Bitte unterstreichen und ergänzen)	**Erlebe ich von (0) = »nie« bis (4) = »immer«**
körperlich: Anspannung, Herzklopfen, Zittern, Unruhe, Schmerzen, Krankheit	
Gefühle: Wut, Angst, Ohnmacht, Hilflosigkeit, Enttäuschung	
Verhalten: weglaufen, jemanden schlagen, dissoziieren, mich selbst verletzen, mich zurückziehen, jemanden anschreien oder beleidigen, schreien, rauchen	
eigene Reaktionen: ……………………………… ………………………………	

Skala: 0 = nie, 1 = selten, 2 = manchmal, 3 = häufig, 4 = immer

AB 4b • P

Eigenes Stressbeispiel

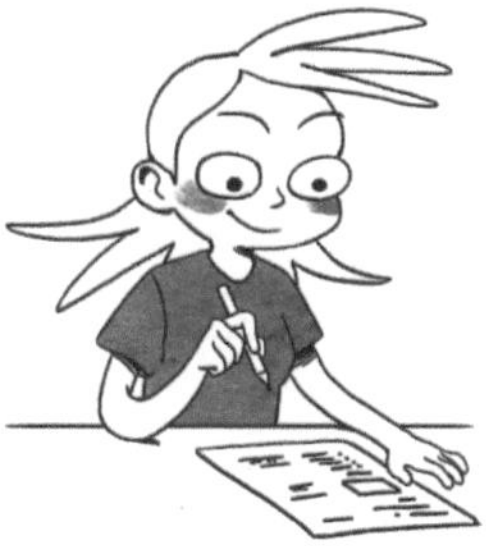

Beschreiben Sie eine Stresssituation mit dem Kind

Was war der Anlass für den Stress?

....

....

....

Was waren meine Stressgedanken / Bewertungen?

....

....

....

Wie habe ich mich verhalten?

....

....

....

Was waren die Folgen direkt danach?

....

....

....

Wie bewerte ich mein Verhalten in der Situation jetzt?

....

....

....

Stressbewältigung

Fallbeispiel

Anja hatte jetzt erfahren, dass zu viel Stress für sie und das Kind nicht gesund ist. Sie machte sich nun häufig Vorwürfe, weil sie ja dauernd gestresst war und keine Ahnung hatte, wie sie das ändern sollte. Früher hatte sie gekifft, gebrüllt oder sich verletzt. Das hatte ihr etwas Erleichterung verschafft – zwar nur für einen Moment, aber immerhin! Jetzt stand sie vor der Situation, mit dem Stress anders umgehen zu müssen, und war total verunsichert.

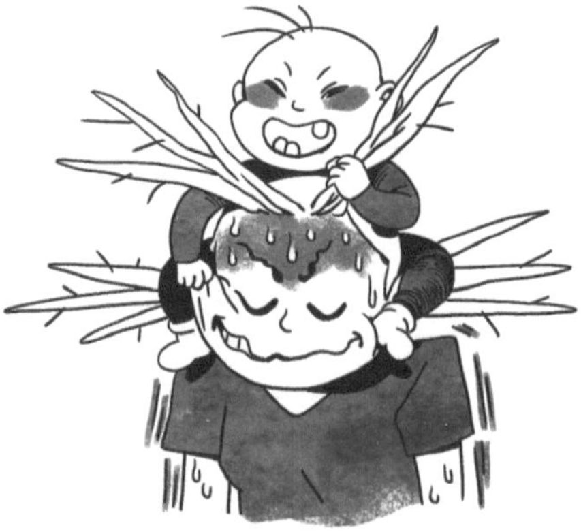

Obwohl wir oft wenig Kontrolle über unsere Stressreaktionen haben, können wir einiges dafür tun, um schädliche Verhaltensweisen in den Griff zu bekommen und langfristig zu mehr Gelassenheit zu finden.

Planung

Wir können bei den Situationen und Faktoren ansetzen, die Stress auslösen, indem wir z. B. vorausschauend planen. Situationen, von denen wir vorher wissen, dass sie stressreich sind, können sorgfältig geplant oder, wenn möglich, sogar vermieden werden: Wir stellen z. B. den Wecker morgens eine halbe Stunde früher, um mehr Zeit zu haben, das Kind und uns selbst fertig für den Tag zu machen.

Auch hilft es, sich für bestimmte Zeiten oder Aktivitäten Unterstützung und Hilfe zu holen. So kann Stress schon im Vorfeld reduziert oder vermieden werden.

Selbstreflexion

Haben Sie Erfahrung damit, durch vorausschauende Planung Chaos und Stress zu vermeiden?

Belastbarkeit erhöhen

Wir können darauf hinwirken, mittel- und langfristig unsere Belastbarkeit zu erhöhen, z. B. durch

- Achtsamkeit und Entspannung: innerlich zurücktreten, Abstand nehmen, tief durchatmen, öfter kleine Pausen machen
- Veränderung der Einstellung im Sinne der »Fehlerfreundlichkeit«: Konflikte und Fehler gehören zum Leben; mit Ruhe werde ich die Situation meistern.
- Erhöhung von Akzeptanz: sich selbst Sätze sagen wie: »Shit happens«, »Es ist, wie es ist, ich kann die Situation jetzt nicht ändern«
- Selbstfürsorge: ausgleichende Aktivitäten (z. B. Yoga, Meditation, Entspannungsübungen) regelmäßig durchführen
- gesunde Lebensführung: regelmäßig essen, ausreichend schlafen, Gesundheitsvorsorge betreiben, sich regelmäßig bewegen
- Problemlösungsstrategien: das tun, was wirksam ist; Kompromisse aushandeln, statt mit dem Kopf durch die Wand zu gehen

Beispiel

Es ist manchmal so, als würde man immer wieder mit dem Auto an der gleichen Stelle zu schnell um eine enge Kurve fahren und sich jedes Mal aufs Neue darüber wundern, dass man im Straßengraben landet. Ich kann langsam fahren, das Kurvenfahren trainieren oder einen anderen Weg nehmen. Entscheidend ist, dass ich zur Kenntnis nehme: Da ist eine Gefahrenstelle, die sich gerade dann nicht in Luft auflösen wird, wenn ich sie ignoriere oder extra Gas gebe, um sie schnell hinter mich zu bringen.

Übertragen auf den Alltag mit Kindern bedeutet das, dass man aus den eigenen Erfahrungen lernen und das eigene Verhalten überdenken sollte, statt weiterhin das zu tun, was bisher schon nicht funktioniert hat.

Stressbewältigung

Was tun, wenn »nichts mehr geht«?

Doch wird es immer wieder Situationen mit dem Kind geben, in denen »nichts mehr geht« – und was dann?

Zu allererst geht es darum, zu merken, wenn es brenzlig wird. Meistens gibt es Anzeichen wie zum Beispiel:

- der Gedanke »Ich kann nicht mehr« oder »Mir ist jetzt alles egal«
- Drang, etwas kaputt zu machen, zu schreien, jemanden zu verletzen oder wegzulaufen oder sonst etwas zu tun, was ich später bereuen könnte
- Zittern, starke Anspannung, Rauschen im Kopf, Herzrasen, schnelles Atmen
- Rastlosigkeit, Unruhe, schlechte Laune, Gereiztheit

Wenn Sie also merken, dass Sie kurz davor sind, die Kontrolle zu verlieren, sollten Sie etwas tun.

Da in solchen Stresssituationen das Nachdenken leider nicht so gut funktioniert, ist es ratsam, einige bewährte Strategien griffbereit zu haben. Dafür ist der »Notfallkoffer« (AB 5c) gedacht.

Eine sehr wirksame Strategie, die Sie ausprobieren können, sind die »5-mal A« (s. Abb. »5-mal A« in vier Schritten).

In der »Skillssammlung« (AB 5b) sind zur Anregung weitere Beispiele von Müttern gesammelt, die sich in Stresssituationen mit Kind bewährt haben.

Take-Home-Message – Aus der heutigen Sitzung nehme ich mit …

....

....

....

....

....

Stressbewältigung

Anhalten

Stop! Ich stehe kurz davor, etwas zu tun, was ich möglicherweise hinterher bereuen werde.
Kurz innehalten, kurze Auszeit nehmen (z. B. für einen Moment den Raum verlassen, notfalls Hilfe holen)

↓

Atmen

Einige bewusste Atemzüge nehmen

↓

Akzeptieren

Die Situation ist gerade unmöglich, ich weiß nicht mehr weiter – so ist das gerade. Wenn ich mit dem Kopf gegen die Wand laufe, mein Kind anschreie oder verletze, macht das die Situation nur noch schlimmer. Es geht jetzt nicht darum, mein Problem zu lösen, sondern die nächsten 15 Minuten sicher zu überstehen.

↙ ↘

Ablenken

Etwas tun, was mit der Stresssituation nichts zu tun hat, um mich weiter zu beruhigen (aus dem Fenster schauen und beschreiben, was ich sehe, eine Routinehandlung durchführen wie z. B. Tisch abräumen, Tee kochen)

Aktiv werden

Alternative Verhaltensweisen ausprobieren (z. B. mich dem Kind erneut auf eine andere Art oder mit einer neuen Idee zuwenden: ein Lied singen, ein Buch anschauen)

»5-mal A« in vier Schritten

Stress bewältigen

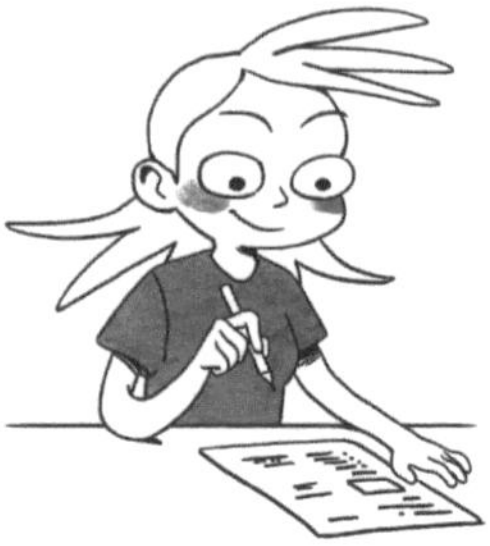

Beobachten Sie über eine Woche, was Sie Neues im Umgang mit Stress ausprobiert haben, und schreiben Sie dies möglichst zeitnah auf.

Wie haben Sie versucht, im Vorfeld auf Stresssituationen Einfluss zu nehmen?

....

....

....

....

....

Was haben Sie gemacht, um dem Kind in der Situation möglichst nicht zu schaden?

....

....

....

....

....

Als wie erfolgreich bewerten Sie im Nachhinein Ihr Verhalten in der Situation im Vergleich zu Ihrem gewohnten Verhalten?

....

....

....

....

....

Skillssammlung: Stressbewältigung

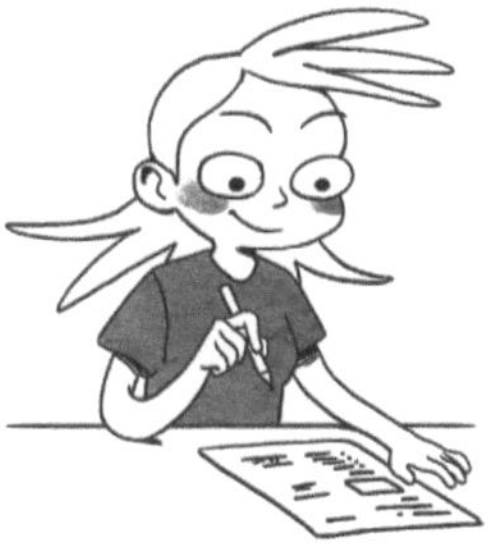

Wichtig

Einige dieser Skills zur Stressbewältigung gelten nur für den Notfall und wenn die innere Spannung über 70 ist. Sie sollen nicht regelmäßig eingesetzt werden!

Allgemeine Strategien

- sich hinsetzen, abwarten und durchatmen: Wenn ich nicht weiß, was ich jetzt tun soll, tue ich erstmal gar nichts, bis mir etwas einfällt.
- bewusst ein- und ausatmen
- rückwärts zählen von 10 bis 1
- schnaufen, knurren, prusten, Grimassen ziehen, Augen rollen
- kurz den Raum verlassen und sich beruhigen (Voraussetzung: das Kind ist solange in Sicherheit; wenn nicht, vorher sichere Bedingungen für das Kind schaffen)
- mit dem Kind die Situation verlassen (hinausgehen)
- sich selbst mit Hilfe starker Sinnesreize beruhigen: Chilischote, Ammoniak (Vorsicht bei Kleinkindern), Eisbeutel, Kopf in kaltes Wasser tauchen, laute Musik (Kopfhörer), Igelball, Gummiband schnippen, scharfe Bonbons, Zahnpflegekaugummi
- kaltes Wasser trinken
- sich bewegen: Kniebeugen, Liegestütze, Theraband, Hanteln
- ein Buch/einen Zettel mit hilfreichen Gedanken und Ideen lesen (vorher vorbereiten!), z. B.: »Ich tue, was ich kann, und gebe mein Bestes«, »Ich werde das schaffen«
- Pro-Kontra-Liste für impulsives Verhalten lesen (vorher vorbereiten!)
- jemanden anrufen

Bei schreienden Babys (wenn sie schreien und alle möglichen Ursachen schon überprüft sind, wie Hunger, volle Windel, Durst etc.)

- sich selbst sagen: »Es geht vorbei, es ist normal, dass Kinder schreien«
- Ohrstöpsel nehmen oder über Kopfhörer Lieblingsmusik hören, während man das Baby auf dem Arm hält und beruhigt
- sich mit dem Kind auf dem Arm bewegen (tanzen, sich auf einen Pezziball/eine Schaukel setzen, hüpfen, wippen, Kniebeugen machen)
- neugierige Haltung einnehmen: das Kind genau betrachten oder genau registrieren, wie es schreit, so als müsste man dies einem Marsmenschen beschreiben
- mit dem Kind hinausgehen (im Kinderwagen oder Tragetuch)
- beruhigende Musik spielen

Skillssammlung: Stressbewältigung

Bei älteren Kindern

- sich gemeinsam mit dem Kind ablenken (spielen, malen, singen, kochen, hinausgehen, baden)
- sich Luft verschaffen (Termine verschieben, sich Zeit nehmen)
- sich selbst sagen: »Es geht vorbei, es ist normal und auch gut, dass Kinder ihren eigenen Willen haben«
- sich eine kurze Auszeit vom Kind verschaffen (in einen anderen Raum gehen)

Stresstoleranz für Kinder

Wie Erwachsene können auch Kinder, die in einem Zustand hoher Anspannung und Erregung sind, nicht mehr klar denken oder sinnvoll handeln. Mit ihnen zu diskutieren oder vernünftige Handlungen von ihnen zu fordern, macht die Situation oft nur noch schlimmer. Was also tun, wenn die Mutter einigermaßen ruhig ist und das Kind dennoch völlig außer sich und kaum noch ansprechbar ist?

Folgende Möglichkeiten gibt es:

- klare Ansagen machen und handeln (z. B. mit dem Kind die Situation verlassen)
- Außenreize reduzieren (z. B. das Kind in einen ruhigen Raum bringen, den Fernseher ausstellen, das Licht löschen)
- Sinnesreize ansprechen durch Körperkontakt, kaltes Tuch, Wärmflasche, Kuscheltier, Schnuller; ausprobieren, worauf das Kind reagiert! Süßigkeiten wenn möglich vermeiden!
- das Kind ablenken, indem man ihm etwas zeigt, mit ihm spielt, singt, ihm etwas erzählt; Fernsehen oder Computer möglichst vermeiden!
- das Kind überraschen, indem man z. B. sich selbst wie ein Kind verhält oder etwas Unerwartetes tut
- bei älteren Kindern, die häufig »ausrasten«, den Notfallkoffer für Kinder zu Hilfe nehmen, den man mit dem Kind zusammen in ruhigen Situationen vorbereitet hat

Wenn das Kind sich dann beruhigt hat, sollte man wieder auf das ursprüngliche Anliegen zurückkommen. Das ist wichtig, da sonst das Krisenverhalten des Kindes belohnt wird.

AB 5c • P

Mein Notfallkoffer

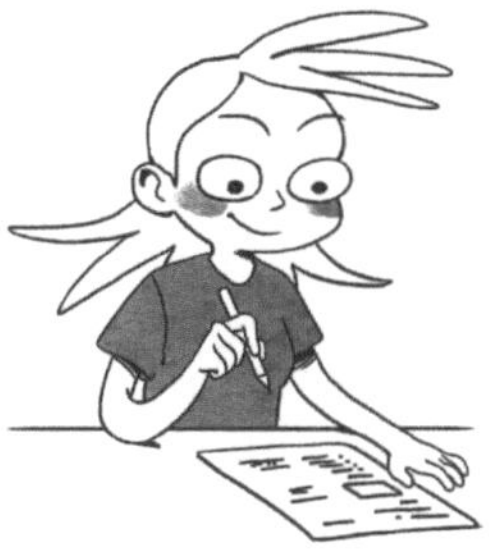

Woran erkenne ich, dass ich unter starken Stress gerate:

....

....

Möglichkeiten, wie ich in einer Krise meine Anspannung verringern kann	
durch Ablenkung	z. B.
durch Gedanken	z. B.
mit den fünf Sinnen	z. B.
indem ich die Situation verändere	z. B.
durch Bewegung und Körperhaltung	z. B.
durch Atmen, Achtsamkeit, »5-mal A«	z. B.
durch Sonstiges:	z. B.

Was hilft mir noch im Zusammensein mit meinem Kind?

....

....

Struktur und Regeln

Fallbeispiel

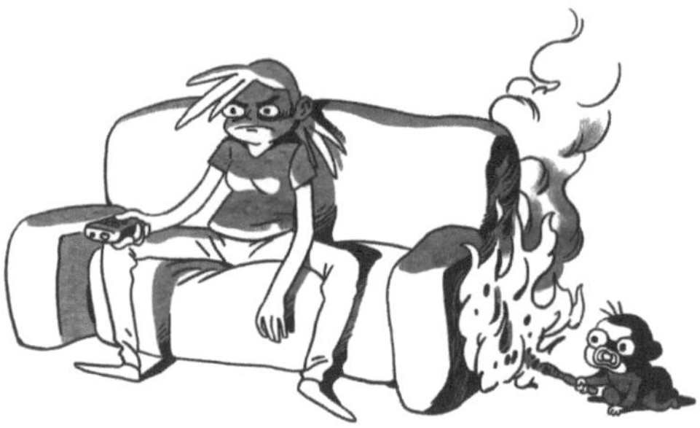

Immer wieder nahm sich Anja fest vor, Robin abends um Punkt 8 Uhr ins Bett zu bringen. Sie wollte endlich einmal Zeit für sich haben und ihre Lieblingsserie sehen. Sie ließ ihrem Kind keinen Raum für eigene Gestaltung; es hieß: Zähneputzen! Vorlesen! Schlafen!

Doch Robin machte ihr jedes Mal einen Strich durch die Rechnung, indem er ständig zu ihr kam und irgendetwas wollte. Sie verlor dann regelmäßig die Geduld, schrie ihn an und gab ihm auch mal einen Klaps. Danach war sie so fertig mit den Nerven, dass ihr alles egal war, sie ihre Tür zumachte und Robin sich selbst überließ.

Jeden Tag gibt es viele Entscheidungen zu treffen: Was ziehe ich an? Was esse ich? Was kaufe ich ein? Wie verbringe ich meine Zeit? Wann gehe ich ins Bett? Was erlaube oder verbiete ich meinem Kind? Bleibe ich mit meinem Partner/meiner Partnerin zusammen oder trenne ich mich? Dies bedeutet zum einen viel Entscheidungsfreiheit, zum anderen jedoch auch Entscheidungsstress, der Verunsicherung und Überforderung mit sich bringen kann.

Kinder brauchen einen überschaubaren Alltag mit sinnvollen Regeln, Gewohnheiten und Ritualen. Sie lernen aus natürlichen Konsequenzen und Erfahrungen und vor allem aus den Reaktionen ihrer nächsten Bezugspersonen. Sie möchten sich auf diese Menschen verlassen können. Reagieren diese in der gleichen Situation jedoch immer wieder anders, wird das Kind auf die Dauer verunsichert und verwirrt.

Umgang der Eltern mit den Kindern

Es ist oft nicht leicht zu entscheiden, wie nachgiebig oder wie streng Eltern sein sollen.

Zu nachgiebig. Wer sich als Erwachsener immer den Launen des Kindes unterordnet, tut seinem Kind damit keinen Gefallen: Das Kind würde zum »Chef« werden, wäre damit aber überfordert, weil es die Folgen seiner Handlungen noch nicht überblicken kann.

Zu streng. Sehr starre und strenge Regeln sind vielleicht zunächst besser für das »Funktionieren« in der Welt, doch werden auf die Dauer wichtige Bedürfnisse auf der Strecke bleiben. Kindern, die solch starren Regeln unterworfen werden, wird es schwer gemacht, selbstständig zu werden und selbstbewusst eigene Entscheidungen zu treffen.

Struktur und Regeln

Häufige Wechsel im Verhalten. Besonders schwierig ist ein häufiger Wechsel aus extremer Nachgiebigkeit und übertriebener Strenge, der für das Kind nicht nachvollziehbar ist. Ein Kind weiß dann gar nicht mehr, woran es ist, was bei ihm extremen Stress in Form von Angst, Panik, Hilflosigkeit, seltsamem Verhalten und innerem Rückzug auslöst. Kinder sind im besonderen Maß auf eine Struktur angewiesen, die ihnen Sicherheit und Halt bietet und dabei flexibel ist.

Selbstreflexion

Wie schätzen Sie sich ein? Sind Sie eher streng oder nachgiebig mit Ihrem Kind?

Beispiel

Das Kind will zur Schlafenszeit noch spielen. Je nach Stimmung wird die Mutter sauer und schimpft mit dem Kind (wenn sie genervt ist) oder sie gibt nach und spielt mit dem Kind (oder beides). Vielleicht hat sie auch ein schlechtes Gewissen, weil sie sich den Tag über zu wenig um das Kind gekümmert hat, und will ihm deshalb nichts abschlagen. Vielleicht will sie auch keinen Ärger mit dem Kind und versucht, mit ihm zu diskutieren, damit es einsieht, dass es jetzt schlafen muss. Die Konsequenz ist: Es gibt einen ständigen Kampf ums Schlafengehen.

Sinnvolle Regeln

Es wäre sinnvoll, ein für Mutter und Kind angenehmes Ritual (z. B. ein Lied singen, vorlesen) einzuführen, das dem Kind hilft, den Übergang zum Schlafen zu finden. Dieses Ritual soll jeden Abend gleichbleibend durchgeführt werden. Ein Kind wird ein solches Ritual für den Rest seines Lebens in guter Erinnerung behalten und ein Gefühl der Geborgenheit damit verbinden.

Ebenso wie eine gute Struktur sollen sinnvolle Regeln und Gewohnheiten dabei helfen, den Alltag zu vereinfachen, ihn von Zweifeln, Entscheidungsproblemen und Konflikten zu entlasten und das gemeinsame Miteinander angenehmer zu gestalten. Am besten prägen sich Regeln durch das Beispiel und Vorbild der Eltern ein (freundlich miteinander umgehen, vor dem Essen die Hände waschen, Ordnung halten, andere ausreden lassen, zuhören, keine Gewalt anwenden usw.).

Andere Regeln und Verbote sollen das Kind vor Gefahren schützen (auf der Straße an der Hand gehen). Zu beachten ist, dass mit Verboten sparsam umgegangen werden sollte, sonst nutzen sie sich ab. Wenn ein Kind dauernd »Nein« hört, wird es im Ernstfall nicht mehr darauf reagieren. Ein gutes System von Struktur und Regeln ist daran zu erkennen, dass beide – Mutter und Kind – darin sowohl zur Ruhe kommen und sich entspannen als auch ihren Pflichten nachkommen und ihre Ziele verfolgen können.

Selbstreflexion

Welche Regeln oder Rituale gibt es bei Ihnen?

Beispiel

Situation
Mutter und Kind stehen immer auf den letzten Drücker auf. Sie haben keine Zeit, in Ruhe zu frühstücken, alles muss schnell gehen. Das Kind ist bockig, die Mutter genervt. Der Vorteil ist zwar, dass sie kurzfristig länger im Bett bleiben, als Nachteile folgen aber ständige Verspätungen, Ärger im Kindergarten und auf der Arbeit.

Sinnvolle Lösung
Die Mutter steht eine halbe Stunde früher auf. Auch wenn das für sie kurzfristig Überwindung und weniger Schlaf bedeutet, bleiben als Vorteil genug Zeit zum Anziehen und Frühstücken, eine entspannte Atmosphäre und kein Ärger. Der Nachteil ist, dass es kurzfristig Überwindung kostet und weniger Zeit zum Schlafen bleibt.

Regeln müssen verständlich sein
In der Regel ist es zu Beginn schwierig, ein solches System einzuführen. Es braucht Planung, Disziplin und Hartnäckigkeit; doch lohnt es sich, wenn das Leben dadurch einfacher und angenehmer wird. Wichtig ist, dass dem Kind erklärt wird, warum eine neue Regel eingeführt wird: z. B. beim Schlafengehen darauf verweisen, dass es schöner ist, ohne Weinen, Schreien oder Wut im Bauch schlafen zu gehen. Das Kind versteht dadurch, warum eine Regel eingeführt wird, und die Mutter versteht sich selbst durch das Formulieren der Gründe besser und kann sich daranhalten. Sinnvoll kann es auch sein,

sich das geplante Vorgehen aufzuschreiben – bei älteren Kindern auch in Form von Regeln für alle (Zettel am Kühlschrank / Plakat im Flur). Eine neu eingeführte Regel sollte immer wieder überprüft und nach Bedarf angepasst werden.

Selbstreflexion

Gibt es Bereiche, in denen Sie und Ihr Kind mehr Regeln bräuchten?

Take-Home-Message –Aus der heutigen Sitzung nehme ich mit …

....

....

....

....

....

AB 6a • P

Ein typischer Tag aus Sicht der Mutter

Protokollieren Sie einen typischen Tagesablauf mit Kind. Bewerten Sie, wie zufrieden Sie mit den einzelnen Aktivitäten in Hinblick auf die bestehenden Regeln / die Struktur waren.

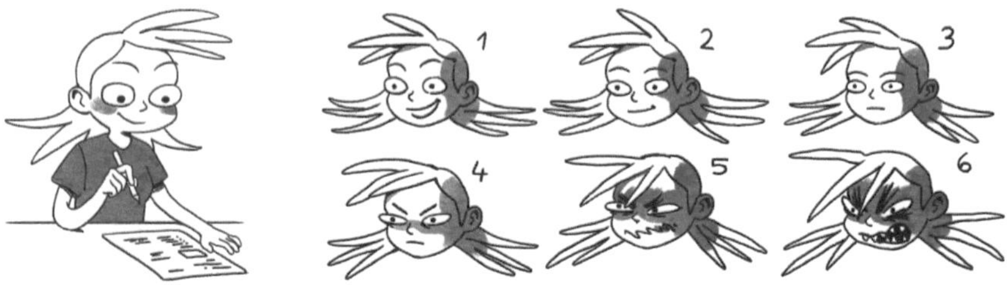

Zeit	Tätigkeit/Aktivität	Zufriedenheit Bewertung von 1–6
Morgen	……………………………… ………………………………	
Vormittag	……………………………… ………………………………	
Mittag	……………………………… ………………………………	
Nachmittag	……………………………… ………………………………	
Abend	……………………………… ………………………………	
Nacht	……………………………… ………………………………	

Skala: 1 = sehr gut, 2 = gut, 3 = befriedigend, 4 = ausreichend, 5 = mangelhaft, 6 = ungenügend

AB 6b • P

Ein typischer Tag aus Sicht des Kindes

Betrachten Sie den typischen Tagesablauf aus der Sicht Ihres Kindes hinsichtlich der bestehenden Regeln und Strukturen: Was war gut? Was hat das Kind gestört? Hätte das Kind mehr oder weniger Struktur bzw. Regeln gebraucht? Wie zufrieden war das Kind? Versteht das Kind die bestehenden Regeln?

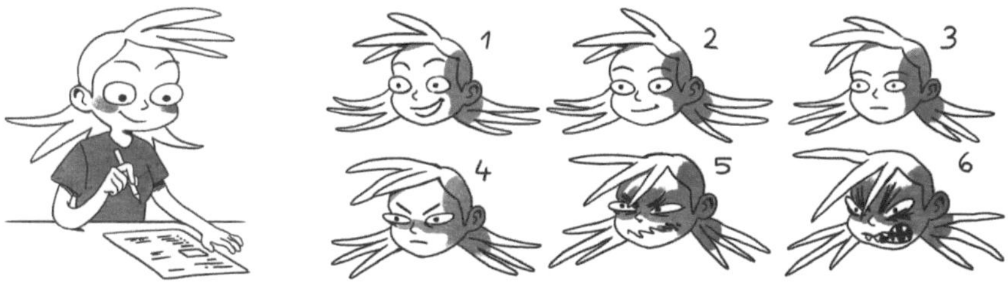

Zeit	**Aus der Sicht des Kindes: Was war los? Wie hat es das Kind wohl erlebt?**	**Bewertung aus der Sicht des Kindes von 1–6**
Morgen		
Vormittag		
Mittag		
Nachmittag		
Abend		
Nacht		

Skala: 1 = sehr gut, 2 = gut, 3 = befriedigend, 4 = ausreichend, 5 = mangelhaft, 6 = ungenügend

Tagesplanung – Auswertung

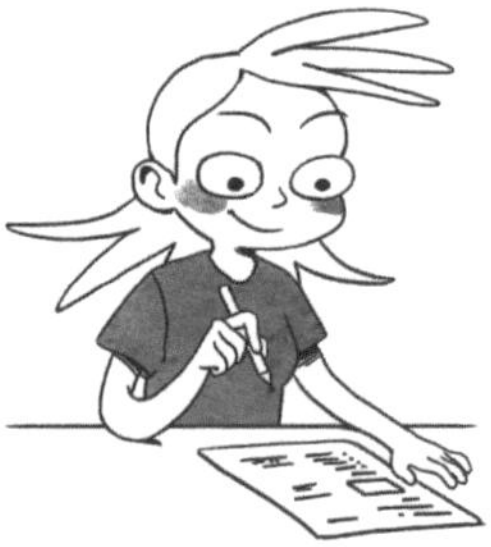

Gehen Sie nochmal Ihren Tagesablauf hinsichtlich der bestehenden Regeln und Strukturen durch und beantworten Sie die folgenden Fragen:

(1) Was läuft gut und kann so bleiben?

....

....

....

(2) An welcher Stelle gibt es immer wieder Probleme?

....

....

....

(3) Unterscheiden Sie, was davon Sie beeinflussen können und was nicht:

Beeinflussbar	**Nicht beeinflussbar**
....	....
....	....
....	....

(4) Welche Möglichkeiten habe ich, um mir und meinem Kind das Leben leichter zu machen?

....

....

....

Konflikte

Fallbeispiel

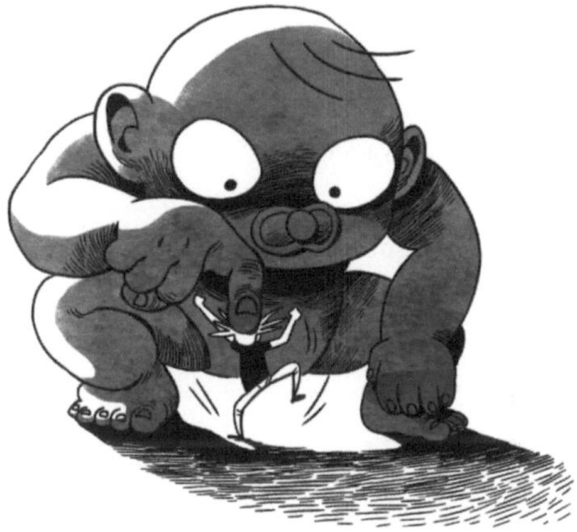

Robin war inzwischen fast zwei und ziemlich anstrengend. Das Hauptproblem war, dass er einfach nicht hörte. Anja hatte schon alles Mögliche versucht, um ihn dazu zu bringen, beim Essen in seinem Stuhl sitzen zu bleiben und beim Zähneputzen den Mund aufzumachen, mal im Guten, mal im Bösen, doch es endete immer im Chaos. Entweder sie ließ ihm am Ende seinen Willen und ärgerte sich dann darüber oder sie setzte sich durch und war hinterher total fertig mit den Nerven. Sie wusste oft einfach nicht mehr, was sie noch machen sollte. Sie wollte ihm nicht wehtun, doch wenn sie zu nett war, tanzte er ihr auf der Nase herum. Wenn sie dann sauer wurde und ihn anbrüllte, hatte sie hinterher ein schlechtes Gewissen. Was auch immer sie tat, es war nicht richtig.

Konflikte sind normal

Konflikte gehören zu jeder normalen Entwicklung und sind meistens damit verbunden, dass die Kinder die Erwartungen der Eltern nicht erfüllen und umgekehrt. Viele Konflikte basieren dabei auf Missverständnissen und fehlendem Wissen. Immer wieder erleben Mütter mit ihren Kindern, dass diese sich nicht so verhalten, wie sie es sich wünschen, dass die Kinder etwas tun, was ihnen nicht gefällt, sie nicht das tun, was man ihnen sagt, obwohl man es ihnen schon so oft erklärt hat. Doch auf die Frage: »Warum tust du das …?« bekommen die Mütter keine Antwort, sondern werden ignoriert, wie Luft behandelt, provoziert, beschimpft oder sogar gehauen.

Selbstreflexion

Wie ist das bei Ihnen? Geht es bei Ihnen eher konfliktfreudig oder konfliktscheu zu?

Konflikte

Warum verhalten sich die Kinder so?

Es gibt verschiedene Gründe:

- weil die Kinder mit diesem Verhalten das bekommen, was sie wollen oder brauchen
- weil ihnen etwas nicht passt und sie ihre Unzufriedenheit ausdrücken wollen
- weil sie keinen anderen Weg sehen, sich Aufmerksamkeit zu verschaffen
- weil sie das nachmachen, was wir ihnen vormachen
- weil sie wissen wollen, ob wir es wirklich ernst meinen

Im vorigen Modul ging es um Regeln und Struktur. Je klarer und sinnvoller diese sind, desto eher kann Ärger vermieden werden. Dennoch kommt es immer wieder zu Konflikten – das Kind möchte etwas anderes als der Erwachsene. Das ist der Normalzustand. Es gibt Situationen, in denen das Kind entscheiden sollte, Situationen, in denen Erwachsene sich durchsetzen sollten, und andere Situationen, in denen man nach einem Kompromiss suchen kann. Es sollte möglichst klar sein, wer wann was bestimmen kann. Die Meinungen darüber, was und wie viel ein Kind selbst entscheiden soll und kann, sind jedoch sehr unterschiedlich.

Wer bestimmt (was)?

Das Kind sollte bestimmen, …

- wenn es spielt.
- wie viel es essen möchte.
- wem oder wie es seine Zuneigung zeigt.

Erwachsene Bezugspersonen sollten sich durchsetzen,

- wenn sinnvolle Regeln eingehalten werden sollen (z. B. Schlafenszeiten, Fernsehzeiten, Zähne putzen, Zimmer aufräumen).
- wenn das Kind sich oder anderen mit seinem Verhalten schadet (z. B. durch aggressives Verhalten, Essen zu vieler Süßigkeiten, unangemessene Kleidung).
- wenn wichtige Belange Vorrang vor den Bedürfnissen des Kindes haben (Termine, eigene Interessen).

Erwachsene sollten nachgeben oder einen Kompromiss aushandeln, …

- wenn das, was sie von dem Kind erwarten, nicht altersangemessen ist oder auf andere Weise die Bedürfnisse oder die Würde des Kindes verletzt (z. B. das Kind allein lassen, zu nicht-kindgerechten Aktivitäten zwingen, zu Körperkontakt wie »Kuss geben« zwingen).
- wenn das Verhalten ungefährlich ist und die Regeln nicht klar sind (z. B. wenn das Kind die Schublade mit den Plastikdosen ausräumt).

- wenn es keinen sachlichen Grund gibt, sich durchzusetzen (z. B. wenn das Kind nicht die blaue Hose anziehen will, sondern die rote).
- wenn es eine gute Kompromisslösung gibt (Verhandlungsmöglichkeiten nutzen, z. B. noch eine Viertelstunde bleiben, statt sofort zu gehen).

Konflikte entschärfen und bewältigen

Für den Umgang mit und die Lösung von Konflikten mit Kindern gibt es einige nützliche Verhaltensweisen:

- ruhig bleiben (ggf. vorher Stresstoleranz-Skills anwenden)
- auf Augenhöhe gehen, sich der Aufmerksamkeit des Kindes vergewissern
- das ungünstige Verhalten benennen (»Ich möchte nicht, dass du mir wehtust. Hör sofort auf damit.«)
- rechtzeitig ankündigen (»Ich möchte in 10 Minuten gehen.«) – eventuell Kompromiss aushandeln und das Einverständnis des Kindes einholen
- eindeutige, konkrete und altersangemessene Anweisungen geben (z. B. »Ich möchte jetzt gehen. Zieh dir bitte deine Jacke an.«)
- wenn möglich und sinnvoll, auf die Wünsche und Bedürfnisse des Kindes eingehen und Kompromiss aushandeln
- erfolgt keine Reaktion, Aufforderung wiederholen, eine natürliche und angemessene Konsequenz ankündigen, z. B. »Ich habe dir gerade gesagt, dass du deine Jacke anziehen sollst. Du bist jetzt immer noch am Spielen. Ich möchte, dass du sofort kommst, sonst verpassen wir den Bus und müssen zu Fuß laufen.«
- wenn nötig, das Kind holen – dabei ruhig bleiben und darauf achten, das Kind nicht zu verletzen
- konsequent handeln

Was gilt es zu vermeiden?

Körperliche Gewalt und Grobheit (am Arm ziehen, schubsen, körperliche Schmerzen zufügen) sollten in jedem Fall vermieden werden. Ebenso sollte das Kind nicht unkontrolliert angeschrien, beschimpft oder erniedrigt werden (z. B. »Du bist böse, was habe ich nur für ein Kind!«). Auch Drohungen und negative Prophezeiungen (z. B. »Warte mal, bis dein Vater nach Hause kommt!«, »Wenn du so weitermachst, wird dich keiner mögen«), Demütigung und Ironie (z. B. »Na, das hast du ja mal wieder toll hinbekommen«) oder auslachen sind nicht hilfreich, um einen Konflikt zu lösen.

Konflikte

Selbstreflexion

Wie verhält sich Ihr Kind in Konfliktsituationen? Ähnlich wie Sie oder ganz anders?

Take-Home-Message – Aus der heutigen Sitzung nehme ich mit ...

....

....

....

....

....

Konflikte mit dem Kind

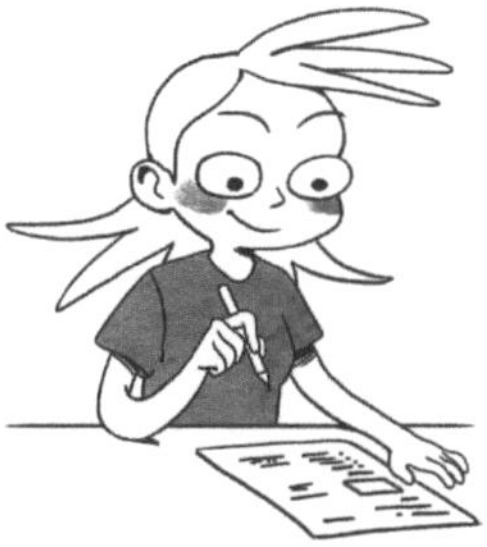

Schätzen Sie ein, wie belastend/schwierig die Situation für Sie wäre.

Beschreiben Sie, wie Sie in der jeweiligen Situation wahrscheinlich reagieren würden, ohne darüber nachzudenken, was die »richtige« Reaktion wäre.

Situation	Schwierigkeit von 1–5	eigene Reaktion
Sie stehen mit Ihrem Sohn an der Supermarktkasse. Er möchte unbedingt ein Überraschungsei haben. Auf Ihr »Nein« reagiert er wütend und brüllt: »Ich will aber!« Hinter Ihnen bildet sich eine Schlange.		……………………………………… ……………………………………… ………………………………………
Sie sind müde, haben Ihre Tochter gerade ins Bett gebracht und möchten jetzt Ihre Lieblingssendung sehen. Doch sie kommt immer wieder heraus und möchte etwas trinken (o. Ä.).		……………………………………… ……………………………………… ………………………………………
Sie sind mit Ihrer Tochter bei einer Freundin mit Kindern. Sie möchten nach Hause gehen, Ihre Tochter aber noch nicht.		……………………………………… ……………………………………… ………………………………………
Ihr Sohn weigert sich, seine Zähne zu putzen.		……………………………………… ……………………………………… ………………………………………

Konflikte mit dem Kind

Situation	**Schwierigkeit von 1–5**	**eigene Reaktion**
Ihre Tochter spielt mit dem Essen, anstatt zu essen.		…………………… …………………… ……………………
Sie haben Ihrem Sohn die TV-Fernbedienung weggenommen. Er sagt: »Du bist die doofste Mama der Welt«		…………………… …………………… ……………………
Ihr Baby schreit und schreit. Es hat gegessen, ist gewickelt und soll schlafen.		…………………… …………………… ……………………
andere/eigene Situation: …………………… ……………………		…………………… …………………… ……………………

Skala: 1 = sehr leicht, 2 = leicht, 3 = mittel, 4 = schwierig, 5 = sehr schwierig

Eigene Konflikte

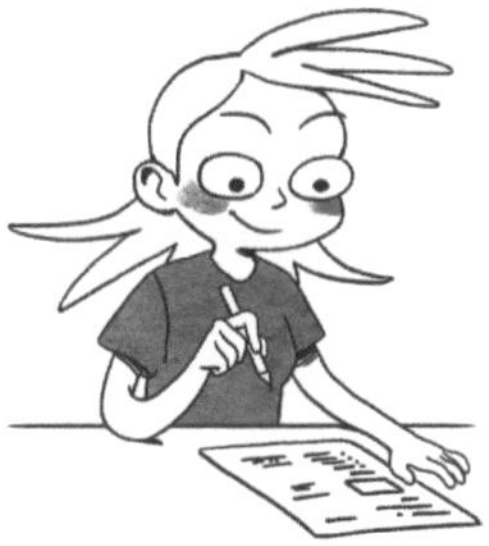

Beschreiben Sie einen typischen Konflikt mit Ihrem Kind: Was erwarten Sie und worum geht es dem Kind?

....

....

Verhalten in Konfliktsituationen	Welche dieser Verhaltensweisen kennen Sie von sich? Wie häufig zeigen Sie sie?	Welches Verhalten zeigt Ihr Kind und wie häufig?
erklären		
schimpfen		
schreien		
schlagen		
drohen		
ignorieren		
verhandeln (Kompromisse anbieten)		
bitten		

Eigene Konflikte

Verhalten in Konflikt-situationen	Welche dieser Verhaltens-weisen kennen Sie von sich? Wie häufig zeigen Sie sie?	Welches Verhalten zeigt Ihr Kind und wie häufig?
Konsequenzen ankündigen		
vertrösten		
nachgeben		
festhalten		
Sonstiges:		

Skala: 1 = nie, 2 = selten, 3 = manchmal, 4 = häufig, 5 = sehr häufig, 6 = immer

Wie gehen Sie mit Konflikten um?

....

....

....

....

Was soll bleiben und was möchten Sie verändern?

....

....

....

....

Umgang mit Gefühlen

Fallbeispiel

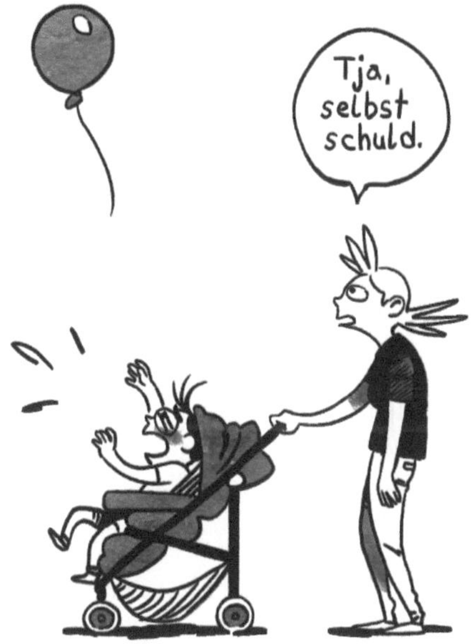

Anja hatte schon als Kind gelernt, ihre Gefühle für sich zu behalten. Wenn sie traurig war, interessierte das niemanden. Wenn sie Angst hatte, hieß es, sie solle sich nicht so anstellen. War sie wütend, bekam sie Schläge und wurde ohne Essen ins Bett geschickt. Sie hatte gelernt, ihre Gefühle am besten gar nicht zu beachten und nicht zu zeigen. Erst wenn ein Gefühl so stark war, dass es sich nicht mehr ignorieren ließ, reagierte sie – aber dann meistens sehr heftig und verzweifelt.

Wenn Robin weinte oder wütend war, war Anja schnell genervt und wollte, dass er damit aufhört. Sie dachte – und sagte ihm oft auch – dass er überhaupt keinen Grund hat, zu weinen oder wütend zu sein und dass er sich nicht so anstellen soll. Meistens half das überhaupt nicht, aber sie wusste nicht, was sie machen sollte. Es gab immer wieder Situationen, in denen ihr die Gefühlsausbrüche ihres Sohnes auf die Nerven gingen.

Gefühle bei Kindern und Eltern

Die Gefühlslandschaft eines Kindes ist zunächst vergleichbar mit einem noch unentdeckten Planeten. Gefühle, Bedürfnisse und Körperempfindung sind noch nicht voneinander getrennt und werden als »Lust – Unlust« oder »Hunger – satt«, wahrgenommen. Statt bestimmter Gefühle gibt es am Anfang des Lebens nur den Unterschied zwischen »angenehm und unangenehm«.

Eltern helfen ihren Kindern nach und nach, ihren Gefühlen einen Namen zu geben. »Bist du traurig?« fragt die Mutter, wenn das Kind weint. Wie in einem Spiegel lernt das Kind von den Erwachsenen: »Aha, das ist Trauer, das ist Wut, das ist Angst, das ist Freude oder Stolz« Kinder zeigen mit ihren Gefühlen, was sie brauchen. Wenn Erwachsene darauf einfühlsam reagieren, merkt das Kind: »Die Botschaft ist angekommen, ich

werde verstanden«. Wenn sie gar nicht darauf reagieren oder die Kinder für ihre Gefühle bestrafen, lernt das Kind, seine Gefühle besser für sich zu behalten.

Menschen entwickeln im Laufe ihres Lebens möglicherweise Vorlieben für bestimmte Gefühle und meiden andere, weil sie unangenehm oder beängstigend sind. So kann es dazu kommen, dass wir uns mit einigen Gefühlen besser auskennen, mit anderen wenig oder gar nicht. Es gibt Menschen, die werden schnell wütend, andere fangen eher an zu weinen. Manche wiederum trauen dem Gefühl von Freude nicht.

Gibt es eigene Gefühle oder Gefühle Ihres Kindes, mit denen Sie nicht so gut klarkommen?

....

....

Wenn Erwachsene Kinder in ihrer emotionalen Entwicklung begleiten wollen, ist es hilfreich, wenn sie sich mit ihren eigenen Gefühlen möglichst gut auskennen. Sonst kann es passieren, dass sie der Trauer ihres Kindes hilflos gegenüberstehen, wenn sie zum Beispiel selber keine Erfahrung damit haben, traurig zu sein. Möglicherweise vermitteln sie, dass bestimmte Gefühle schlecht sind und man diese Gefühle nicht haben sollte (z. B. »Deshalb weint man doch nicht«). Doch alle Gefühle haben eine wichtige Bedeutung.

Hilfreiche Einstellungen

Hilfreiche Einstellungen beim Umgang mit eigenen und kindlichen Gefühlen sind:

- Alle Gefühle haben eine Bedeutung.
- Alle Gefühle gehen vorbei.
- Gefühle sind nicht das Gleiche wie Verhalten: Alle Gefühle sind erlaubt, aber nicht alle damit verbundenen Verhaltensimpulse.

Umgang mit Gefühlen

Gefühle und Bedürfnisse

Die folgende Übersicht über Gefühle, die für das Miteinander von Eltern und Kindern besonders wichtig sind, kann als eine Art Wegweiser dienen:

Wut und Ärger. Ärger entsteht, wenn wichtige Ziele oder Bedürfnisse bedroht sind. Wut ist ein wichtiges Gefühl, das der Verteidigung der eigenen Interessen dient. Bei starker Wut möchte man angreifen, körperlich oder verbal die eigenen Interessen durchsetzen. Auch der Körper stellt sich auf diesen Kampf ein. Kleine Babys können noch nicht wütend sein, sie empfinden Unbehagen oder Unlust. Im Laufe des zweiten Lebensjahres und mit zunehmender Fähigkeit, Kontrolle über die Umwelt zu erlangen, steigen das Erleben von Wut und die Häufigkeit von Wutreaktionen an. Die Phase, in der Wut sich am deutlichsten zeigt, ist die »Trotzphase«. Nach dem zweiten Lebensjahr nimmt die Häufigkeit von Wutausbrüchen über die gesamte Vorschulzeit normalerweise wieder ab (Lohaus et al., 2010).

Ein Kind braucht, wenn es wütend ist, ein starkes und gleichzeitig verständnisvolles Gegenüber, das ihm Halt gibt und bei Bedarf Grenzen setzt, ohne es zu verletzen.

Angst. Angst bereitet den Körper darauf vor, sich vor Gefahr zu schützen. Das Erleben von Angst gehört zur gesunden menschlichen Entwicklung, wobei die Dinge, vor denen man Angst hat, sich im Laufe des Lebens stark verändern. Im ersten Lebensjahr steht die Angst vor Trennung im Vordergrund und findet ihren Ausdruck darin, dass das Baby sich schutzsuchend an die Mutter wendet und zum Beispiel nicht zu fremden Personen möchte. Im Kleinkindalter kommt die Angst z. B. vor Dunkelheit, fremden Tieren, Personen und Situationen hinzu, mit zunehmender Entwicklung von Sprache und Fantasie auch die Angst vor Gespenstern, Hexen, Monstern, Krieg, Tod, bösen Menschen, Einbrechern und sozialer Ausgrenzung.

Das ängstliche Kind braucht Schutz und Ermutigung.

Trauer. Trauer ist eine Reaktion auf Verlust. Wenn man traurig ist, weint man, zieht sich zurück oder sucht die Nähe von anderen. Durch Weinen signalisiert das Kind: »Ich brauche jetzt jemanden, der bei mir ist.«

Ein trauriges Kind braucht Trost und Halt.

Freude. Freude ist ein positives Gefühl von Übereinstimmung und Harmonie mit der Welt. Sie begleitet oft kleine und große kindliche Erfolgserlebnisse und Entdeckungen (z. B. dass man auf Tapete toll malen kann!).

Kinder, die sich freuen, möchten ihre Freude teilen und mitteilen. Manchmal brauchen die Kinder allerdings auch die Erfahrung, dass die eigene Freude nicht immer geteilt wird.

Umgang mit Gefühlen

Liebe. Liebe ist ein Gefühl tiefer Verbundenheit mit einem anderen Menschen. Besonders kleine Kinder haben keine Wahl, als ihre Eltern zu lieben, da sie existentiell mit ihnen verbunden und auf sie angewiesen sind. Sie lieben ihre Eltern bedingungslos so, wie sie sind.

Fühlt ein Kind sich ungeliebt, sucht es nach Wegen, wenigstens einen Ersatz für den Mangel an Liebe zu bekommen (Aufmerksamkeit, Spielzeug, Süßigkeiten). Viele andere Gefühle können eine Folge unerwiderter kindlicher Liebe sein, zum Beispiel Wut, Angst, Trauer, Eifersucht, Schuld und Scham.

Kinder brauchen Zeichen der Zuneigung und Liebe. Zugleich müssen Kinder auch Liebe zeigen können und dürfen.

Scham. Scham entsteht, wenn man gegen (eigene oder gesellschaftliche) Normen verstößt. Bei Kindern entsteht Scham erst dann, wenn das Kind schon weiß, dass es gegen Normen verstößt (z. B. wenn es beim Klauen erwischt wird). Scham entsteht auch, wenn das Kind befürchten muss, aus der Gemeinschaft ausgegrenzt zu werden, da etwas an ihm aus Sicht der Gemeinschaft minderwertig oder schlecht ist, was es nicht beeinflussen kann. Es versucht, sich klein zu machen, um nicht gesehen zu werden und nicht unangenehm aufzufallen.

Kinder, die sich schämen, brauchen Mitgefühl, Akzeptanz, Ermutigung und Respekt.

Schuld. Schuld entsteht, wenn ein Kind den Eindruck bekommt, dass es etwas getan hat, wofür es Strafe verdient. Auch wenn Kinder oft nicht verstehen, was sie falsch gemacht haben und wie sie es hätten anders machen können, birgt Schuld – anders als Scham – die Hoffnung, dass alles irgendwann gut wird, wenn das Kind sich erst genug angestrengt oder sich geändert hat.

Ein Kind, welches von seiner Mutter dauernd hört, dass sie seinetwegen unglücklich ist, wird eher dazu neigen, an seine eigene Schuld zu glauben als zu merken, dass es nichts tun kann, um seine Mutter dauerhaft zufriedenzustellen. Kinder fühlen sich häufig schnell schuldig und verantwortlich auch für Dinge, für die sie keine Verantwortung tragen. Es ist daher für ein Kind oft leichter zu ertragen, sich schuldig zu fühlen als zu erkennen, dass es möglicherweise »unschuldig« und dem Mutwillen und den Launen seiner Erziehungspersonen hilflos ausgeliefert ist.

Ein Kind, das sich schuldig fühlt, braucht Erwachsene, die Verantwortung für ihr Verhalten übernehmen und sich auch für ihre eigenen Fehler entschuldigen. So kann das Kind lernen, sich Fehler einzugestehen und sich zu entschuldigen.

Ekel. Ekel ist eine Empfindung von starkem Widerwillen, die mit Übelkeit und Brechreiz einhergeht und die z. B. vor der Aufnahme Krankheit erregender Nahrung schützen soll, aber auch vor ungewollter Nähe zu anderen Menschen, die unangenehm und bedrohlich erscheinen. Während die Fähigkeit, sich zu ekeln, angeboren ist, wird das, was eklig ist,

gelernt. Während Kleinkinder wahllos vom Regenwurm bis zum eigenen Kot alles in den Mund stecken, entwickelt sich Ekel mit der Zeit aus Erfahrung und aus Vorbildern. Etwa im vierten Lebensjahr zeigen Kinder deutliche Ekelreaktionen, zum Beispiel vor unbekanntem Essen, Gerüchen oder auch der Nähe zu fremden Personen.

Kinder, die Ekel empfinden (z. B. beim Essen von Speisen, die sie noch nicht kennen), brauchen Geduld und Vorbilder und sollten in keinem Fall zu Handlungen gezwungen werden, vor denen sie sich ekeln.

Hilflosigkeit/Ohnmacht. Das Gefühl von Hilflosigkeit hat man bei fehlenden Möglichkeiten, auf das Geschehen Einfluss zu nehmen. Auch Kinder erleben Hilflosigkeit und Ohnmacht, vor allem dann, wenn sie eine Situation nicht einschätzen können, nicht wissen, ob Gefahr droht und was als Nächstes geschehen wird. Wer sich hilflos und ohnmächtig fühlt, wird Angst oder Wut verspüren.

Kinder, die sich hilflos und ohnmächtig fühlen, brauchen Halt und Schutz sowie das Gefühl von Sicherheit.

Selbstreflexion

Welches der beschriebenen Gefühle erleben Sie häufig, welches kennen Sie weniger?

Welches der Gefühle erleben Sie häufig bei Ihrem Kind, welches zeigt Ihr Kind eher selten?

Gefühle und Stress

In Stresssituationen ist es manchmal nicht leicht, mit eigenen Gefühlen und den Gefühlen des Kindes umzugehen. Zunächst sollte die eigene Anspannung überprüft werden. Bei einer Spannung über 70 (wenn man sich nicht mehr unter Kontrolle hat) bietet es sich an, zunächst Stresstoleranz-Skills anzuwenden (s. AB 5c »Skillssammlung: Stressbewältigung«), bis die Spannung gesunken ist. Bei niedriger Anspannung oder wenn man sich wieder im Griff hat, ist es wichtig, die eigenen Gefühle wahrzunehmen. Es ist gesund und völlig normal, dass kindlicher Gefühlsausdruck auch bei den Eltern Gefühle auslöst. Besonders langanhaltendes Schreien bei kleinen Babys löst bei den Eltern oft Wut und Hilflosigkeit aus. Das ist eine sinnvolle Einrichtung der Natur, denn Babys können nichts anderes als Schreien, um Erwachsenen zum Handeln zu bringen. Wenn sie dabei allein gelassen oder selbst angeschrien werden, geben sie das Schreien möglicherweise irgendwann auf, werden apathisch und können auf Dauer schwere Störungen

entwickeln. Aus diesem Grunde ist für Eltern die Fähigkeit besonders wichtig, sich in solchen Situationen selbst zu beruhigen. Dazu kann es helfen, zu verstehen, was eigentlich mit Ihnen selbst los ist.

Sie können sich folgende Fragen stellen:

- Was spüre ich körperlich?
- Was geht mir durch den Kopf?
- Was würde ich am liebsten tun, wenn ich könnte, wie ich wollte?
- Was brauche ich jetzt?

Die Balance finden

Die Gefühle der Kinder »passen« den Erwachsenen oft nicht »in den Kram«, und umgekehrt ist es sicher genauso. Was also tun, wenn die Gefühle von Kindern und Erwachsenen nicht zusammenpassen?

Beispiel

Ich bin mit meinem 3-jährigen Kind auf dem Heimweg; an jedem Arm trage ich eine schwere Einkaufstasche. Es ist ein regnerischer Tag; ich friere, bin müde, erschöpft und will nach Hause. Meine Tochter hat gerade ihre Begeisterung für Pfützen entdeckt und bleibt dauernd stehen. Ich bin genervt. Anstatt zu sagen: »Du bist furchtbar anstrengend, hör auf mich so zu nerven«, könnte ich die Haltung einnehmen: »Leider ist mir kalt und ich trage die schweren Taschen und möchte schnell nach Hause. Komm bitte mit.«

Entscheidend für die Entwicklung des Kindes ist nicht, dass man jedes Gefühl mit ihm teilt. Wichtig ist, dass dem Kind – ebenso wie der Mutter – zugestanden wird, dass es seine eigenen Gefühle hat und haben darf. Selbst wenn wir den Grund für die kindliche Freude, Wut oder Trauer nicht verstehen können und auch nicht entsprechend handeln müssen, wissen wir, wie es sich anfühlt, sich zu freuen, traurig oder wütend zu sein. Wir wissen, dass sich diese Gefühle nicht auf Knopfdruck abstellen lassen, und können diese Gefühle nachvollziehen.

Umgang mit Gefühlen

Umgang mit den Gefühlsäußerungen des Kindes

Hier folgen einige Beispiele, wie man mit den Gefühlsäußerungen des Kindes umgehen sollte – und wie besser nicht.

Was man tun sollte	Was man nicht tun sollte
Gefühle wahrnehmen und nicht bewerten (in ruhigem Tonfall fragen: »Was ist denn?«)	Gefühle anordnen, verbieten oder ausreden (»Freu dich«, »Hör auf, dich zu ärgern«, »Du hast doch keine Angst«)
auf das Kind eingehen (»Bist du traurig?«)	feindseliges Ignorieren (das Kind wie Luft behandeln, statt ehrlich zu sagen, was los ist)
die Gefühlsäußerung ernst nehmen, validieren (»Ja, das ist schade/traurig/blöd«)	auslachen, lächerlich machen (»Du Heulsuse!«)
aushalten, dass das Kind gerade traurig oder wütend ist, einfach dabei sein, nichts sagen und freundlich gucken	Sarkasmus, Ironie (»Dass du hier jetzt noch einen Trotzanfall hinlegst, ist echt super! «, »Eben noch große Klappe und jetzt macht er schlapp«)
auf die Situation beziehen (»Es gefällt mir nicht, dass du jetzt … machst«)	das Wort »immer« vermeiden (»Immer bist du …«)
aufmuntern, Unterstützung anbieten (»Du schaffst das«, »Ich helfe dir«)	bagatellisieren (»Stell dich nicht so an«)
Ich-Botschaften (»Ich ärgere mich über dein Verhalten«)	Du-Botschaften (»Du machst mich wütend/ traurig«)
bestimmtes/situationsunangemessenes Verhalten (schreien, toben, endlos heulen) begrenzen (»Jetzt ist es genug«)	jedes mit einem Gefühl verbundene Verhalten gewähren lassen

Umgang mit Gefühlen

Welche Gefühle würden Sie Ihrem Kind gerne öfter zeigen, welche lieber seltener?

....

....

....

Take-Home-Message – Aus der heutigen Sitzung nehme ich mit ...

....

....

....

....

....

Umgang mit eigenen Gefühlen

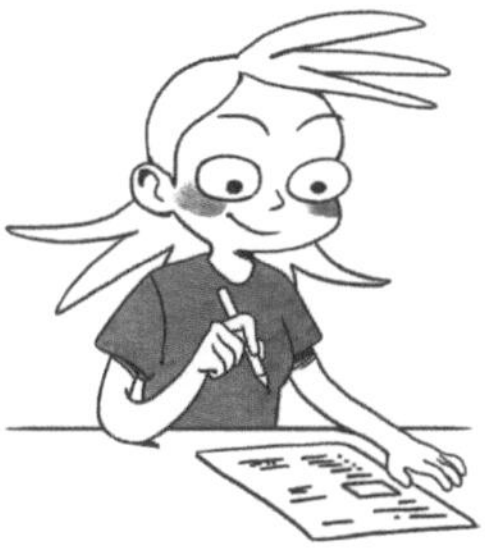

Stellen Sie sich vor, Ihr Kind schlägt um sich, schreit und schimpft: »Du blöde Mama!«
Welche Gefühle könnte man als Mutter in dieser Situation haben und was würde man dann am liebsten tun (Verhaltensimpuls)?

eigenes Gefühl	Verhaltensimpuls

Welches Gefühl könnte die Ursache für das Verhalten des Kindes sein? Welches Bedürfnis hat es? Wie kann ich mich als Mutter angemessen verhalten?

Gefühl beim Kind	Bedürfnis des Kindes	angemessenes Verhalten der Mutter

Umgang mit kindlichen Gefühlen

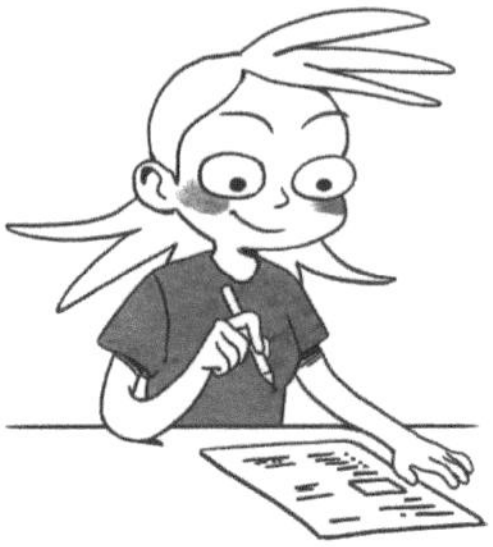

Beobachten und beschreiben Sie eine Situation mit dem Kind, in der das Kind Gefühle gezeigt hat.

<table>
<tr><td colspan="2">auslösendes Ereignis:
……………………………………
……………………………………</td></tr>
<tr><td>Was waren meine Gedanken?
……………………</td><td>Was hat sich mein Kind wohl dabei gedacht?
……………………</td></tr>
<tr><td>Was hätte ich am liebsten gemacht?
……………………</td><td>Wie hat sich mein Kind verhalten?
……………………</td></tr>
<tr><td>Was war mein Gefühl?
……………………</td><td>Welches Gefühl hat mein Kind damit ausgedrückt?
……………………</td></tr>
<tr><td colspan="2">Was habe ich gemacht?
……………………………………
……………………………………</td></tr>
<tr><td colspan="2">Wie hat mein Kind darauf reagiert?
……………………………………
……………………………………</td></tr>
<tr><td colspan="2">Was ist dann passiert?
……………………………………
……………………………………</td></tr>
</table>

Die Bedeutung des Körpers in der Kindererziehung

Fallbeispiel

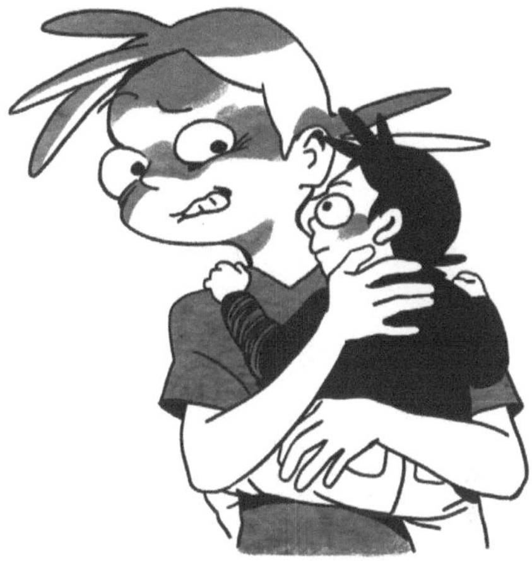

Meistens fiel es Anja schwer, sich überhaupt zu spüren. Als Robin zwei Jahre alt war, kam er öfters an und wollte kuscheln. Ihr war das eigentlich zu viel. Oft konnte sie es nicht gut ertragen, wenn er viel Nähe wollte. Sie hatte jedoch schon gelernt, dass Kinder auch körperliche Geborgenheit brauchen. Wenn er also auf ihren Schoß kletterte, ließ sie es widerwillig geschehen, war dabei allerdings ziemlich genervt und angespannt, drehte ihren Kopf weg. Robin fing dann an herumzuzappeln und zu quengeln, was Anja dann gar nicht verstehen konnte. Sie schimpfte: »Du hast jetzt doch, was du willst! Hör auf zu zappeln und sag, was du brauchst!«

Der Körper aus der Kinderperspektive

Babys. Babys haben noch keine Sprache und sind nur eingeschränkt bewegungsfähig. Sie sagen mit ihrem Körper und ihrer Stimme, wie es ihnen geht. Drehen sie sich weg und jammern dabei? Oder strecken sie uns die Arme entgegen und lachen? Wir können nie ganz sicher sein, was ein Baby wirklich meint, aber wir können es beobachten und seine Körpersprache verstehen lernen. Gleichzeitig lernt unser Baby auch aus unserer Antwort, als würde es denken: »Jetzt habe ich gelächelt und ›gaga‹ gesagt und Mama hat mir freundlich ins Gesicht geschaut und mich auf den Arm genommen, das fühlt sich gut an.«

Kleinkinder. Besonders wenn Kinder noch nicht so gut sprechen können, nehmen sie vor allem über den Körper, die Mimik und die Stimme der Mutter wahr, was sie ihnen sagen will. Sie haben sehr feine Antennen für die Stimmung ihrer nahen Bezugsperson und nehmen oft sehr genau wahr: Ist sie angespannt oder entspannt, hält sie mich sicher oder unsicher, fasst sie mich liebevoll an, feindselig oder wie einen Gegenstand?

Größere Kinder. Mit etwas größeren Kindern kann man sich schon eher mit Worten verständigen, aber im Zweifelsfall verlassen auch sie sich auf die Botschaft des Körpers. Wenn eine Mutter sagt: »Ich habe dich lieb!«, das Kind aber dabei von sich wegstößt oder einen gereizten Ton hat, wird es nicht glauben, dass es wirklich geliebt wird, sondern eher verwirrt sein und das Gefühl bekommen, dass etwas nicht stimmt.

Die Bedeutung des Körpers in der Kindererziehung

Was Erwachsene mit ihrem Körper ausdrücken

Konfliktsituationen. Erwachsene sind – objektiv betrachtet – viel größer und stärker als Kinder, dennoch wenden sie oft zu viel oder zu wenig von ihrer Kraft an, wenn sie mit den Kindern Konflikte haben, oder sie vermeiden es vollständig, dem Kind körperlich zu begegnen:

- **zu viel Kraft:** das Kind verletzen, es wie einen Feind behandeln, über seine Grenzen gehen, es anschreien, drohen, an ihm herumzerren, es schubsen, schlagen und grob anfassen
- **zu wenig Kraft:** sich von dem Kind schlagen oder misshandeln lassen, sich hilflos verhalten, sich dem Kind unterwerfen, keine Grenzen setzen
- **Kraft vermeiden:** das Kind alleinlassen, weggehen, es ignorieren

Das Kind kann nicht verstehen, wieso ein – aus seiner Sicht – starker Erwachsener es bekämpft oder sich ihm unterwirft. Es denkt möglicherweise, es ist böse, oder fühlt sich alleingelassen und hilflos. Es bekommt kein gutes Gefühl für den eigenen Körper, die eigene Kraft und die körperliche Integrität, es ist »Halt-los«.

Wenn Erwachsene ein angemessenes Maß an Kraft anwenden, sagen sie dem Kind ohne Worte:

»Ich bin groß und stark und benutze meine Stärke dazu, für dich zu sorgen und dich zu beschützen. Gleichzeitig lasse ich es nicht zu, dass du über meine Grenzen gehst und mich verletzt, weil ich möchte, dass du lernst, wie du friedlich mit mir und anderen Menschen umgehst.« Das Kind fühlt sich dann sicher und geschützt, es bekommt ein realistisches Gefühl für die eigenen Grenzen und Möglichkeiten.

Haben Sie manchmal Angst vor einer körperlichen Auseinandersetzung mit Ihrem Kind?

……………………………………………………………………………………………

……………………………………………………………………………………………

Gefühle und Zuneigung zeigen. Auch die Vermittlung von Zuwendung erfolgt meist nonverbal: Die liebevollen Berührungen, das Lächeln und die freundliche Stimme der Mutter vermitteln Sicherheit, Schutz und Geborgenheit. Selbst kleine Berührungen und Gesten führen dazu, dass sich ein Kind angenommen und wertvoll fühlt, was eine wichtige Basis für die weitere Entwicklung des Kindes darstellt (s. a. Modul 3 »Kindliche Grundbedürfnisse«). Wichtig ist es, auch hier darauf zu achten, wie der Einsatz des eigenen Körpers auf das Kind wirkt, das heißt, ob das Kind in diesem Moment auch körperliche Zuneigung möchte.

Die Bedeutung des Körpers in der Kindererziehung

Trost. Ist das Kind traurig und fühlt sich einsam oder schutzlos, hilft auch körperliche Nähe und Schutz, um die kindlichen Bedürfnisse zu befriedigen.

Wie und in welchen Situationen wenden Sie sich Ihrem Kind freundlich zu?

....

Übereinstimmung von Körperhaltung, Mimik und Stimme. Wie finden Sie es, wenn jemand lächelnd, mit leiser Stimme und entspannter, zurückgelehnter Haltung zu Ihnen sagt: »Ich bin total sauer auf dich« – oder umgekehrt, mit harter Stimme, geballten Fäusten und grimmiger Miene sagt: »Ich liebe dich«?

Wenn das, was wir sagen, mit unserer Körpersprache nicht übereinstimmt, kann das eine sehr verwirrende Erfahrung für das Kind sein. Es weiß dann nicht, was es glauben soll, und misstraut im Zweifelsfall seinem eigenen Gefühl. Um zu lernen, eigene Gefühle zu regulieren, braucht ein Kind das Vertrauen: Mein Gefühl stimmt. Darin können Eltern ihre Kinder unterstützen, indem sie sich respektvoll, glaubhaft und klar ausdrücken, sodass Körpersprache und Worte zueinander passen.

Der »Halten-Skill«

Der »Halten-Skill« kann dabei helfen, meinen körperlichen Ausdruck in Übereinstimmung mit dem zu bringen, was ich meinem Kind vermitteln will. Die Anspannung sollte bei diesem Skill nicht über 70 liegen, andernfalls sollte ich vorher Skills zur Stressbewältigung anwenden.

- **H**altung und Mimik checken und bewusst machen (z. B. in den Spiegel schauen)
- **A**tem und **A**nspannung checken und bewusst machen
- **L**oslassen und leichtes **L**ächeln
- **T**ext – was will ich meinem Kind sagen, was will ich ausdrücken?
- **E**instimmen – ist mein Ausdruck und das, was ich sagen will, stimmig?
- **N**ähe und Verbindung zum Kind herstellen

Take-Home-Message – Aus der heutigen Sitzung nehme ich mit ...

....

....

....

AB 9 • P

Die Bedeutung des Körpers im Umgang mit Kindern

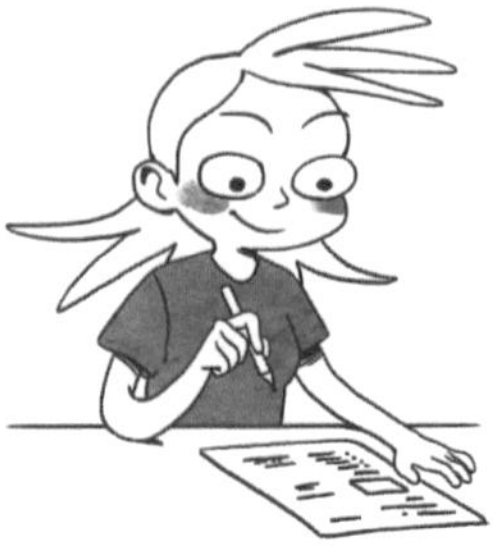

Wählen Sie zwei Situationen (eine Konfliktsituation und eine harmonische Situation) mit Ihrem Kind aus, in denen Sie bewusst Ihre Körpersprache bzw. die Kraft Ihres Körpers wahrnehmen.

(1) Konfliktsituation ....

(2) harmonische Situation ....

Nehmen Sie Ihren Körper wahr, während Sie mit Ihrem Kind sprechen. Was haben Sie an sich bemerkt?

	in der Konfliktsituation	**in der harmonischen Situation**
Mimik (z. B. Stirn gerunzelt? Lächeln?)		
Gestik (z. B. Arme ausgestreckt oder Fäuste in die Hüften gestützt?)		
Körperhaltung (z. B. zugewandt oder abgewandt?)		
Atem (z. B. hastig, gepresst oder ruhig, tief)		
körperliche Anspannung (z. B. hoch oder niedrig?)		
Sonstiges:		

Nehmen Sie den Körper Ihres Kindes wahr. Was haben Sie an Ihrem Kind bemerkt?

	in der Konfliktsituation	**in der harmonischen Situation**
Mimik		
Gestik		
Körperhaltung		
Atem		
körperliche Anspannung		
Sonstiges:		

Hilfreiche und hinderliche Grundannahmen zur Kindererziehung

Fallbeispiel

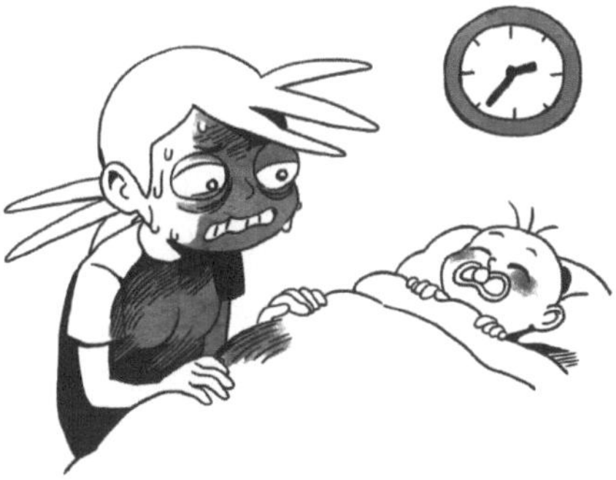

Anja hatte ein ziemlich klares Bild davon, wie eine Mutter zu sein hatte, und gab ihr Bestes, um diesem Bild gerecht zu werden. Sie wollte – anders als ihre eigene Mutter – dafür sorgen, dass es Robin an nichts fehlt. Er sollte sich niemals so einsam und verlassen fühlen, wie sie es getan hatte. Zum Beispiel sollte er niemals allein in seinem Bett bleiben müssen, wenn er weinte. So verbrachte sie jeden Abend viel Zeit damit, genervt an dem Bett des unruhigen Kindes zu sitzen, schwankend zwischen Beruhigungsversuchen und Wutausbrüchen, bis er endlich einschlief. Hinterher dachte sie dann: »Was bin ich für eine schlechte Mutter, die es noch nicht einmal schafft, ihr Kind zu beruhigen«

Was sind Grundannahmen?
Jeder Mensch entwickelt aufgrund seiner Erfahrung bestimmte grundlegende Einstellungen zum Leben, zu anderen Menschen und zu sich selbst. Diese Grundhaltungen oder Grundannahmen werden oft wie absolute Wahrheiten angesehen.

Beispiele für Grundannahmen

- »Ich bin eine Versagerin!«
- »Mein Partner wird mich sowieso früher oder später verlassen«
- »Ich kann mich meinem Kind gegenüber nicht durchsetzen«
- »Ich bin eine gute Mutter«
- »Was auch immer für Schwierigkeiten auftreten, ich werde schon damit fertig«

Je mehr wir diesen Gedanken Glauben schenken, desto mehr handeln wir danach, und meistens handeln wir dann so, dass die ursprünglichen Annahmen bestätigt werden. Falls doch einmal wider Erwarten etwas anderes eintritt – im Guten wie im Schlechten –

finden wir dafür auch noch eine Erklärung, die doch wieder zu unseren Grundannahmen passt.

Wie wirken Grundannahmen?
Grundannahmen werden früh gelernt, bieten Orientierung im Leben und erlauben Vorhersagen darüber, worauf ich mich in Beziehungen und bei der Bewältigung von Lebensaufgaben einzustellen habe. Sie schützen dabei auch vor unangenehmen Überraschungen und Enttäuschungen und helfen, die eigenen Kräfte sinnvoll einzuteilen. Wenn ich z. B. immer Misserfolg habe, egal was ich tue, muss ich mich irgendwann nicht mehr so anstrengen. Oder wenn mich keiner mag, brauche ich gar nicht erst zu versuchen, Freunde zu finden. Doch hier liegt dann auch der Haken: Woher soll ich wissen, dass ich auch zukünftig Misserfolg haben werde, nur weil es bisher so war?

Leider erlauben allzu starre Grundannahmen nicht, sich flexibel auf veränderte Lebensbedingungen einzustellen. Solche Grundannahmen wirken wie Gesetze, die irgendwann sinnvoll waren, inzwischen aber veraltet sind. Die Tatsache, dass sie unser Leben beeinflussen, da wir sie weiterhin befolgen, beweist nicht ihre permanente Gültigkeit.

Selbstreflexion

Können Sie sich vorstellen, dass es auch bei Ihnen ein paar Grundannahmen gibt, die nicht so günstig für Ihr Leben sind? Haben Sie vielleicht schon ein Beispiel?

Einstellungen zur Kindererziehung in der Gesellschaft
Es gibt zahlreiche unterschiedliche Einstellungen dazu, wie man sein Kind erziehen sollte. Vieles gilt heute in unserer Kultur als selbstverständlich, wie z. B. »Schläge sind schädlich für die kindliche Entwicklung«, was man früher völlig anders sah. Dieser Gesinnungswandel hat viele Gründe, u. a. eine insgesamt veränderte Einstellung zu körperlicher Gewalt und Autoritäten: Es gibt heute auch für Erwachsene bei uns keine Prügelstrafe mehr, ebenso ist »unbedingter Gehorsam« aus der Mode gekommen, stattdessen stellt »kindliches Selbstbewusstsein« einen hohen Wert in der Erziehung dar. Es ist offensichtlich, dass sich eine derart veränderte Einstellung auch auf die Erziehung auswirkt.

Hilfreiche und hinderliche Grundannahmen zur Kindererziehung

Hinderliche Grundannahmen in der Erziehung

Es gibt individuelle, fast automatisch einsetzende Vorstellungen, die auftreten, wenn man sich etwas nicht erklären kann: Das Kind schreit und schreit, obwohl es gefüttert, gewickelt und ausgeschlafen ist. Die Mutter ist frustriert, ärgert sich und denkt: »Mein Kind macht das extra, es will mich ärgern.«

Da solche Gedanken Auswirkungen darauf haben, wie wir auf das Kind reagieren, ist es wichtig, diese Glaubenssätze zu erkennen. Dieses Erkennen schafft die Voraussetzung, um Abstand zu gewinnen. In einem zweiten Schritt gilt es, die Glaubenssätze zu überprüfen und festzustellen, dass sie – auch wenn sie verständlich sind – nicht hilfreich dabei sind, die Situation mit dem Kind zu meistern. Dies ist besonders wichtig, da viele Grundannahmen von dem Kind übernommen werden und dann auch dessen weiteres Leben entscheidend beeinflussen können. Viele Annahmen können so wie in einem Staffellauf von Generation zu Generation weitergereicht werden, bis jemand den Staffellauf unterbricht.

Kennzeichen und Umgang mit Grundannahmen

Grundannahmen (Glaubenssätze) erkenne ich daran, dass sie sich nur durch sich selbst begründen (»Warum schaffe ich nichts? Weil ich eine Versagerin bin«, »Warum kann ich keine Schwäche zeigen? Weil ich immer perfekt sein muss«). Einer objektiven Realitätsprüfung halten sie nicht stand. Schädliche Glaubenssätze hindern uns daran, eigene Ziele zu entwickeln und zu erreichen.

Hilfreiche Fragen

Hilfreiche Fragen, um eigene Grundannahmen zu prüfen, sind:

- Ist der Gedanke hilfreich?
- Ist der Gedanke extrem?
- Würde meine Freundin das auch so sehen?
- Ist dies eine Überzeugung oder eine Tatsache? Würden andere dies als Tatsache beschreiben?

Hilfreiche und hinderliche Grundannahmen zur Kindererziehung

Selbstreflexion

Kennen Sie solche hinderlichen Grundannahmen von sich selbst? Was ist eine hilfreiche Frage für Sie?

Take-Home-Message – Aus der heutigen Sitzung nehme ich mit ...

....

....

....

....

....

Überzeugungen zum Umgang mit Kindern

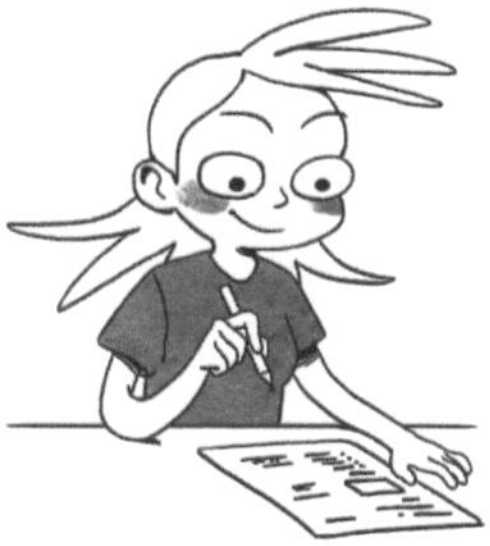

Kreuzen Sie an, welchen Aussagen Sie besonders zustimmen – was sind Ihre »Top 5«?

Hinderliche Grundannahmen

- ☐ Ich kann nur eine gute Mutter sein, wenn ich meine eigenen Bedürfnisse hintenanstelle.
- ☐ Wenn mein Kind weint und ich es nicht beruhigen kann, heißt das, dass ich eine schlechte Mutter bin.
- ☐ Wenn mein Kind sich mir gegenüber feindselig verhält, heißt das, dass es mich nicht leiden kann.
- ☐ Mein Kind empfindet genau wie ich (Vorlieben, Abneigungen, Kälte, Hunger).
- ☐ Wenn mein Kind wütend oder traurig ist, halte ich das nicht aus.
- ☐ Es darf mir nur gut gehen, wenn es meinem Kind gut geht.
- ☐ Wenn ich alles für mein Kind getan habe und es schreit immer noch, heißt das, dass es mich ärgern will.
- ☐ Wenn ich zu meinem Kind »Nein« sage, wird es das nicht aushalten.
- ☐ Wenn ich zu meinem Kind »Nein« sage, gefährdet das unsere Beziehung.
- ☐ Ich habe nur zwei Möglichkeiten: mich von meinem Kind tyrannisieren zu lassen oder Gewalt anzuwenden.
- ☐ Wenn ich mein Kind nicht vermisse, bin ich eine Rabenmutter.
- ☐ Wenn es mir manchmal keinen Spaß macht, mit meinem Kind zu spielen, bin ich keine gute Mutter.

Überzeugungen zum Umgang mit Kindern

Wie könnte man Ihre »Top 5« hilfreicher formulieren?

(1) ....

(2) ....

(3) ....

(4) ....

(5) ....

Notieren Sie, welche Veränderungen Sie durch die neu formulierte Annahme in Ihrem Alltag bemerkt haben.

....

....

....

....

....

Selbstfürsorge

Fallbeispiel

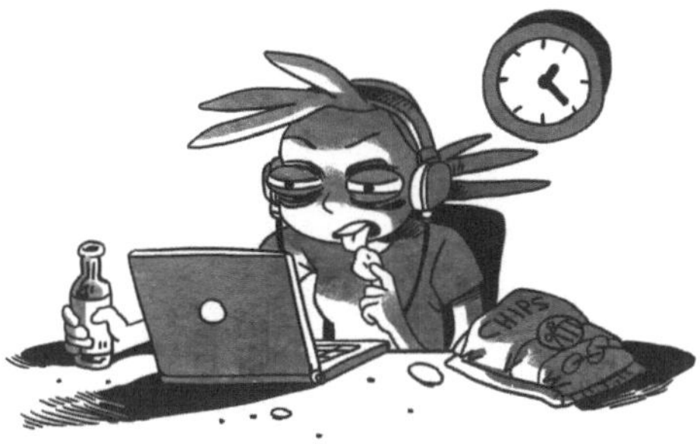

Anja war nun 25 Jahre alt. Wenn sie von ihrer Arbeit nach Hause kam und Robin endlich im Bett war, hatte sie das erste Mal am Tag Zeit für sich. Sie schaltete als Erstes den Computer an und machte es sich mit einer Cola und einer Tüte Chips vor dem Bildschirm bequem. Oft chattete sie bis spät in die Nacht. Irgendwann fiel sie todmüde und etwas unzufrieden ins Bett und schlief ein. Wenn sie Pech hatte, meldete sich Robin ausgerechnet dann, wenn sie gerade am Einschlafen war.

Kinder haben Anspruch auf Schutz und Fürsorge durch ihre Bezugspersonen in den Bereichen, in denen sie selber noch keine Verantwortung übernehmen können und sollen.

Doch wie sieht es bei ihren Müttern aus? »Und wer kümmert sich um mich?« ist eine berechtigte Frage von überforderten Müttern, die ihr Bestes geben, um allen Ansprüchen gerecht zu werden.

Was meinen Sie – wie sieht angemessene Selbstfürsorge aus? Kreuzen Sie an.

Mütter sollten ihre Bedürfnisse in jedem Fall zurückstellen.	☐ angemessen ☐ nicht angemessen
Es ist wichtig, dass Kinder frühzeitig lernen, dass sich nicht alles um sie dreht.	☐ angemessen ☐ nicht angemessen
Kindererziehung ist ein Geben und Nehmen: Kinder sollten genauso Rücksicht nehmen auf ihre Mütter wie umgekehrt.	☐ angemessen ☐ nicht angemessen
Das Bedürfnis des Kindes hat in der Regel Vorrang. Die Mütter müssen jedoch darauf achten, dass sie auch fürsorglich mit sich selbst umgehen.	☐ angemessen ☐ nicht angemessen

Bedürfnisse

Auch Mütter haben Bedürfnisse, zum Beispiel nach Ruhe und Erholung, nach Anregung und Gemeinschaft, nach Anerkennung und Selbstverwirklichung, nach Romantik und

Sexualität, nach Halt und Unterstützung. Es wird – zu Recht – erwartet, dass sie ihre Bedürfnisse kurzfristig zurückstellen, wenn sie mit dem Wohle des Kindes nicht vereinbar sind, und das kann gerade bei kleinen Kindern sehr häufig der Fall sein.

Dauerhaft unbefriedigte Bedürfnisse. Doch wird ein Mensch, dessen Bedürfnisse gewohnheitsmäßig aufgeschoben werden und dadurch immer wieder an letzter Stelle stehen, auf die Dauer immer unausgeglichener und unzufriedener. Das trägt zu einer angespannten Atmosphäre bei, die in einem Teufelskreis dazu führt, dass die Unzufriedenheit in der Familie gerade dann steigt, wenn die Mutter sich immer mehr anstrengt, alles richtig zu machen. Gleichzeitig wachsen der Wunsch und die Erwartung der Mutter, für so viele Opfer und so viel Anstrengung doch irgendwann etwas zurückzubekommen. Dies wird meistens enttäuscht, weil eine gereizte, überanstrengte und unzufriedene Mutter statt Liebe und Dankbarkeit eher Schuldgefühle und Ärger bei ihren Lieben auslöst. In Extremfällen geht es noch weiter: Mütter sind dann nicht mehr in der Lage, für sich und ihre Kinder zu sorgen. Dieses Verhalten kann zu einer »Rollenumkehr« bei den Kindern führen: Sie übernehmen die Verantwortung für ihre Mütter. Dafür stellen sie eigene wichtige Bedürfnisse zurück, was auf die Dauer zu Überforderung und einer erhöhten Anfälligkeit für psychische Erkrankungen bei den Kindern führt. Mütter mit einer Borderline-Störung haben es diesbezüglich besonders schwer, weil sie als Kind oft wenig Fürsorge erfahren haben und über wenig Selbstvertrauen verfügen.

Was ist Selbstfürsorge?

Selbstfürsorge bedeutet die Bereitschaft und Fähigkeit, die Verantwortung für das eigene Wohlbefinden zu übernehmen. Sie bezieht sich auf alle Bereiche des Lebens wie z. B. Gesundheit, Familie, Arbeit, Freizeit, soziale Beziehungen und Werte. Selbstfürsorgestrategien lassen sich unterteilen in kurz- und langfristige Strategien. Man kann zum Beispiel Geld für ein Genussmittel ausgeben (kurzfristig) oder es sparen für ein übergeordnetes Ziel (z. B. den Urlaub) (langfristig). Kurz- und langfristige Strategien stehen dabei oft in Konkurrenz zueinander. Was mir kurzfristig gut tut (fernsehen, schlafen, Süßigkeiten essen), kann wichtige langfristige Strategien (z. B. berufliche Perspektive) gefährden. Umgekehrt kann es langfristigen Zielen (z. B. gesund bleiben) schaden, wenn man aktuelle Bedürfnisse (z. B. nach Ruhe, Schlaf oder Essen) ständig missachtet.

Wichtig

Selbstfürsorge funktioniert nur mit der Grundhaltung, dass man es wert ist, etwas für sich zu tun.

Selbstfürsorge

Beispiele für Selbstfürsorge

Bereich	kurzfristige Maßnahme	langfristige Maßnahme
Gesundheit und Körper	▶ ein Bad nehmen ▶ essen, trinken, schlafen ▶ spazieren gehen, joggen, Fahrrad fahren ▶ Besuch bei Friseurin oder Kosmetikerin	▶ Sport, Bewegung ▶ gesunde Ernährung ▶ Arztbesuche und Gesundheitsvorsorge
soziale Beziehungen	▶ jemanden anrufen oder jemandem schreiben ▶ jemanden einladen oder sich verabreden ▶ jemanden um Hilfe bitten oder jemandem Hilfe anbieten ▶ Konflikte lösen	▶ soziale Kontakte aufbauen und pflegen ▶ sich Unterstützung organisieren ▶ soziale Verantwortung übernehmen
Freizeit und Spaß	▶ mit Kindern spielen ▶ feiern, ausgehen ▶ in die Natur gehen, lesen ▶ Computerspiele	▶ Hobbys aufbauen und pflegen, Raum und Zeit dafür schaffen
Alltag und Familie	▶ kurze Auszeit nehmen ▶ kleine angenehme Aktivitäten durchführen ▶ Dinge im Haushalt oder mit Kind erledigen (aufräumen, einkaufen, kochen …)	▶ Struktur und Regeln einführen ▶ Aktivitäten planen
Geist und Kultur	▶ ein Buch lesen, Musik hören ▶ Musik machen, schreiben, malen ▶ eine Ausstellung besuchen, sich über ein Thema informieren	▶ kulturelle und geistig anregende Tätigkeiten planen und in den Alltag einbauen

Selbstfürsorge

Bereich	kurzfristige Maßnahme	langfristige Maßnahme
Arbeit	▶ Pflichten erfüllen, Aufgaben planen oder erledigen ▶ Probleme lösen ▶ Struktur einhalten	▶ zur Berufsberatung gehen ▶ Aus- oder Weiterbildung planen, berufliche Zukunft planen ▶ Job suchen
Partnerschaft	▶ gemeinsam Zeit verbringen, kuscheln, flirten, schreiben, Geschenke machen ▶ Wünsche äußern, Bedürfnisse und Gefühle ausdrücken	▶ Fokus auf eigene Bedürfnisse in der Partnerschaft ▶ angenehme Aktivitäten und »Paarzeiten« planen
Geld	▶ nach günstigen Angeboten suchen ▶ auf überflüssige Ausgaben verzichten ▶ etwas selber machen	▶ Finanzplan erstellen, sparen ▶ Job suchen

Wenn Sie könnten wie Sie wollten – was würden Sie am liebsten für sich tun?

....

....

....

....

....

Take-Home-Message – Aus der heutigen Sitzung nehme ich mit ...

....

....

....

....

....

AB 11 • P

Selbstfürsorge

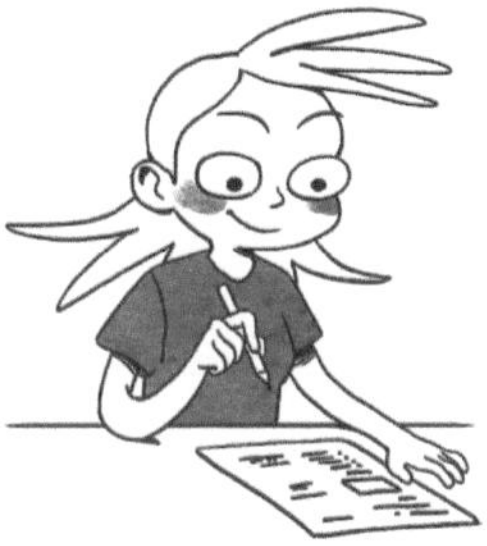

Notieren Sie die Selbstfürsorgestrategien, die Sie diese Woche täglich anwenden und ihre kurz- und langfristigen Konsequenzen.

Tag	Strategie	kurzfristige Konsequenz	langfristige Konsequenz

Welche inneren und äußeren Hindernisse mussten Sie dabei überwinden? Was hat Ihnen geholfen, diese zu überwinden?

....

....

....

....

....

....

Mustervertrag »Gruppentraining«

Name: .... Datum: ....

Wir bieten Ihnen ein ambulantes Behandlungsprogramm an, welches für Mütter entwickelt wurde, die an einer Borderline-Störung leiden.

Orientierung und Richtlinien für die Gruppe

(1) Das Gruppenprogramm umfasst 12 Einheiten à 2 Stunden, davon eine Einführungs- und eine Abschlusssitzung.

(2) Die Teilnahme an einer begleitenden Einzeltherapie wird dringend empfohlen.

(3) Die Teilnahme an allen Gruppenterminen ist verbindlich. Wer dennoch nicht teilnehmen kann, sollte rechtzeitig absagen unter der Telefonnummer

....

Bei unentschuldigten Fehlzeiten ist mit den folgenden Konsequenzen zu rechnen:

....

(Zum Beispiel: Ausfallhonorar, Gespräch mit einer der Trainerinnen über weitere Teilnahme)

(4) Informationen, die innerhalb der Gruppensitzungen ausgetauscht werden, ebenso wie die Namen der übrigen Teilnehmerinnen, müssen streng vertraulich behandelt werden. Das bedeutet, dass eine Schweigepflicht besteht.

(5) Die Teilnahme an der Gruppe unter Einfluss von Drogen und Alkohol ist nicht erlaubt.

(6) Sie erklären sich bereit, zwischen den Gruppensitzungen Übungen durchzuführen.

(7) Um die Qualität unseres Trainings weiter zu verbessern und zu Supervisionszwecken werden wir Videoaufnahmen machen. Außerdem sind bei einigen Übungen während des Trainings Videoaufnahmen als Rückmeldung für die Teilnehmerinnen vorgesehen. Die Aufnahmen werden streng vertraulich behandelt und nach .... *(Zeitraum oder nach Beendigung des Gruppentrainings)* gelöscht.

(8) Falls die Kosten nicht von der Krankenkasse übernommen werden können, fällt eine Kostenbeteiligung von .... € für das Gruppentraining an.

Ich habe das Obenstehende gelesen. Das Angebot und die Erwartungen an mich habe ich verstanden und ich wünsche an dem Behandlungsprogramm teilzunehmen.

....

(Unterschrift der Teilnehmerin) (Unterschrift der Gruppentrainerin)

AB 13 • P

Tagebuchkarte Mutter – Kind

Name: .... Startdatum / Wochentag: ....

Datum	Suizidale Ideen	Selbstverletzendes oder selbstschädigendes Verhalten				Impulsives Verhalten dem Kind gegenüber						Freude mit Kind[3] (0–5)	Stress mit Kind[3] (0–5)	Selbst-fürsorge[3] (0–5)	Alkohol, Drogen (bitte Menge angeben)	Schlaf (Std.), (Qualität, +, =, –)	Eingesetzte Skills[4] (0–5)
	(bitte angeben)	(bitte angeben)		(bitte angeben)		Körperliche Gewalt		Anschreien		(bitte angeben)							
	Drang[1] (0–5)	Drang[2] (0–5)	Handlung ja/nein	Drang[2] (0–5)	Handlung ja/nein	Drang[2] (0–5)	Handlung ja/nein	Drang[2] (0–5)	Handlung ja/nein	Drang[2] (0–5)	Handlung ja/nein						
Mo																	
Di																	
Mi																	
Do																	
Fr																	
Sa																	
So																	

1 Suizidale Ideen

0 = keine
1 = kaum
2 = mäßig
3 = drängend
4 = sehr drängend
5 = will sterben

2 Selbstverletzungen, Kindesverletzung

0 = kein(e)
1 = kaum
2 = mäßig
3 = starker Drang
4 = sehr starker Drang
5 = nicht kontrollierbar

3 Freude, Stress, Selbstfürsorge

0 = kein(e)
1 = kaum
2 = etwas
3 = mittelmäßig
4 = groß
5 = sehr groß

4 Skills

0 = nicht daran gedacht
1 = dran gedacht, nichts ausprobiert
2 = versucht, hat nicht geholfen
3 = bewusst angewendet, hat etwas geholfen
4 = bewusst angewendet mit gutem Ergebnis
5 = automatisch angewendet mit gutem Ergebnis

Literatur

Abela, J. R. Z., Hankin, B. L., Haigh, E. A. P., Adams, P., Vinokuroff, T. & Trayhern, L. (2005). Interpersonal vulnerability to depression in highrisk children: The role of insecure attachment and reassurance seeking. Journal of Clinical Child and Adolescent Psychology, 34, 182–192.

American Psychiatric Association. (2015). Diagnostisches und Statistisches Manual Psychischer Störungen DSM-5. Göttingen: Hogrefe.

Apter, G., Devouche, E., Garez, V., Valente, M., Genet, M.-C., Gratier, M. et al. (2017). The still-face: a greater challenge for infants of mothers with borderline personality disorder. Journal of Personality Disorders, 31(2), 156–169.

Barnow, S., Aldinger, M., Arens, E. A., Ulrich, I., Spitzer, C., Grabe, H. J. et al. (2013). Maternal transmission of borderline Personality disorder symptoms in the community-based Greifswald Family study. Journal of Personality Disorders, 27 (6), 806–819.

Barnow, S., Spitzer, C., Grabe, H. J., Kessler, C. & Freyberger, H. J. (2006). Individual characteristics, familial experience, and psychopathology in children of mothers with borderline personality disorder. Journal of the American Academy of Child & Adolescent Psychiatry, 45, 965–972.

Belsky, D. W., Caspi, A., Arseneault, L., Bleidorn, W., Fonagy, P., Goodman, M. et al. (2012). Etiological features of borderline personality related characteristics in a birth cohort of 12-year-old children. Development and Psychopathology, 24 (1), 251–265.

Berg-Nielsen, S. & Wichström, L. (2012). The mental health of preschoolers in a Norwegian population-based study when their parents have symptoms of borderline, antisocial, and narcissistic personality disorders: at the mercy of unpredictability. Child and Adolescent Psychiatry and Mental Health, 6 (19), 1–13.

Berry, J. O. & Jones, W. H. (1995). The Parental Stress Scale: Initial Psychometric Evidence. Journal of Social and Personal Relationships, 12 (3), 463–472.

Bohus, M. & Wolf-Arehult, M. (2013). Interaktives Skillstraining für Borderline-Patienten. Stuttgart: Schattauer.

Bohus, M., Stoffers-Winterling, J., Sharp, C., Krause-Utz, A., Schmahl, C., & Lieb, K. (2021). Borderline personality disorder. Lancet, 398(10310), 1528–1540.

Bowlby, J. (1982). Attachment and Loss.1. Attachment (2nd ed.). London: Hogarth Press.

Breaux, R. P., Harvey, E. A., & Lugo-Candelas, C. I. (2014). The role of parent psychopathology in the development of preschool children with behavior problems. Journal of clinical child and adolescent psychology: the official journal for the Society of Clinical Child and Adolescent Psychology, American Psychological Association, Division 53, 43(5), 777–790.

Buck-Horstkotte, S. (2015). Ich wollte alles besser machen als meine Mutter – Borderline-Persönlichkeitsstörung; Mutter mit Kind. In C. Stiglmayr & F. Leihener (Hrsg.), Fallbuch DBT (S. 289–296). Weinheim: Beltz.

Buck-Horstkotte, S. & Gabriel, J. (2019). Sicher durch Stürme und Flauten. Das Selbsthilfebuch für Mütter mit Borderline-Persönlichkeitsstörung. Weinheim: Beltz.

Caspi, A., Sugden, K., Moffitt, T. E., Taylor, A., Craig, I. W., Harrington, H. et al. (2003). Influence of life stress on depression: Moderation by a polymorphism in the 5-HTT gene. Science, 301 (5631), 386–389.

Crandell, L. E., Patrick, M. P. H. & Hobson, R. P. (2003). »Still-face« interactions between mothers with borderline personality disorder and their 2-month-old infants. British Journal of Psychiatry, 183, 239–247.

Derogatis, L. R. (1993). BSI Brief Symptom Inventory: Administration, Scoring, and Procedure Manual (4th Ed.). Minneapolis, MN: National Computer Systems.

Dinkmeyer, D. & McKay, G. D. (1976). The Parents Handbook: Systematic Training for Effective Parenting. Circle Pines, MN: American Guidance Service.

Distel, M. A., Trull, T. J., Derom, C. A., Thiery, E. W., Grimmer, M. A., Martin, N. G. et al. (2008). Heritability of borderline personality disorder features is similar across three countries. Psychological Medicine, 38, 1219–1229.

Dittrich, K., Boedeker, K., Kluczniok, D., Jaite, C., Attar, C. H., Fuehrer, D. et al. (2018). Child abuse potential in mothers with early life maltreatment, borderline personality disorder and depression. British Journal of Psychiatry, 213(1), 412-418.

Eaton N. R. & Greene A. L. (2018). Personality disorders: community prevalence and sociodemographic correlates. Current Opinion in Psychology, 21, 28–32.

Ellis, A. (1993). Grundlagen der Rational-Emotiven Verhaltenstherapie. München: Pfeiffer.

Elliot, R. L., Campbell, L., Hunter, M., Cooper, G., Melville, J., McCabe, K. et al. (2014). When I look into my baby›s eyes . . . infant emotion recognition by mothers with borderline personality disorder. Infant Mental Health Journal, 35(1), 21-32.

Ellison W. D., Rosenstein L. K., Morgan T. A. & Zimmerman M. (2018). Community and clinical epidemiology of borderline personality disorder. Psychiatric Clinics of North America, 41, 561–73.

Eyberg, S. M., Boggs, S. R. & Algina, J. (1995). Parent-Child Interaction Therapy: A psychosocial model for the treatment of young children with conduct problem behavior and their families. Psychopharmacology Bulletin, 31, 83–91.

Eyden, J., Winsper, C., Wolke, D., Broome, M. R. & MacCallum, F. (2016). A systematic review of the parenting and outcomes experienced by offspring of mothers with borderline personality pathology: Potential mechanisms and clinical implications. Clinical Psychology Review, 47, 85-105.

Fehm, L. & Helbig, S. (2008). Hausaufgaben in der Psychotherapie. Göttingen: Hogrefe.

Feldman, R. B., Zelkowitz, P., Weiss, M., Vogel, J., Heyman, M. & Paris, J. (1995). A comparison of the families of mothers with borderline and nonborderline personality disorders. Comprehensive Psychology, 26, 157–163.

Florange, J. G., & Herpertz, S. C. (2019). Parenting in Patients with Borderline Personality Disorder, Sequelae for the Offspring and Approaches to Treatment and Prevention. Current psychiatry reports, 21(2), 1-8.

Frankel-Waldheter, M., Macfie, J., Strimpfel, J. & Watkins, C. D. (2015). Effect of maternal autonomy and relatedness and borderline personality disorder on adolescent symptomatology. Personality disorders, 6(2), 152–160.

Franz, M., Weihrauch, L., Buddenberg, T. & Schäfer, R. (2009). Palme – Wirksamkeit eines bindungszentrierten Elterntrainings für alleinerziehende Mütter und ihre Kinder. Psychotherapeut, 54, 357–369.

Fruzzetti, A. (2006). The high-conflict couple: A dialectical behavior therapy guide to finding peace, intimacy, and validation. Oakland, CA: New Harbinger.

Furman, B. (1999). Es ist nie zu spät, eine glückliche Kindheit zu haben. Dortmund: borgmann.

Grant, B. F., Chou, S. P., Goldstein, R. B., Huang, B., Stinson, F. S., Saha, T. D. et al. (2008). Prevalence, correlates, disability, and comorbidity of DSM-IV borderline personality disorder: Results from the Wave 2 National Epidemiologic Survey on Alcohol and Related Conditions. Journal of Clinical Psychiatry, 69 (4), 533–545.

Gunderson, J. G., Zanarini, M. C., Choi-Kain, L. W., Mitchell, K. S., Jang, K. L. & Hudson, J. I. (2011). Family Study of Borderline Personality Disorder and Its Sectors of Psychopathology. Archives of General Psychiatry, 68 (7), 753–762.

Handford, M. (2010) Wo ist Walter?-Reihe (3. Aufl.). Frankfurt am Main: Fischer Sauerländer.

Hänggi, Y. (2006). Kann web-basierte Stressprävention erfolgreich sein? Erfahrungen mit dem Online-Elterntraining zur Bewältigung von Familienstress. Zeitschrift für Klinische Psychologie und Psychotherapie, 35 (3), 169–177.

Hautzinger, M., Keller, F. & Kühner, C. (2006). Beck Depressions-Inventar: BDI II. Revision. Frankfurt/Main: Harcourt Test Services.

Herr, N. R., Hammen, C. & Brennan, P. A. (2008). Maternal borderline personality disorder symptoms and adolescent psychosocial functioning. Journal of Personality Disorders, 22, 451–465.

Hiraoka, R., Crouch, J. L., Reo, G., Wagner, M. F., Milner, J. S. & Skowronski, J. J. (2016). Borderline personality features and emotion regulation deficits are associated with child physical abuse potential. Child Abuse and Neglect, 52, 177-184.

Hobson, P. R., Patrick, M. P. H., Hobson, J. A., Crandell, L. Bronfman, E., & Lyons-Ruth, K. (2009). How mothers with borderline personality disorder relate to their year-old infants. The British Journal of Psychiatry, 195, 325–330.

Hofecker-Fallahpour, M., Zinkernagel-Burri, C., Stockli, B., Wusten, G., Stieglitz, R.-D. & Riecher-Rossler, A. (2003). Gruppentherapie bei Depressionen in der frühen Mutterschaft. Erste Ergebnisse einer Pilotstudie. Der Nervenarzt, 9, 767–774.

Kiel, E. J., Viana, A. G., Tull, M. T. & Gratz, K. L. (2017). Emotion socialization strategies of mothers with borderline personality disorder symptoms: The role of maternal emotion regulation and interactions with infant temperament. Journal of Personality Disorders, 31(3), 399-416.

Kluczniok, D., Boedeker, K., Hindi Attar, C., Jaite, C., Bierbaum, A. L., Fuehrer, D. et al. (2018). Emotional availability in mothers with borderline personality disorder and mothers with remitted major depression is differently associated with psychopathology among school-aged children. Journal of Affective Disorders, 231, 63-73.

Landesjugendamt Stuttgart (o. A.). Stuttgarter Kinderschutzbogen: Zu beziehen über das Landesjugendamt Stuttgart.

Levy, K. N. (2005). The implications of attachment theory and research for understanding borderline personality disorder. Development and Psychopathology, 17 (4), 959–986.

Lieb, K., Zanarini, M. C., Schmahl, C., Linehan, M. M. & Bohus, M. (2004). Borderline personality disorder. Lancet, 364 (9432), 453–461.

Linehan, M. M. (1996a). Dialektische-Behaviorale Therapie der Borderline-Persönlichkeitsstörung. München: CIP-Medien.

Linehan, M. M. (1996b). Trainingsmanual zur Dialektisch-Behavioralen Therapie der Borderline-Persönlichkeitsstörung. München: CIP-Medien.

Lohaus, A., Vierhaus, M. & Maass, A. (2010). Entwicklungspsychologie des Kindes und Jugendalters für Bachelor. Berlin: Springer.

Lösel, F., Runkel, D., Beelmann, A., Jaursch, S. & Stemmler, M. (2010a). Das Präventionsprogramm EFEEKT (1. Teil): Entwicklungsförderung in Familien: Eltern- und Kinder-Training. Forum Kriminalprävention, 10 (1), S. 39–48. Hilden: Verlag Deutsche Polizeiliteratur.

Lösel, F., Runkel, D., Beelmann, A., Jaursch, S. & Stemmler, M. (2010b). Das Präventionsprogramm EFFEKT (2. Teil): Ausblick und Weiterentwicklung. Forum Kriminalprävention, 10 (2), S. 28–30. Hilden: Verlag Deutsche Polizeiliteratur.

Macfie, J., Kurdziel, G., Mahan, R. M. & Kors, S. (2017). A Mother›s Borderline Personality Disorder and Her Sensitivity, Autonomy Support, Hostility, Fearful/Disoriented Behavior, and Role Reversal With Her Young Child. Journal of Personality Disorders, 31(6), 721–737.

Macfie, J. & Swan, S. A. (2009). Representations of the caregiver-child relationship and of the self, and emotion regulation in the narratives of young children whose mothers have borderline personality disorder. Development and Psychopathology, 21 (3), 993–1011.

Macfie, J., Swan, S. A., Fitzpatrick, K. L., Watkins, C. D. & Rivas, E. M. (2014). Mothers with borderline personality and their young children: Adult Attachment Interviews, mother–child interactions, and children's narrative representations. Development and Psychopathology, 26(2), 539-551.

Manning, S. Y. (2011). Loving someone with borderline personality disorder: How to keep out-of-control emotions from destroying your relationship. New York: Guilford.

Marcoux, A. A., Bernier, A., Séguin, J. R., Boike Armerding, J., & Lyons-Ruth, K. (2017). How do mothers with borderline personality disorder mentalize when interacting with their infants? Personality and Mental Health, 11(1), 14-22.

Newman, L. K., Stevenson, C. S., Bergman, L. R. & Boyce, P. (2007). Borderline personality disorder, mother-infant interaction and parenting perceptions: Preliminary findings. Australian and New Zealand Journal of Psychiatry, 41, 598–605.

Petfield, L., Startup, H., Droscher, H., & Cartwright-Hatton, S. (2015). Parenting in mothers with borderline personality disorder and impact on child outcomes. Evidence Based Mental Health, 18(3), 67-75.

Plass, A. & Wiegand-Grefe, S. (2012). Kinder psychisch kranker Eltern: Entwicklungsrisiken erkennen und behandeln. Weinheim: Beltz.

Ramsauer, B., Mühlhan, C., Mueller, J. & Schulte-Markwort, M. (2016). Parenting stress and postpartum depression/anxiety in mothers with personality disorders: indications for differential intervention priorities. European Child and Adolescent Psychiatry, 25(6), 589–600.

Reinelt, E., Stopsack, M., Aldinger, M., Ulrich, I., Grabe, H. J. & Barnow, S. (2014). Longitudinal Transmission Pathways of Borderline Personality Disorder Symptoms: From Mother to Child? Psychopathology, 47, 10–16.

Renneberg, B. (2003). (Hrsg.). Borderline Persönlichkeitsstörung. Lengerich: Pabst Science Publishers.

Renneberg, B. & Rosenbach, C. (2016). »There is not much help for mothers like me«: Parenting Skills for Mothers with Borderline Personality Disorder – a newly developed group training program. Borderline Personality Disorder and Emotion Dysregulation, 3.

Renneberg, B. & Seehausen, A. (2010). Fragebogen zu Gedanken und Gefühlen (FGG): Ein Screening Instrument für Borderline-spezifisches Denken. Zeitschrift für Klinische Psychologie und Psychotherapie, 39 (3), 170–178.

Robitaille, M.-P., Checknita, D., Vitaro, F., Tremblay, R., Paris, J. & Sheilagh, H. (2017). A prospective, longitudinal, study of men with borderline personality disorder with and without comorbid antisocial personality disorder. Borderline Personality Disorder and Emotion Dysregulation, 4.

Rosenbach, C., Buck-Horstkotte, S. & Renneberg, B. (2020). Parenting skills for mothers with BPD - a group training. http://dx.doi.org/10.17169/refubium-26189

Rosenbach, C. & Renneberg, B. (2011). Abgelehnt, ausgeschlossen, ignoriert: Die Wahrnehmung sozialer Zurückweisung und psychische Störungen – eine Übersicht. Verhaltenstherapie, 21 (2), 87–98.

Sanders, M. R. (1999). Triple P-Positive Parenting Program: Towards an Empirically Validated Multilevel Parenting and Family Support Strategy for the Prevention of Behavior and Emotional Problems in Children. Clinical Child & Family Psychology Review, 2 (2), 71–90.

Schacht, R., Hammond, L., Marks, M., Wood, B. & Conroy, S. (2013). The relation between Mind-mindedness in mothers with borderline personality disorder and mental state understanding in their children. Infant and Child Development, 22(1), 68-84.

Sellin, A. (2014). Mütter an der Grenze: Erste Evaluation einer Gruppenintervention für Mütter mit Borderline-Persönlichkeitsstörung. Unveröffentlichte Masterarbeit, Freie Universität Berlin.

Sozialpädagogisches Fortbildungsinstitut Berlin-Brandenburg. Zugriff am 01.03.2015. Verfügbar unter http://sfbb.berlin-brandenburg.de/sixcms/media.php/bb2.a.5723.de/201 209_Leitfaden_Berliner_Kinderschutzverfahren.pdf.

Stepp, S. D., Whalen, D. J., Pilkonis, P. A., Hipwell, A. E. & Levine, M. D. (2012). Children of Mothers With Borderline Personality Disorder: Identifying Parenting Behaviors as Potential Targets for Intervention. Personality Disorders: Theory, Research and Treatment, 3 (1), 76–91.

Stiglmayr, C. (2011). Borderlinestörung. In M. Linden & M. Hautzinger (Hrsg.), Verhaltenstherapiemanual (S. 537–544). Heidelberg: Springer.

Stiglmayr, C. & Gunia, H. (2017). Dialektisch-Behaviorale Therapie (DBT) zur Behandlung der Borderline-Persönlichkeitsstörung. Göttingen: Hogrefe.

Storebø O. J., Stoffers-Winterling J. M., Völlm B. A., Kongerslev M. T., Mattivi J. T., Jørgensen M. S. et al. (2020) Psychological therapies for

people with borderline personality disorder. The Cochrane database of systematic reviews, 5(5), CD012955.

Tomko, R. L., Trull, T. J., Wood, P. K. & Sher, K. J. (2014). Characteristics of borderline personality disorder in a community sample: comorbidity, treatment utilization, and general functioning. Journal of Personality Disorders, 28, 734–50.

Torgersen, S., Myers, J., Reichborn-Kjennerud, T., Roysamb, E., Kubarych, T. S. & Kendler, K. S. (2012). The Heritability of Cluster B Personality Disorders Assessed Both by Personal Interview and Questionnaire. Journal of Personality Disorders, 26 (6), 848–866.

Trull, T. J., Jahng, S., Tomko, R. L., Wood, P. K. & Sher, K. J. (2010). Revised NESARC personality disorder diagnoses: gender, prevalence, and comorbidity with substance dependence disorders. Journal of personality disorders, 24(4), 412–426.

Trupe, R. D., Macfie, J., Skadberg, R. M. & Kurdziel, G. (2018). Patterns of emotional availability between mothers and young children: Associations with risk factors for borderline personality disorder. Infant and Child Development, 27(1), e2046.

Weiss, M., Zelkowitz, P., Feldman, R. B., Vogel, J., Heyman, M. & Paris, J. (1996). Psychopathology in offspring of mothers with borderline personality disorder: a pilot study. Can J Psychiatry, 41(5), 285-290.

Whalen, D. J., Kiel, E. J., Tull, M. T., Latzman, R. D. & Gratz, K. L. (2015). Maternal borderline personality disorder symptoms and convergence between observed and reported infant negative emotional expressions. Personality Disorders: Theory, Research, and Treatment, 6(3), 229-238.

Weiterführende Literatur

DBT für TherapeutInnen und TrainerInnen

Bohus, M. (2002). Borderline-Persönlichkeitsstörung. Fortschritte der Psychotherapie. Göttingen: Hogrefe.

Bohus, M. & Wolf-Arehult, M. (2012). Interaktives Skillstraining für Borderline-Patienten (2. Aufl.). Stuttgart: Schattauer.

Linehan, Marsha M. (2015). DBT Skills Training Manual (2nd edition). New York: Guilford.

Stiglmayr, C. & Leihener, F. (Hrsg.). (2015). Fallbuch DBT. Weinheim: Beltz.

Selbsthilfe/Ratgeber zu Borderline für Angehörige

Bohus, M. & Reicherzer, M. (2012). Ratgeber Borderline-Störung. Informationen für Betroffene und Angehörige. Göttingen: Hogrefe.

Knuf, A. & Tilly, C. (2014). Das Borderline-Selbsthilfebuch (7. Aufl.). Köln: Balance buch + medien verlag.

Mason, P. T. & Kreger, R. (2010). Schluss mit dem Eiertanz (5. Aufl.). Bonn: Balance buch + medien verlag.

Rahn, E. (2007). Borderline: Ein Ratgeber für Betroffene und Angehörige (7. Aufl.). Bonn: Psychiatrie-Verlag.

Achtsamkeitsübungen für den Alltag

Hoffmann, U. (2014). Mini-Meditationen. München: GU Verlag.

Kabat Zinn, J. (2010). Im Alltag Ruhe finden. München: Knaur MensSana TB.

Kotsu, I. (2013). Das kleine Übungsheft Achtsamkeit. München: Trinity.

Wilker, J. (2011). Das kleine Einmaleins der Achtsamkeit. Freiburg: Herder.

Sachwortverzeichnis

Emotionale Kompetenzen fördern

Emotionsregulatorische Kompetenzen können gezielt gefördert werden. Dies zu erreichen und die Arbeit mit Emotionen für bedürfnisorientierte Veränderungsprozesse nutzbar zu machen, sind die Ziele dieses Kartensets.

Gegliedert in sieben Module, können die Karten themenbezogen eingesetzt werden. Sie führen vom Verständnis und der Akzeptanz für Emotionen hin zu Strategien aktiver Emotionsregulation. Eine punktuelle Auswahl einzelner Karten sowie deren flexible modulübergreifende Vernetzung sind möglich. So kann die Therapie individuell und bedürfnisgerecht angepasst werden. Der emotionsfokussierte Charakter der Therapiekarten intensiviert die psychotherapeutische Arbeit.

Innovative Techniken und Übungen, emotional ansprechende Bilder und Anleitungen zur Selbstreflexion bieten einen erlebnisorientierten Zugang zur Thematik. Die Karten eignen sich für den Einsatz in Psychotherapie, Supervision, Selbsterfahrung und psychologischer Beratung, im Einzel- oder Gruppensetting.

Aus dem Inhalt

Psychoedukation • Emotionskarten • Emotionen und Bedürfnisse analysieren und verstehen • Emotionsbezogene Stressregulation • Achtsamkeit, Akzeptanz und Selbstmitgefühl • Emotionsregulation durch Veränderung von Gedanken • Emotionsregulation durch Verhaltensänderung

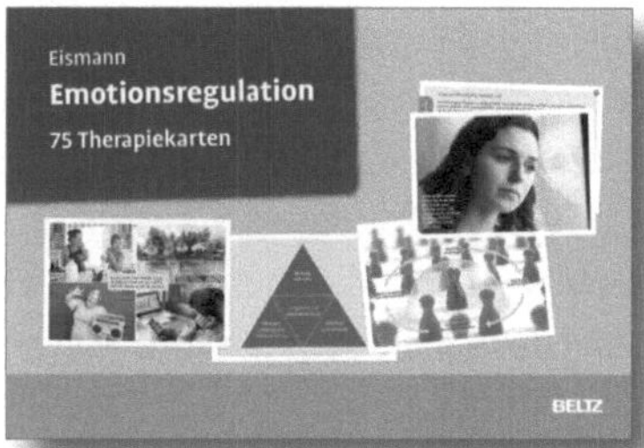

Gunnar Eismann
Emotionsregulation
75 Therapiekarten
Kartenset mit 75 Karten.
Mit 36-seitigem Booklet in hochwertiger Klappkassette,
Kartenformat 16,5 × 24 cm
2021. € 49,95 (D)
GTIN 4019172100186

E-Book inside + Arbeitsmaterial

Buck-Horstkotte • Renneberg • Rosenbach:
Mütter mit Borderline-Persönlichkeitsstörung
Mit dem untenstehenden Download-Code erhalten Sie die PDF-Version dieses Buches inkl. aller Arbeitsmaterialien.

So laden Sie Ihr E-Book inside herunter:

1. Öffnen Sie die Website: http://www.beltz.de/ebookinside
2. Geben Sie den untenstehenden Download-Code ein und füllen Sie das Formular aus.
3. Mit dem Klick auf den Button am Ende des Formulars erhalten Sie Ihren persönlichen Download-Link.
4. Beachten Sie bitte, dass der Code nur einmal gültig ist. Bitte speichern Sie die Datei auf Ihrem Computer.
5. Beachten Sie bitte, dass es sich bei Ihrem Download um eine Einzelnutzerlizenz handelt. Das E-Book ist für Ihren persönlichen Gebrauch bestimmt.

Download-Code

LVCLU49LZ9